U0324493

神经系统肿瘤病例析评

——华山医院多学科诊疗团队临床病例精粹

主　　编　毛　颖　吴劲松　梁晓华

副 主 编　盛晓芳　秦智勇　初曙光　汪　洋　陈向军

编　　者（按姓氏笔画排序）

于政达　王明贵　毛　颖　史之峰　尼加提·库都来提

朱凤平　任　彦　邬剑军　庄冬晓　吴劲松　邱天明

汪　洋　初曙光　张玺伟　阿卜杜米吉提·艾拜杜拉

陈　宏　陈　淑　陈向军　陈波斌　陈峻叡　俞　海

秦晓华　秦智勇　党雪菲　倪春霞　龚　秀　龚方源

盛晓芳　章　捷　梁晓华　程海霞

学术秘书　晁　帆　赵桂宪

人民卫生出版社

图书在版编目（CIP）数据

神经系统肿瘤病例析评：华山医院多学科诊疗团队
临床病例精粹 / 毛颖，吴劲松，梁晓华主编 .—北京：
人民卫生出版社，2018

ISBN 978-7-117-27598-9

Ⅰ.①神…　Ⅱ.①毛…②吴…③梁…　Ⅲ.①神经组
织肿瘤 – 诊疗　Ⅳ.① R739.4

中国版本图书馆 CIP 数据核字（2018）第 237621 号

人卫智网	www.ipmph.com	医学教育、学术、考试、健康，购书智慧智能综合服务平台
人卫官网	www.pmph.com	人卫官方资讯发布平台

神经系统肿瘤病例析评
——华山医院多学科诊疗团队临床病例精粹

主　　编：毛　颖　吴劲松　梁晓华
出版发行：人民卫生出版社（中继线 010-59780011）
地　　址：北京市朝阳区潘家园南里 19 号
邮　　编：100021
E - mail：pmph @ pmph.com
购书热线：010-59787592　010-59787584　010-65264830
印　　刷：北京盛通印刷股份有限公司
经　　销：新华书店
开　　本：787×1092　1/16　印张：26
字　　数：633 千字
版　　次：2018 年 11 月第 1 版　2018 年 11 月第 1 版第 1 次印刷
标准书号：ISBN 978-7-117-27598-9
定　　价：168.00 元
打击盗版举报电话：010-59787491　E-mail：WQ @ pmph.com
（凡属印装质量问题请与本社市场营销中心联系退换）

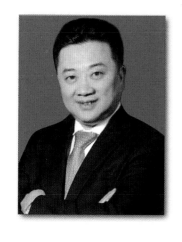

毛 颖

男，医学博士。教育部特聘长江学者，复旦大学附属华山医院神经外科教授、主任医师。华山医院副院长、神经外科常务副主任。师从周良辅院士，现主要从事脑肿瘤、脑血管病、脑功能的临床和应用基础研究。主持国家杰出青年科学基金（优秀结题）、国家科技支撑计划（"十一五"、"十二五"攻关）、以及多项国家自然科学基金、省部级基金等资助。先后获得"卫生部有突出贡献中青年专家"、"全国优秀科技工作者"、教育部直属高校"国家百千万人才工程"、上海市"领军人才"、"十大科技精英"、上海市首届青年科技杰出贡献奖。现担任中华医学会神经外科学分会候任主任委员，中国医师协会神经外科学分会副会长，上海医师协会神经外科分会会长。主要学术业绩：①在国内率先开展脑血流重建技术，使难治性动脉瘤由"不治"变为"可治"，且显著提高烟雾病的治疗效果；②在国际上率先采用"多影像融合定位"新技术，证实功能神经导航技术可显著提高运动区脑肿瘤手术疗效；③牵头制定我国首个脑胶质瘤诊治指南，发布我国胶质瘤分子诊疗指南，进一步深化胶质瘤个体化治疗的临床应用。

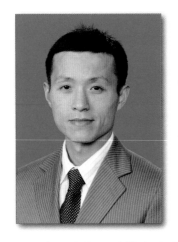

吴劲松

医学博士，神经外科主任医师，复旦大学教授，复旦大学博士研究生导师，上海市卫生系统优秀学科带头人，华山医院神经外科脑胶质瘤诊疗中心副主任，复旦大学神经外科研究所神经影像实验室主任，生物样本库及脑库副主任。

上海市侨界知识分子联谊会第九届理事会常务理事；中国抗癌协会神经肿瘤专业委员会常委、脑胶质瘤学组组长；上海市抗癌协会神经肿瘤专业委员会副主任委员。师从周良辅院士和陈衔城教授，长期从事脑胶质瘤外科的临床与基础研究；二十年间创新"多模态脑功能精准定位与保护技术体系"，降低脑功能区手术致残率至原先1/10。主持完成"十二五"国家科技支撑计划课题、上海市科委重大专项课题、国家自然科学基金面上项目课题以及上海市科委基础研究重点项目。已发表学术论文148篇，其中SCI 85篇（第一或通讯作者39篇）；副主编学术著作2部；计算机软件著作权1项；授权国家发明专利6项。曾获上海市科技进步一等奖（2016，第一完成人）、教育部科技进步一等奖（2014，第二完成人）、中华医学科技奖一等奖（2009，第三完成人）、美国神经外科医师协会2013神经肿瘤奖（Journal of Neuro-Oncology Award）等。

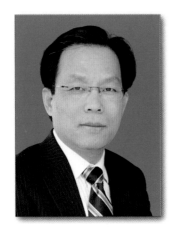

梁晓华

医学博士，主任医师。复旦大学附属华山医院肿瘤科主任，上海市抗癌协会脑转移瘤专委会主任委员，上海市抗癌协会淋巴瘤专委会副主任委员，上海市抗癌协会癌症康复与姑息治疗专业委员会常委，上海市医学会肿瘤学分会委员，上海市医学会肿瘤靶分子分会委员，世界华人肿瘤医师协会脑转移瘤工作委员会常委，上海市抗癌协会胃肠肿瘤专业委员会委员，上海市抗癌协会肿瘤微创治疗专业委员会委员，中国医药教育协会盆腔肿瘤专委会常委，中国医药教育协会肺部肿瘤专委会委员，上海市化疗质控专家委员会委员。《肿瘤》杂志编委以及 Lung Cancer、Journal of Thoracic Oncology 等杂志的审稿人。

主要从事肿瘤内科的临床和科研工作，侧重于肿瘤脑转移的临床和基础研究工作。

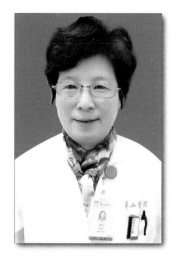

盛晓芳

副教授，复旦大学附属华山医院伽玛／静安分院放疗科主任，同时兼任上海市抗癌协会神经肿瘤专业委员会常委，中国医师协会脑胶质瘤专业委员会／放疗专业委员会委员，上海市医学会医疗鉴定专家库成员，上海市医师协会脑胶质瘤／脑转移瘤专业委员会委员。

主要从事神经系统肿瘤的放射治疗、化疗和支持治疗。2016年获上海市科技进步一等奖。参与编写：《中国胶质瘤诊疗指南》《胶质瘤多学科诊治（MDT）中国专家共识》、《中国胶质瘤放射治疗专家共识》、《NCCN神经系统肿瘤治疗指南》（中文版）、《实用外科学》、《现代肿瘤学》、《神经导航外科学》、《中国中枢神经系统胶质瘤免疫和靶向治疗专家共识》。

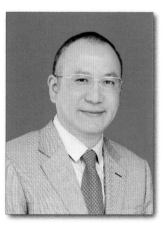

秦智勇

医学博士，主任医师，教授，复旦大学附属华山医院神经外科副主任，华山医院胶质瘤诊疗外科中心副主任。中国医师协会胶质瘤专业委员会委员，老年胶质瘤委员会副主任委员，中国胶质瘤协作组副组长，中国抗癌协会上海神经肿瘤专委会常委，中国抗癌协会胶质瘤委员会委员，中华医学会结核性脑膜炎专业委员会常委，上海医师协会神经外科分会委员，美国转化医学杂志（AJTM）编委。

曾获上海科技进步奖三等奖3项（2003，2013），上海市临床科研成果三等奖1项（2003），教育部科技成果二等奖2项（2003，2013），上海医学科技奖、中华医学科技奖各1项（2012，2013），上海市抗癌协会科技奖二等奖1项（2015），中国抗癌协会科技奖三等奖（2016）。

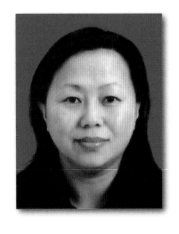

初曙光

复旦大学附属华山医院影像科主任医师，博士，硕士研究生导师。曾赴美国南加州大学附属医院（USC Keck School of Medicine）进修神经放射，瑞士巴塞尔大学医院多发性硬化中心、加拿大哥伦比亚大学医院多发性硬化中心研究多发性硬化影像。完成"Pierre Lasjaunias European Course of Neuroradiology, Diagnosis and Interventional" 4次课程，获得证书。主持及参与国家自然基金、上海科委及上海市卫计委等多项课题，发表文章五十余篇，SCI收录十余篇。现为《中华神经科杂志》、《中国临床神经科学杂志》、《中国现代神经疾病杂志》等审稿专家或编委。担任中国研究型医院学会感染放射学专业委员会常委，上海市抗癌协会脑转移瘤专业委员会常委，上海市抗癌协会神经肿瘤专业委员会委员，上海免疫学会神经免疫专委会委员等。受邀国内外各种讲座超过200场。

从事医学影像诊断20余年，擅长中枢神经系统疑难杂症的影像诊断，对肺小结节影像评估有独到见解。目前为华山医院神经肿瘤MDT、神经免疫病及感染MDT、间质性肺病变MDT门诊核心成员。

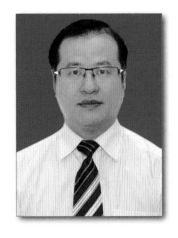

汪 洋

主任医师，教授，肿瘤学博士，硕士研究生导师。现任复旦大学附属华山医院放疗中心副主任，射波刀中心主任医师。中国医师协会胶质瘤放疗专委会副主委，中国抗癌协会小儿神经肿瘤专委会副主委，上海抗癌协会脑转移瘤专委会常委，上海医学会放疗专委会委员。

2006和2016年分别获教育部科技进步一等奖和上海市科技进步一等奖（第四完成人）。参与编写《中国中枢神经系统胶质瘤诊断与治疗指南（2015）》等。主持和参与国家自然科学基金、上海市科委和卫计委等多项课题。曾在美国哈佛大学医学院B.I.D医院和Thomas Jefferson大学医院进修。是华山医院神经肿瘤MDT、淋巴瘤MDT和垂体瘤MDT的成员。擅长神经系统肿瘤（如胶质瘤、生殖细胞瘤、脑干肿瘤、髓母细胞瘤）和食管癌、乳腺癌、鼻咽癌等颅外肿瘤的放疗和射波刀治疗。

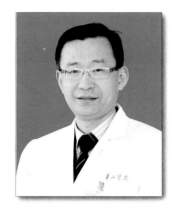

陈向军

　　医学博士、美国芝加哥大学博士后。现任复旦大学附属华山医院神经内科主任医师、教授、博士生导师。兼任复旦大学附属华山医院科研处副处长、复旦大学神经病学研究所副所长、复旦大学风湿免疫过敏性疾病研究中心副主任。担任上海市免疫学会神经免疫专业委员会主任委员、上海市中西医结合学会神经内分泌专业委员会副主任委员。

　　长期从事各种神经免疫病、周围神经病与运动神经元病，尤其是自身免疫性脑炎、视神经脊髓炎、多发性硬化、吉兰－巴雷综合征、重症肌无力、神经系统风湿免疫病等领域的临床实践与研究，在神经系统自身免疫性疾病早期诊断方面作了一系列卓有成效的工作；建立并主持华山医院"神经系统免疫与炎性疾病 MDT 门诊"。现已发表学术论文 60 余篇，主持多项国家自然科学基金面上项目与上海市浦江人才项目。

　　研究方向：①神经系统自身免疫疾病的临床与发病机制；②周围神经与运动神经元病的基础和临床研究。

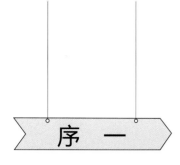

序 一

　　医学充满许多未知数，迄今大多数疾病的本质仍未清楚，诊断、治疗方法及药物都处于不断探索之中。我们医生的诊疗研究对象是人体，诊疗过程中本身就充满着许多不确定性，特别是当今医学生物知识大爆炸，新的诊疗技术不断涌现，要成为一名好医生，需要多年的学习、实践与沉淀，不断积累新知识，发现新问题，努力探索创新，才能厚积薄发，做到一步一个脚印，快速掌握新的诊疗方法，服务于临床患者。

　　脑胶质瘤及相关的侵袭大脑的恶性肿瘤疾病复杂多变，神经影像学变化多端，临床症状多种多样，这是我们临床医生每天需要面对的。同时，医学进步日新月异，关于肿瘤的诊疗技术也趋于多样化，而医生的专业分工则趋于精细化。对于神经系统肿瘤这一类复杂、难治且涉及多个学科的疾病，传统单学科为主的诊疗模式已不再适用。只有通过多个学科联合协作，共同参与患者诊疗方案的制订，根据每一个患者的实际情况"量体裁衣"，制订对个人最合适的诊疗方案，才能使患者从临床诊疗过程中得到最大的获益，这是我们推行神经系统肿瘤 MDT 的初衷和目标。与传统模式相比，MDT 使得神经系统肿瘤的诊疗更加趋于全面、规范、精准、连贯，已经成为中国神经系统肿瘤诊疗的主流趋势。

　　复旦大学附属华山医院神经肿瘤 MDT 团队，经多年的临床实践，通过日就月将的积累，给我们同道展示了 50 例精粹病例，全角度与全方位展示了华山医院神经外科 MDT 团队一流的学术修养和出众的专业精神，为我们展示了一部临床 MDT 佳作。这再一次验证了点滴努力的慢工，可以积累出惊人的成绩。1.01 的 365 次方约等于 37.8，而 0.99 的 365 次方约等于 0.03。静心做人，久久为功是朴素的方法论，也是要成为一名"良医"的必经之路。

　　这是一部中国神经外科 MDT 的经典之作，我们广大神经外科医生，特别是从事脑肿瘤临床研究工作的医生，能够从这部书中汲取学术素养与职业精神，以此指导我们临床工作，最终使更多的神经系统肿瘤患者获益。

江涛　教授　博士生导师

北京市神经外科研究所

首都医科大学附属北京天坛医院

2018 年 5 月 20 日

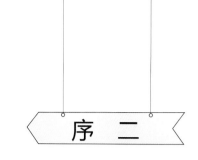

如何培养一名优秀的临床医生这一话题，正越来越多地获得医学界关注，而涌现更多德艺双馨的名医则更为整个社会所期待。临床医学是一门经验科学，临床病症更是复杂多变。随着临床诊治手段的提高和对疾病的深入了解，人们对神经系统肿瘤的认识也在不断提高，并相继制定了相关诊治指南，但这里想强调的是，临床医学是一门实践科学，在掌握一定理论知识的基础上，医生成长的诀窍之一就是"以患者为师，终身学习"。每个疾病个体的表现各异，只有采取个体化管理的策略才能使疾病达到良好控制。临床病例正是因为它比教科书和任何专著更贴近实践，更能体现临床诊治过程的"原生态"，是最鲜活的教材，所以广受欢迎，成败得失，经验教训，尽显无遗。有鉴于此，我们编辑出版了《神经系统肿瘤病例析评——华山医院多学科诊疗团队临床病例精粹》一书。

本书收集了复旦大学附属华山医院的 50 例神经系统肿瘤病例，希望通过以具体病例为载体、以实际临床思路为导向的方法、提供神经系统肿瘤的临床诊治思路。并邀请资深临床专家针对每个病例进行评析，从实践和理论的不同角度归纳总结相关疾病的诊治特点，为神经系统肿瘤的临床诊治提供有益的指导和思考。

虽然我们尽可能地收集不同情况的患者病例，但由于时间和手段所限，本书所纳入的病例并不能覆盖所有的神经系统肿瘤病例。希望通过本书的出版，能够使神经外科及相关科室的医师对神经系统肿瘤给予更多关注，不断积累经验，提高神经系统肿瘤的临床诊治水平。也希望以后能有更多、更有价值的病例供大家一起讨论分享。

最后，衷心感谢各位编委的大力支持，感谢他们在从事繁忙的临床工作之余，为本书的撰写所付出的努力与劳动。

毛 颖

2018 年 6 月 6 日于上海

脑部占位性疾病病因多样，不少患者的诊断困难，常常辗转多家医院，花费很长时间和很多金钱，仍不能得出明确诊断和合理的治疗方案，而疾病迁延不愈甚至加重危及生命。

复旦大学附属华山医院拥有传统的优势学科神经外科和神经内科等，每年吸引大量的疑难杂症病例前来求诊。既往传统的诊治模式是首诊科室接诊后根据病情和诊治的需要邀请相关科室会诊，通常是一对一的科室之间的会诊，少数情况下也会安排多科室的大会诊。这种模式虽然也解决了不少疑难杂症的诊治难题，但是随着医学科学技术和基础理论的日新月异的发展，隔行如隔山的现象已成常态。每个亚专科医生对其他专业的理论和知识的理解都存在或多或少的缺陷，会诊时常常会缺乏共同语言，临时的会诊已不能满足解决日益复杂病例的要求。

有鉴于此，华山医院神经外科率先成立了胶质瘤 MDT 多学科团队，定期开展 MDT 病例讨论。在胶质瘤 MDT 的临床实践中，涉及的病种范围逐渐扩大到胶质瘤以外的广阔领域，包括颅内淋巴瘤、肺和乳腺癌等实体瘤的脑转移、寄生虫感染、细菌和病毒的颅内感染以及自身免疫性脑病等。因而 MDT 团队进一步扩展纳入肿瘤科、神经内科、感染科、血液科、呼吸科等相关科室，连同原来的神经外科、医学影像科、放射治疗科和病理科等，逐渐演变为目前的"神经肿瘤 MDT"。神经肿瘤 MDT 团队除了定期的 2 周一次的 MDT 病例讨论外，还开设了每周一次的 MDT 门诊，在相互交流协作中，对相关学科的现状和诊疗技术的进展有了更好的理解，在 MDT 的平台上形成了一套相互理解的共同语言，准确高效便捷地解决了不少疑难杂症。

今次出版的《神经系统肿瘤病例析评——华山医院多学科诊疗团队临床病例精粹》，既是数年来华山医院神经肿瘤 MDT 团队工作成绩的展示，也是华山医院神经肿瘤 MDT 团队向业界同道的工作汇报。希望本书的出版，能够推动肿瘤 MDT 向更高水平健康发展，造福更多的病患。

梁晓华　主任医师

复旦大学附属华山医院　肿瘤科

2018 年 6 月 23 日

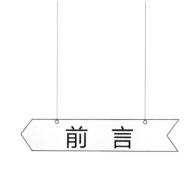

前 言

医学的进步不仅仅依赖于科学和技术的进步，同时也受到医疗管理模式的影响。外科手术是最早的肿瘤治疗手段，目前约 60% 的肿瘤患者可以借助有效的外科手术而获得长期生存。外科医生在诊断许多常见的实体肿瘤（中枢神经、胃肠道、乳房、泌尿系统等）方面发挥着关键作用。此外，外科手术还可达到姑息治疗，延长寿命，改善无法治愈的肿瘤患者的生活质量。当前，精准手术、三维适形调强放疗、综合化疗、分子诊断、基因治疗、靶向治疗、免疫治疗以及新型物理治疗等技术不断涌现，医药科技的创新不同程度地改善了中枢神经系统肿瘤患者的临床预后。医疗管理模式的变革是否也可以改善临床疗效呢？答案是肯定的。原发性中枢神经系统淋巴瘤（primary central nervous system lymphoma，PCNSL）就是一个典型案例。PCNSL 不是一种依赖手术可以治愈的恶性肿瘤，但通过多学科诊疗模式的协同，目前 PCNSL 五年存活率已经可以超过 50%。

在过去的 20 年中，肿瘤的多学科诊疗（multidisciplinary treatment，MDT）一直是改善患者预后的主要动力。从我这样一个神经肿瘤外科医生的视角来看，MDT 为我们提供了一个与其他肿瘤学科（医学和非医学）的专业同事协同和互动的独特机会。MDT 归集各类复杂肿瘤病例，实现集中化诊疗流程——肿瘤外科医生高度亚专业化，个体化综合治疗规范地序贯介入，肿瘤护理和康复服务更加有针对性，更多的复发性或难治性肿瘤纳入新药临床试验，更全面的临床大数据用于提升医疗服务质量。MDT 协同发展对于肿瘤患者预后改善的作用肯定优于单一肿瘤诊疗学科的贡献。在那些采用 MDT 模式进行肿瘤诊治的医学中心、地区或者国家，与尚未开展 MDT 肿瘤诊治模式的医学中心、地区或者国家相比，肿瘤患者的预后得到明显改善。

感谢人民卫生出版社为《神经系统肿瘤病例析评——华山医院多学科诊疗团队临床病例精粹》提供了一个优质的媒介平台。借助这一平台，我们得以展示过去五年来华山脑胶质瘤中心在神经肿瘤 MDT 建设工作方面的进展与成效。

感谢华山脑胶质瘤中心 MDT 的每一位成员，感谢大家在过去五年中共同付出的点滴心血和不懈努力。见微知著，跬步千里。每一位病患露出的笑容就是对我们最好的回馈。MDT 制度保障了我们的患者接受多学科协同诊治，改善了临床预后，或避免了误诊误治。不可否认，有些病例的诊疗经历并不一帆风顺，甚至是一种失败的教训，但却可以为鉴，避免我们以及同道再次经历同样的波折。

吴劲松

2018 年 6 月 1 日于上海

目 录

病 例 1

多形性黄色星形细胞瘤

一、病例介绍

患者，女性，13 岁，"发现颅内病变 2 年"入院。

患者在 2013 年 8 月情绪激动大哭大闹后出现呕吐，低热，急诊就医以"急性胃肠炎处理"，具体治疗方案不详。次日患者出现脑膜刺激征，临床怀疑"脑膜炎"予以治疗。后行头颅 CT 时发现颅内出血，予以保守治疗；而后行 MRI、MRA 考虑 AVM 致出血可能（图 1-1），规律随访。2015 年 3 月 MRI 随访时考虑左侧顶部镰旁脑膜瘤可能（图 1-2），考虑肿瘤切除而入院。患者在随访过程无特殊不适主诉，无明显阳性体征。

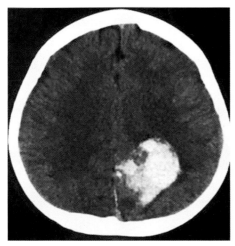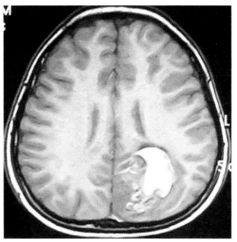

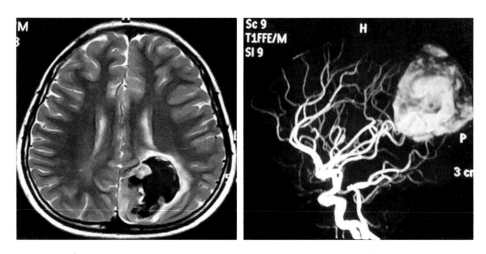

图 1-1　2013-8-16 首次 CT、MRI 及 MRA 影像

CT 示左顶叶高密度为主混杂密度影，形态不规则，周围可见低密度区，后纵裂池密度增高；MRI 符合亚急性早期脑内血肿改变；MRA 提示左顶叶血肿区域与左侧大脑中动脉及大脑后动脉分支供血区域吻合，未见明显异常血管团

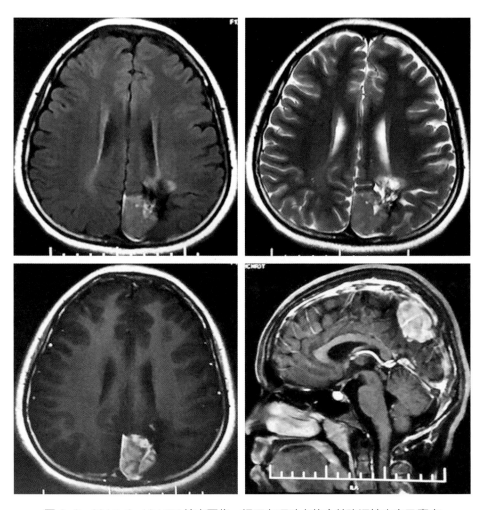

图 1-2　2015-3-18 MRI 检查图像，提示左顶叶占位合并陈旧性出血及囊变

二、诊治过程

患者入院后行术前 MRI 导航序列扫描（图 1-3）及 MRV（图 1-4）。于 2015 年 6 月 30 日在全麻、神经导航下及术中电生理监测下行病灶切除术，病灶达镜下全切，术后患者无明显功能障碍。病理示：多形性黄色星形细胞瘤。

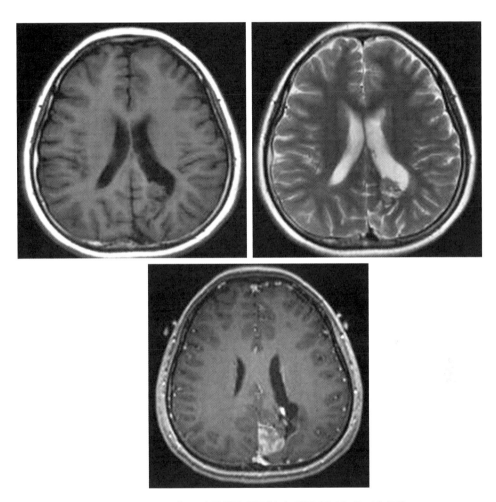

图 1-3　MRI 示左顶叶异常信号团块表现同 2015-3-18 相仿，
团块向左前方突入左侧脑室后角

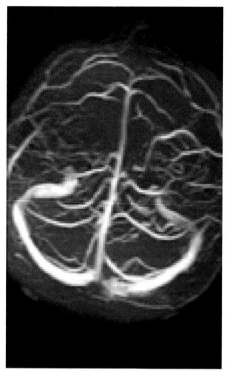
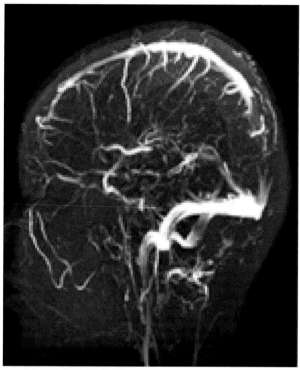
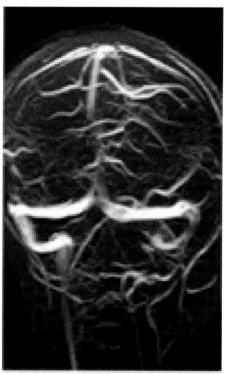

图 1-4 MRV 提示上矢状窦近窦汇上方显示不连续，提示受压改变

三、组织病理学诊断

如图 1-5 所示。

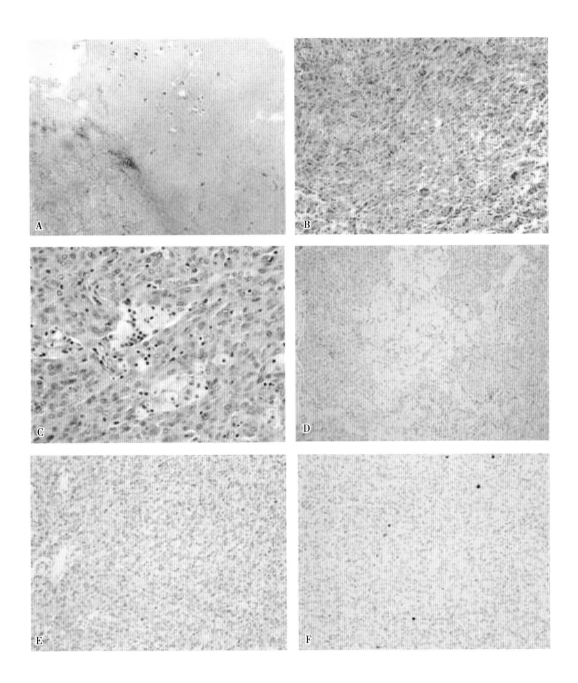

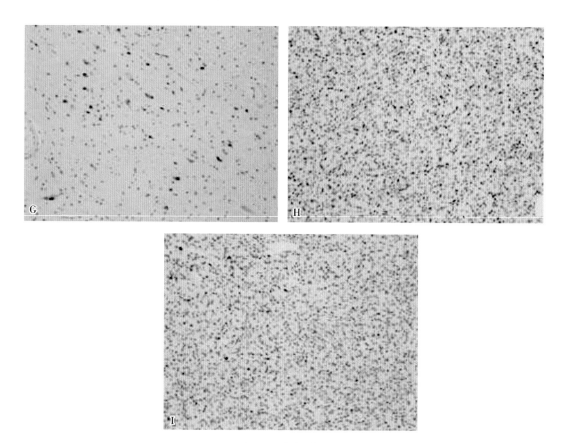

图 1-5 组织病理

A.（×40）瘤细胞位于皮质下，位置浅表，伴多灶性皮质内钙化；B.（×200）瘤细胞弥漫分布，异型性大，见多核，巨核瘤细胞；C.（×400）瘤细胞黄色瘤样改变，核多形性，染色质温和；D.（×100）CD34 示血管阳性；E.（×200）GFAP 示瘤细胞胞质弥漫阳性；F.（×200）增殖指数 1%，较低；G.（×200）皮质神经元表达 NeuN 核阳性；H.（×200）瘤细胞显示 Olig2 核阳性；I.（×200）瘤细胞显示 P53 核阳性

四、最终诊断

左顶叶多形性黄色星形细胞瘤（PXA）。

五、诊治建议

肿瘤已达全切，无需进一步综合治疗。

六、讨论

PXA 的概念是由 Kepes 等人于 1979 年首次提出，是一种少见的神经上皮源性肿瘤，不到星形细胞瘤的 1%，15 ~ 25 岁的青年患者多见，平均发病年龄约 22 岁，临床上多以难治性癫痫起病。98% 的 PXA 位于幕上，颞叶最多见，占 50% 左右，其次为顶叶，额叶，枕叶。PXA 多位于大脑半球浅表面，部分侵入软脑膜。肿瘤不同程度地浸润周围脑实质，并有向周围间隙生长的倾向。影像学上 PXA 呈不规则占位阴影，边界尚清楚，肿瘤实质

部有强化，常伴有囊变，可有囊壁强化，部分瘤周水肿。在此病例中，患者以脑出血为由发现占位，而 AVM 是儿童常见的非外伤性脑出血病因，急性脑出血时血肿可掩盖畸形血管，故不能明确诊断，需要血肿吸收时行相关脑血管造影检查。但是该病例行头颅 MRA 检查时，血肿尚未吸收，故未能提供准确畸形血管信息，之后亦未行 DSA 检查，故很长时间以"AVM 未可能诊断"而随访。2015 年行 MRI 时诊断为脑膜瘤也是根据脑膜瘤的常见影像特征，如发生在大脑凸面，邻近脑膜受累，增强可见明显强化等征象进行诊断。事实上对于类似表现的肿瘤还需要与毛细胞星形细胞瘤、节细胞胶质瘤和少突胶质瘤鉴别。综上：患者 2013 年出血时掩盖了真正的占位，2015 年复查时由于血肿消失，占位显现。尽管 2015 年该病灶表现为典型的实质强化合并囊变特征，需要鉴别毛细胞星形细胞瘤、节细胞胶质瘤和少突胶质瘤，但是以上鉴别肿瘤包括 PXA 合并出血都极其罕见。PXA 在治疗上以手术为主，根据肿瘤的生长部位，尽可能做到肿瘤全切除。我院回顾分析显示导致肿瘤没有完全切除的原因主要是肿瘤过于靠近功能区、脊髓束或重要的血管如颈内动脉和大脑中动脉等。对于未全切除者，术后可行放化疗治疗。

七、点评

这一病例的特殊之处在于该肿瘤是以颅内自发性出血为首发症状。这种肿瘤卒中在 PXA 等颅内的低级别胶质瘤中较为少见，而在恶性程度较高的高级别胶质瘤中多见。我院回顾分析显示，PXA 最常见的临床表现为癫痫和头痛，报道的 21 例患者中有 9 例出现头痛，其中恶心呕吐伴颅内压增高者为 4 例，但未出现出血。本病例中患者年纪较轻，自发性脑内血肿位于顶枕叶皮质，大脑中、后动脉供血区域，因此很容易做出倾向于 AVM 出血的初步诊断。由于较小的畸形血管团出血时，往往被血肿压迫无法在 MRA、CTA 甚至 DSA 上显影。所以，需在血肿吸收后再行检查方可明确诊断。而本例患者，未在血肿吸收后及时复查 DSA，所以 AVM 的诊断未及时排除，而是在一年多后的随访 MRI 时发现肿瘤。因此，对此类患者的诊疗，应在 CT 显示血肿吸收后尽早行 DSA 来明确或排除血管性疾病的诊断，并且行 MRS 等代谢影像检查辅助诊断肿瘤性病变。

（作者：尼加提·库都来提　审稿人：庄冬晓　任彦）

参考文献

[1] 耿道颖，陈星荣. 星形细胞肿瘤的影像学诊断. 中国医学计算机成像杂志，2000(4):237-247.

[2] 周凭，鲍伟民，张荣，等. 多形性黄色星形细胞瘤（附 21 例报告）. 中国临床神经科学，2003,11(4):380-382.

[3] Kepes JJ, Rubinstein LJ, Eng LF. Pleomorphic xanthoastrocytoma : a distinctive meningocerebral glioma of young subjects with relatively favorable prognosis. A study of 12 cases. Cancer, 1979,44(5):1839-1852.

[4] Giannini C, Scheithauer BW, Burger PC, et al. Pleomorphic xanthoastrocytoma : what do we really know about it? Cancer, 1999 ,85(9):2033-2045.

[5] Pahapill PA, Ramsay DA, Del Maestro RF. Pleomorphic xanthoastrocytoma : case report and analysis of the literature concerning the efficacy of resection and the significance of necrosis. Neurosurgery, 1996,38(4):822-828.

病例 2

胶质瘤 vs 淋巴瘤

一、案例 1 介绍

患者，男性，49 岁，因"进行性左下肢乏力 2 个月"入院。患者在 2 个月前开始出现左下肢乏力感，余无殊。一周前患者自觉乏力感加重，遂在外院行头颅 MRI 检查，示右侧顶叶深部、胼胝体区分叶样肿瘤，DWI 为高信号，增强后均匀强化，范围约 30mm × 27mm，周围水肿区，脑室受压。故患者为进一步明确肿瘤性质入我科。

（一）神经查体

患者四肢肌力 V 级，生理反射正常，病理反射未引出，共济运动未见明显异常。

（二）诊治经过

患者入院后完善术前检查，予以术前导航序列 MRI 检查（图 2-1），并且进行了 MRS（图 2-2）及 PWI（图 2-3）检查，参考影像提示后，确定了最佳穿刺靶点，2015 年 7 月 16 日进行了穿刺活检术（图 2-4）。

（三）手术病理

如图 2-5 所示。

（四）最终诊断

恶性弥漫大 B 细胞淋巴瘤。

（五）诊疗建议

转血液科，进一步进行化疗。

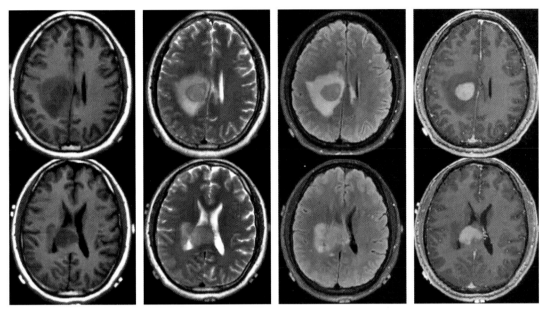

图 2-1 患者术前 MRI

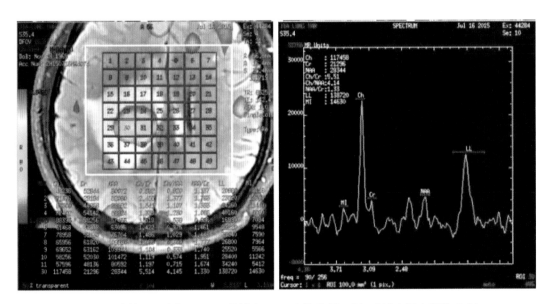

图 2-2 病灶所示兴趣区 Cho 峰增高，NAA 峰降低，Cho/NAA 最大值约 4.14，
部分病灶可见粗大 LL 峰

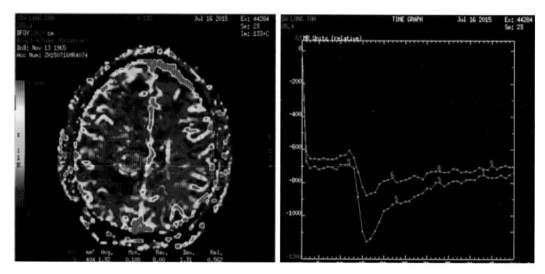

图 2-3 病灶区 rCBV 灌注略增高，最高值约 1.9

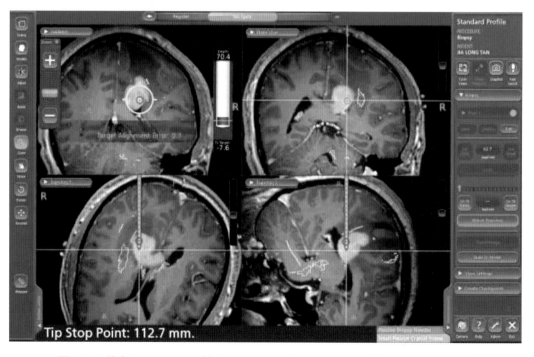

图 2-4 结合 MRS 及 PWI 的 rCBV 伪彩图，选择合适靶点，导航下行脑穿刺术

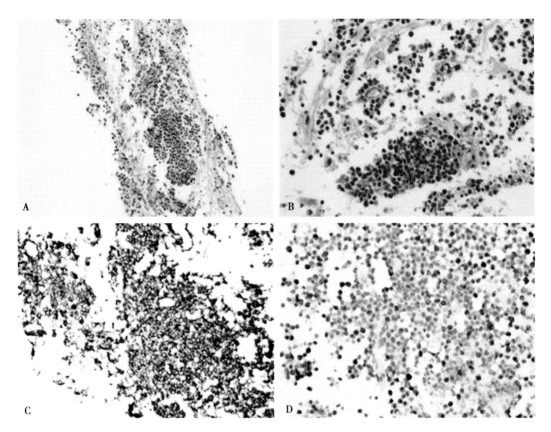

图 2-5　手术病理

A. 低倍镜；B. 高倍镜；C. L26；D. MIB-1

二、案例 2 介绍

患者，男性，59 岁，因"左下肢麻木 1 年"入院。患者在 1 年前开始无明显诱因出现左下肢持续麻木，麻木轻微可耐受，故未予以重视。近期因患者开始出现行走时轻微拖拽左下肢，于 2015 年 6 月在外院行头颅 MRI 检查，示右侧丘脑区片状异常信号区，大小为 32mm×35mm×40mm，增强后不均匀强化，占位效应明显。为进一步明确肿瘤性质入我科。

（一）神经查体

患者左下肢肌力Ⅳ级，余肌力正常，生理反射正常，病理反射未引出，深浅感觉对称，共济运动未见明显异常。

（二）诊治经过

患者入院后完善术前检查，予以术前导航序列头颅 MRI 检查（图 2-6），并且进行了 MRS（图 2-7）及 PWI（图 2-8）检查，参考影像提示后，确定了最佳穿刺靶点，2015 年 7 月 16 日进行了穿刺活检术（图 2-9）。

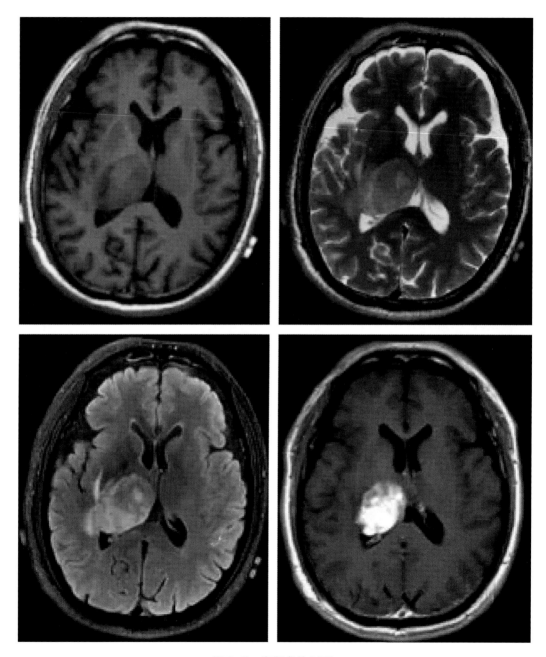

图 2-6　患者术前 MRI

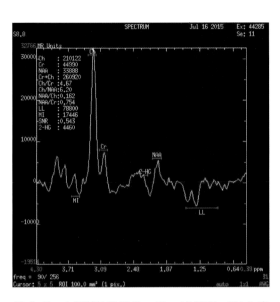

图 2-7　右侧基底节肿块，Cho 峰增高，NAA 峰降低，Cho/NAA 最高值约 6.2

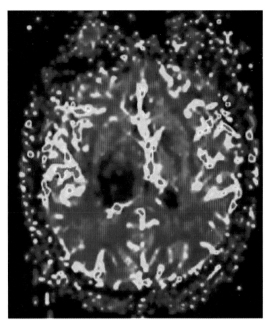

图 2-8　PWI 示右侧丘脑病灶 CBV 较对侧正常组织明显降低

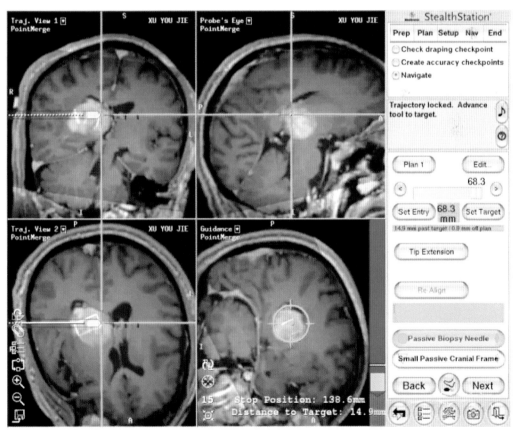

图 2-9　导航下行脑穿刺术

（三）手术病理

如图 2-10 所示。

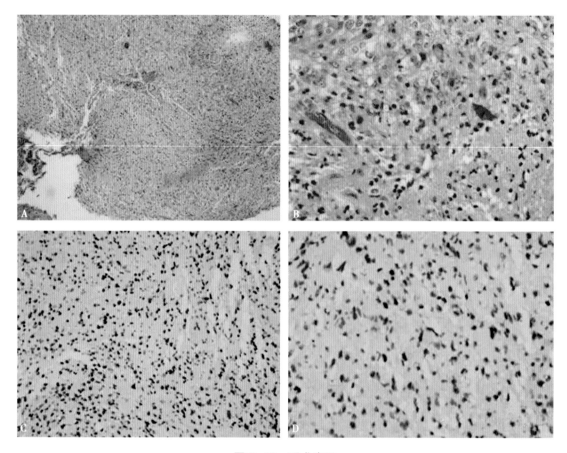

图 2-10 手术病理

A. 低倍镜；B. 高倍镜；C.Olig2；D.P53

（四）最终诊断

（右丘脑）间变性星形细胞瘤（WHO Ⅲ级）。

（五）诊疗建议

患者病灶位于右侧丘脑，经 MDT 讨论，拟在分子病理结果指导下制订个体化放 / 化疗方案。

三、讨论

原发性中枢神经系统淋巴瘤大约占到颅内肿瘤的 4%，而恶性胶质瘤占到颅内肿瘤的 50%，但是由于 PCNSL 的弥漫浸润性生长的特点与胶质瘤相似，常使得两者难以鉴别。同时 PCNSL 与胶质瘤的治疗、预后均存在着较大的差异，胶质瘤通常需要手术切除，而 PCNSL 只需要活检，因此术前诊断及手术方案的选择至关重要。

在常规 MRI 中，可以发现 PCNSL 常见部位为基底节、胼胝体、脑室周围白质和小脑蚓部、软脑膜、脉络丛和透明隔也常受累；T$_2$加权相上淋巴瘤瘤体与水肿区的界限较明显，呈"牛眼征"，而胶质瘤瘤体与水肿区界限不是那么明显；增强后呈团块状或结节状明显强化，此为淋巴瘤特征性变现；部分强化病灶可有局限性内凹，使整个病灶看似马鞍状。然而高级别胶质瘤有时也可表现出以上影像学表现，在临床上根据常规磁共振鉴别两者存在较大的困难。

近年来代谢影像的进展有助于在常规影像之外进一步鉴别。磁共振波谱（MRS）是无创的检查，可提供肿瘤的生物化学信息。MRS 在鉴别肿瘤性病变、胶质瘤分级及手术切除范围指导等方面皆有了广泛的应用，同时近期有研究将 MRS 应用在 PCNSL 的鉴别，也得出了重要的结论：MRS 检测出现大的脂质峰（Lip 峰）而无中心坏死是恶性淋巴瘤的特征性表现；出现小的脂质峰或缺乏脂质峰而无中心坏死则胶质瘤可能较大。Lip 常存在于 B 细胞、T 细胞与巨噬细胞内，PCNSL 由密集的淋巴细胞及巨噬细胞组成，细胞密度高，易出现高耸的 Lip 峰，因此 Lip 峰的这种改变也成为淋巴瘤 MRS 检查特征性改变；然而，当高级别淋巴瘤出现中心坏死时，也可伴有 Lip 峰的改变，故此研究结论仅限于无中心坏死的占位性病变。

磁共振灌注成像（PWI）也是现较常用于鉴别淋巴瘤与胶质瘤的影像学方法。PWI 可以提供关于血管内皮增殖、血管密度及血管新生的相关信息，由于肿瘤的生长依赖于血管生成，故 PWI 亦可提供颅内占位的代谢情况，相对脑血容量（rCBV）是常用的参数。在计算 rCBV 时常取病灶对侧镜像位置正常脑组织的相对脑血容量，文献中大多以 1.5 为阈值来区别高低灌注。因正常白质的灌注较稳定，有时也会选择对侧白质作为对照，此时 rCBV 的阈值常取 2.5。研究表明，PCNSL 中的新生血管明显少于强化的高级别胶质瘤，因此 rCBV 也常常较高级别胶质瘤低，呈现低灌注，成为鉴别 PCNSL 与胶质瘤的依据之一。根据文献回顾，用 PWI 鉴别淋巴瘤与胶质瘤，灵敏度和特异性分别为 0.90 和 0.98。

这两例病例的临床症状相似，部位也相似，增强皆呈明显强化，因此会为术前判断病灶性质增加难度。然而两患者的 MRS 检查呈现较大的区别，案例 1 中存在较大的脂质峰，而案例 2 中无此表现，为鉴别提供了较强的依据。然而，PWI 成像中案例 2 出现的明显低灌注在高级别胶质瘤中少见，还是对鉴别产生了一定的影响，这种显像的出现也值得后续讨论。

除上述两种检查方法外，PET-CT 也是常用到的代谢影像方法之一，常用到的显影剂有氟脱氧葡萄糖（FDG）和蛋氨酸（MET）。MET 由于其在正常脑组织摄取值较低，病灶与正常脑组织有着很好的对比度而现广泛运用在胶质瘤的鉴别、分级、手术及放疗范围的界定、评估患者对治疗的反应及预后等方面。FDG 由于在正常脑组织的摄取也很高，在单纯头颅 PET-CT 扫描时对病灶提示意义不及 MET，但是由于 PCNSL 的高细胞密度、高葡萄糖代谢的特点，FDG 在 PCNSL 摄取远高于胶质瘤，对于鉴别 PCNSL 体现出较大意义。当设定 FDG PET 的标准摄取值的最大值（SUVmax）等于 12.0 为阈值时，鉴别的特异性与灵敏度达到了 86% 与 92%。相似的在动态 MET PET 检查中当设定 ΔSUVmax 等于 1.17 为阈值时，可以区分高级别胶质瘤和淋巴瘤，文献报道特异性与灵敏度均达到了 100%（ΔSUVmax 为扫描后期相病灶处 SUV 最大值与扫描前期相病灶处 SUV 最大值的差值）。但由于 PET-CT 需要预定示踪剂、检查费时、昂贵，目前还难以广泛应用。

四、专家点评

因为 PCNSL 与胶质瘤的治疗、预后均存在着较大的差异，术前诊断起着至关重要的作用，而无论常规的 MRI 还是代谢影像方法皆存在一定的不足之处，故推荐综合多模态影像引导下穿刺活检，才能明确病理诊断，为患者提供最佳的手术策略。

（作者：尼加提·库都来提　审稿人：吴劲松）

参考文献

[1] Yamasaki F,Takayasu T,et al. Magnetic resonance spectroscopy detection of high lipid levels in intraaxial tumors without central necrosis：a characteristic of malignant lymphoma. J Neurosurg,2015,122(6)：1370–1379.

[2] Liang R,Li M,et al. Role of rCBV values derived from dynamic susceptibility contrast–enhanced magnetic resonance imaging in differentiating CNS lymphoma from high grade glioma：a meta–analysis. Int J Clin Exp Med,2014,7(12):5573–5577.

[3] Kickingereder P,Wiestler B,et al. Primary central nervous system lymphoma and atypical glioblastoma：multiparametric differentiation by using diffusion–,perfusion–,and susceptibility–weighted MR imaging. Radiology,2014 ,272(3):843–850.

[4] Okada Y,Nihashi T,et al. Differentiation of newly diagnosed glioblastoma multiforme and intracranial diffuse large B–cell Lymphoma using(11)C–methionine andv(18)F–FDG PET. Clin Nucl Med,2012,37(9):843–849.

[5] Hakyemez B,Erdogan C,et al. Evaluation of different cerebral mass lesions by perfusion–weighted MR imaging. J Magn Reson Imaging,2006,24(4):817–824.

[6] Roman–Goldstein SM1,Goldman DL,et al. MR of primary CNS lymphoma in immunologically normal patients. AJNR Am J Neuroradiol,1992 Ju,13(4):1207–1213.

[7] Guo J,Yao C,et al. The relationship between Cho/NAA and glioma metabolism：implementation for margin delineation of cerebral gliomas. Acta Neurochir(Wien),2012,154(8):1361–1370.

[8] Xing Z,You RX,et al. Differentiation of primary central nervous system lymphomas from high–grade gliomas by rCBV and percentage of signal intensity recovery derived from dynamic susceptibility–weighted contrast–enhanced perfusion MR imaging. Clin Neuroradiol,2014,24(4):329–336.

[9] Okada Y1,Nihashi T,et al. Differentiation of newly diagnosed glioblastoma multiforme and intracranial diffuse large B–cell Lymphoma using(11)C–methionine and(18)F–FDG PET. Clin Nucl Med,2012,37(9):843–849.

病例 3

弥漫性中线胶质瘤，*H3 K27M* 突变

一、病例介绍

患者，男性，10 岁，"发现颅内多发占位 1 个月，VP 分流术后 1 周"入院。患者于 2016 年 2 月 7 日无明显诱因下出现饭后呕吐数次，呈非喷射性，呕吐物为胃内容物，随后出现嗜睡，精神状态明显下降，期间患者意识清晰，无四肢抽搐，无剧烈头痛及四肢活动障碍等不适主诉。遂至医院行头颅 MR 提示：鞍上区及左额颞病灶，鞍上病灶强化，伴脑积水，怀疑胶质瘤可能（图 3-1）。给予对症支持治疗后患者症状无明显缓解，呕吐频率增加，性质较前无变化。近两周来，患者开始出现头痛，表现为呈胀痛，以额颞部为著。至儿科医院就诊，给予甘露醇脱水治疗后好转。患者就诊我院后行 VP 分流术。术后患者症状明显缓解，进一步查脑脊液脱落细胞，示散在淋巴细胞，恶性证据不足，目前为进一步明确诊断入院。入院查体：患者神清，精神可，双瞳等大等圆，对光反射灵敏，眼底检查提示视神经盘轻度水肿，余脑神经检查未见明显异常。四肢肌张力可，肌力正常，腱反射 ++，病理反射未引出，行走可，共济检查配合欠佳，闭目难立征阴性。

二、诊治建议

患者病灶位于下丘脑，质实块状，体积较大，信号均匀，包括左侧颞叶，目前考虑胶质瘤可能大，建议行导航下穿刺活检术明确。

三、治疗过程

患者入院后完善术前检查，于 2016 年 3 月 23 日全麻下行鞍上病灶活检术。患者术后病理提示细胞密度高（图 3-2），核异性大，核分裂随处可见，多核聚。ATRX（+），有内皮增生，无坏死，GFAP 阳性，MIB-1 阳性 10% 左右，NeuN 弥漫强阳性，Olig2 阳性，提示胶质来源，Sustan 阳性，但是始终未找到坏死，核异型明显，最终诊断为（鞍区）胶质母细胞瘤（WHO Ⅳ 级）。

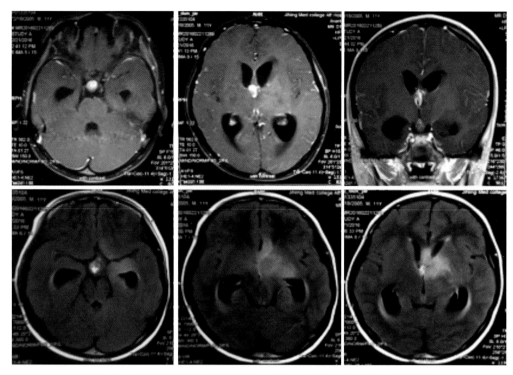

图 3-1 患者术前头颅 MR 提示鞍上区及左额颞病灶，鞍上病灶强化

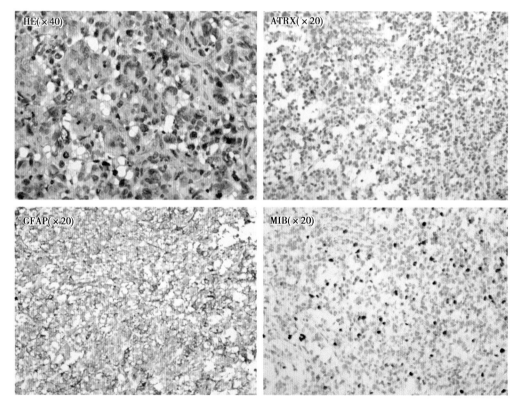

图 3-2 患者术后病理：HE 提示患者细胞密度大，核异型大，核分裂处随处可见；ATRX 阳性；
GFAP 阳性；MIB-1 10% 左右

四、鉴别诊断

1. **胶质瘤** 该类疾病起病缓慢，常因颅内占位而表现为颅内压增高的症状，如头痛、恶心、呕吐及视神经盘水肿，亦可表现为癫痫发作并有神经系统局灶性定位体征，CT 及 MRI 可见占位效应。此患者病史中存在头痛、呕吐等颅高压症状；MRI 示：T_1 低信号，T_2 高信号，增强可见不均匀强化，符合高级别胶质瘤诊断。并且穿刺病理结果示胶质母细胞瘤，综上所述，考虑胶质瘤可能性大。

2. **生殖细胞瘤** 颅内原发肿瘤，起源于胚生殖细胞，好发于儿童及青少年，多见于鞍区、基底节区及松果体区，除局部占位效应外，常可因梗阻脑脊液循环而导致颅内压升高及脑室扩大。影像学多表现为 T_1 等或稍低信号，T_2 高信号，增强可见均匀强化，边界清楚。该类患者脑脊液检查可见瘤细胞，肿瘤标记物检查，如 HCG 或 AFP，往往可见升高。本例患者 10 岁男童，颅内多发占位，颅高压症状起病，伴脑室扩大，但影像学表现并不符合典型生殖细胞瘤，且术后病理提示胶质母细胞瘤，暂不考虑此病。

3. **中枢神经系统淋巴瘤** 该疾病可分为原发性中枢神经系统淋巴瘤和继发性中枢神经系统淋巴瘤，病程较短，常在半年以内，主要症状及体征因其占位性病变或弥漫性脑水肿引起，可表现为颅高压症状并可伴有精神方面的改变，此外，患者外周血中淋巴细胞比例可见升高，半数患者脑脊液检查可见蛋白质及淋巴细胞的升高。MRI 常发现病灶强化明显，呈"棉花糖"样强化。而该患者脑脊液检查未见淋巴细胞升高，病理亦排除淋巴瘤诊断，影像学不支持淋巴瘤诊断，中枢神经系统淋巴瘤可能性不大。

4. **颅内转移瘤** 该类患者多可发现颅外原发病灶，多见于老年人，儿童颅内转移瘤少见，但以肉瘤及生殖细胞瘤为主，可经血流、蛛网膜下隙、淋巴系统途径或者直接侵入颅内，多表现为颅内原发占位相似的症状，如头痛、癫痫、认知功能障碍或者颅内压升高的症状及体征。影像学多表现为 T_1 等或稍低信号，T_2 高信号，病灶周围水肿明显，常表现为"小病灶，大水肿"。该患者 10 岁男童，颅内多发占位，颅高压症状起病，鞍区病灶表现为 T_1 低信号，T_2 高信号，强化明显，周围水肿不明显；而左额病灶表现为 T_1 低信号，T_2 高信号，强化不明显，周围水肿明显。且术后病理提示鞍区胶质母细胞瘤，考虑颅内转移瘤可能性不大。可进一步行全身 PET-CT 检查，排除颅外病灶。

五、治疗原则与基于分子生物学标记物的个体化诊疗策略

见表 3-1。

表 3-1 该病例分子病理检查结果

编号	检测基因	检测内容	检测方法学	检测结果
1	*MGMT*	启动子区甲基化水平	焦磷酸测序	未甲基化，甲基化比率 <10%
2	*IDH1*	基因突变	Sanger 测序	R132 位点未见突变
3	*TERT*	基因突变	Sanger 测序	启动子区 C228 位点，C250 位点未见突变
4	*EGFR* 扩增	基因扩增	FISH	未扩增
5	*BRAF V600E*	基因突变	Sanger 测序	未突变
6	*H3F3A K27M*	基因突变	Sanger 测序	*K27M* 突变

六、结局和预后评估

目前患者术后恢复可，依据患者术后病理建议行同步放化疗，但是患者出院后因经济原因未行进一步治疗，转回当地予对症支持处理。患者于术后1个月出现VP分流管堵塞，因急性脑积水死亡。

七、专家点评

儿童鞍区胶质母细胞瘤临床不常见，该病例经活检后组织病理学诊断为胶质母细胞瘤，进一步分子病理检测提示IDH基因未见突变，*H3F3A K27M*突变，结合患者年龄、组织病理学诊断及肿瘤部位，最终整合诊断为弥漫性中线胶质瘤，*H3 K27M*突变型。在最新发表的2016年《WHO中枢神经系统肿瘤分类》中，新增加了弥漫性中线胶质瘤这一诊断，其定义为：位于中线部位的，以星形细胞表型为主的，伴有*H3F3A*或者*HIST1H3B/C K27M*突变的高级别浸润性胶质瘤。和既往诊断中的脑干胶质瘤相比，其预后更差，2年生存率小于10%，因此最终WHO分级为WHO Ⅳ级。该患者病程只有2个月，最终因肿瘤进展导致分流管阻塞死亡，预后极差。

（作者：阿卜杜米吉提·艾拜杜拉　审稿人：吴劲松）

病例 4

沿蛛网膜下隙播散的间变性星形细胞瘤

一、病例介绍

患者，男性，44岁。警察职业。今年3月份以来出现双下肢乏力，7月份出现反复头痛，8月中旬出现伴意识模糊。头颅 CT 及 MRI 提示颅内多发病变，右侧侧脑室结节样病变（图4-1，图4-2）。按"感染性肉芽肿"予抗感染治疗，患者症状有一定改善，仍有反应迟钝。转入我科治疗。

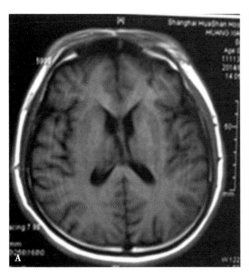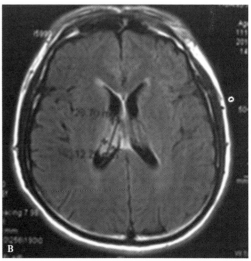

A　B

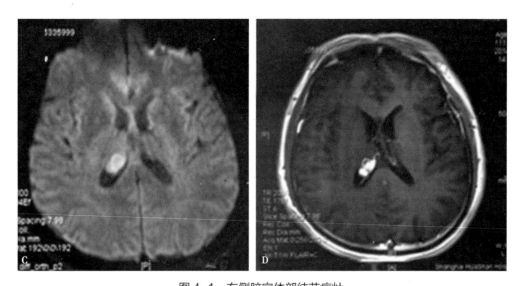

图 4-1　右侧脑室体部结节病灶

A. 头颅 MRI 平扫 T_1；B. 头颅 MRI FLAIR 像；C. 头颅 MRI DWI；D. 头颅 MRI T_1 增强

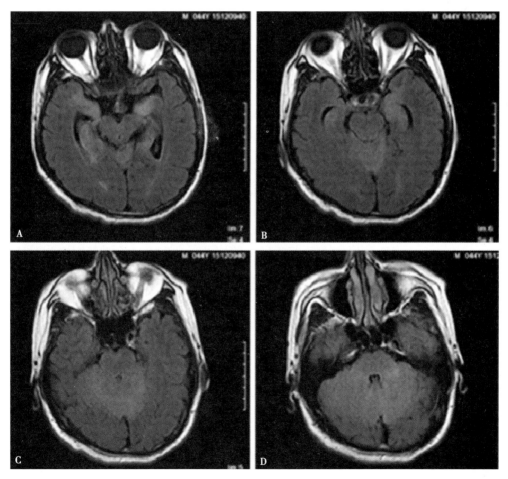

图 4-2　颅内多发病变（FLAIR 像）

A. 双侧钩回 - 海马 - 杏仁核病变；B. 双侧海马，小脑病变；C、D. 小脑病变

（一）体格检查

神志清楚，查体合作，定时、定向可。粗查短期记忆力可。视野粗测正常。脑神经阴性。四肢肌力Ⅴ级，肌张力可，双上肢腱反射（+），膝反射（－）。感觉粗查正常，浅反射存在。双侧 Babinski 征、Chaddock 征未引出，双侧 Hoffmann 征未引出。Romberg 征阴性。走一字步欠佳。双侧指鼻、轮替、跟膝胫动作完成可。

（二）辅助检查

8-16　梅毒（－），HIV（－）。

8-18　头颅 CT：右侧侧脑室脉络丛区密度略高，部分脑沟裂变浅。

8-18　头颅 MRI 平扫及增强：右侧脑室结节增殖性改变，伴邻近双侧丘脑、胼胝体压部及双侧海马内异常信号。小脑肿胀。

8-18　头颅 MRS：右侧脑室结节增殖性改变，Cho/NAA 比值最大为 2.58。

8-19　T-SPOT（－）。

8-21　脑脊液：白细胞 $13 \times 10^6/L$，单核 10/13，糖 8.2mmol/L（同步血糖 9.8mmol/L），氯 103mmol/L，蛋白 15000mg/L。未见肿瘤脱落细胞。寄生虫抗体：囊虫弱阳性。乳胶凝集试验阴性，真菌涂片阴性。细菌培养阴性。

8-23　PET-CT：右侧侧脑室后角见 2.0cm × 2.0cm 高密度结节影，放射性摄取异常增高，SUV 最大值 8.3。右侧小脑幕见多发片状不均匀异常增高灶，以右侧丘脑后方，小脑蚓部明显。结论：右侧侧脑室结节影，小脑幕多发片状 FDG 代谢异常增高。

二、讨论目的

入院后予地塞米松抗炎，脱水降颅压治疗。患者症状未明显改善，仍有双下肢乏力，腰背部紧绷感。复查头颅 MRI：病变较前有所增加，脑膜有强化。讨论病变性质，以及活检的可行性。

三、诊治建议

第一次 MDT 讨论：阅片后，侧脑室内病灶信号异常，弥散信号高，偏致密，倾向考虑肿瘤病变，建议活检。但脑室内结节样病灶，小脑幕病变活检难度大。患者有颈背部疼痛，可予完善脊髓 MRI 和颅颈交界区 MRI，完善脑脊液脱落细胞检查。并提出，脑脊液对波谱影响大，若能在此小脑发现病灶，建议对此区病灶行波谱检查。

第二次 MDT 讨论：复查胸椎 MRI：胸髓内可见异常信号，脊膜强化（图 4-3）。脑脊液黏稠，不易流出。脑脊液蛋白 45 000mg/L。患者临床症状无改善，反应迟钝加重。讨论同意行颅内病变导航下穿刺活检。

四、治疗过程

抗炎治疗效果欠佳。行小脑蚓部穿刺活检，病理（图 4-4）为间变性星形细胞瘤（WHO Ⅲ级）。之后行全脑全脊髓放疗，6-MV X 线，分三段进行调强放射治疗，2Gy/ 次，目前照射 11 次，患者双下肢活动和头痛症状明显好转。

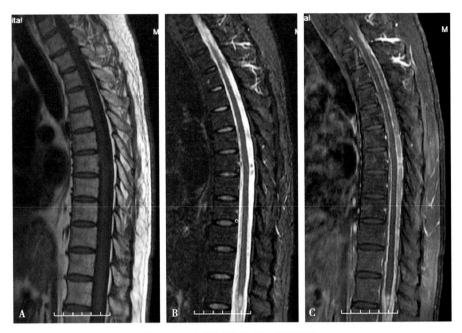

图 4-3   胸髓异常信号，脊膜强化

A. 胸髓 MRI T_1 像；B. 胸髓 MRI T_2 像；C. 胸髓 MRI 增强像。胸髓内可疑异常信号，广泛脊膜强化

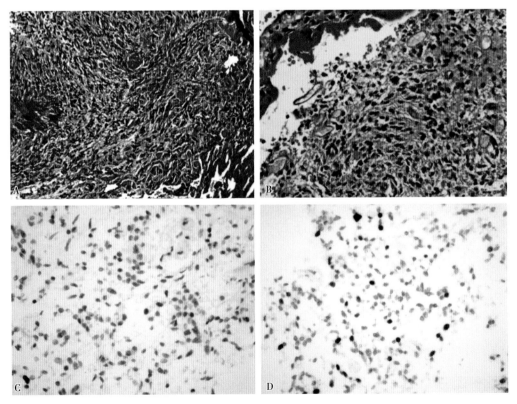

图 4-4   小脑蚓部病理

A. 放大 200 倍，瘤细胞弥漫分布，密度较高；B. 放大 400 倍，瘤细胞异型性大，见核分裂象；C. 放大 400 倍，瘤细胞呈 P53 核阳性表达；D. 放大 400 倍，瘤细胞呈 Ki-67 表达指数较高

五、鉴别诊断

1. 恶性肿瘤

（1）"CNS 胚胎性肿瘤，NOS"的定义：①位于小脑以外罕见的胚胎性神经上皮肿瘤；②偶见神经细胞、星形胶质细胞、肌细胞、黑色素细胞分化；③无其他 CNS 肿瘤的组织学和（或）分子遗传学变异特征；④多数相当于原先的 cPNET 经典型。鉴于以上诊断条件，"CNS 胚胎性肿瘤，NOS"为排除性诊断。2016 修订版废弃了 cPNET 及其亚型室管膜母细胞瘤的命名，将 2007 版的 cPNET 及其亚型（CNS 神经母细胞瘤、CNS 神经节细胞神经母细胞瘤、髓上皮瘤、室管膜母细胞瘤）做了重新分类和（或）命名。①将有 C19MC 基因座扩增或融合的髓上皮瘤和室管膜母细胞瘤并入 ETMR 的 C19MC 变异型；②将 C19MC 基因座正常的室管膜母细胞瘤并入 ETMR 的 NOS 型；③将 CNS 神经母细胞瘤、CNS 神经节细胞神经母细胞瘤及 C19MC 基因座正常的髓上皮瘤由 cPNET 的亚型升格为 CNS 胚胎性肿瘤的独立亚类；④将小脑以外无其他 CNS 肿瘤组织学及分子遗传学变异特征的"cPNET"重新命名为"CNS 胚胎性肿瘤，NOS"。

（2）髓母细胞瘤：为好发于儿童的颅内恶性肿瘤。绝大多数位于小脑蚓部。肿瘤可随脑脊液播散。临床表现为颅高压和小脑损害的表现。头颅 CT 可见小脑蚓部或四室内均匀一致的等密度或稍高密度占位。头颅 MRI 见肿瘤实质部分表现为长 T_1 长 T_2 信号。

2. 特殊感染

包括病毒、细菌、结核和真菌等。但患者病程中均无发热，脑脊液生物源性检查未有阳性发现。按感染性炎症治疗疗效不明显。

六、治疗原则与基于分子生物学标记物的个体化诊疗策略

病理明确为肿瘤性病变。该病变沿着蛛网膜下隙播散，无法行手术切除治疗。行全脑全脊髓照射。

七、结局和预后评估

该患者为肿瘤性病变，而且沿着蛛网膜下隙播散，预后欠佳。

八、专家点评

按照 2016 年版 WHO 中枢神经系统肿瘤分类，间变性胶质瘤（WHO Ⅲ级）包括：间变性星形细胞瘤，间变性少突胶质瘤，间变性少突 – 星形细胞瘤（NOS）及间变性室管膜瘤。

间变性星形细胞瘤是弥漫性浸润的恶性星形细胞肿瘤，成人好发，发生于大脑半球，可能起源于 WHO Ⅱ级弥漫性星形细胞瘤，亦可能原发，通常无低度恶性原始病变，具有进展为胶质母细胞瘤的倾向。多为单发，但多发亦不少见。组织学特征与弥漫性星形细胞瘤基本相似，但细胞密度、核异型性、染色质深染和核分裂象增加。局灶性或弥漫性高细胞密度是诊断依据。与弥漫性星形细胞瘤相比，间变性星形细胞瘤 MIB-1（Ki-67）抗原标记指数升高。

初诊为间变性胶质瘤的患者，术中应力争做到最大化安全切除肿瘤，以明确病理诊断以及提高后续辅助治疗的效果。术后的辅助治疗可以根据相关的分子病理特征进行进一步划分，其中最新版的《中国中枢神经系统恶性脑胶质瘤诊断与治疗指南（2015 版）》对于

间变性胶质瘤的治疗方案给予了明确指导与规范。针对弥漫播散性的病例，除了常规的头部放疗同步替莫唑胺化疗 + 替莫唑胺辅助化疗以外，脊髓全节段的放疗也必不可少。

（作者：吴劲松　审稿人：初曙光　陈宏）

参考文献

2016 世界卫生组织中枢神经系统肿瘤分类第 4 版修订版胚胎性肿瘤部分介绍 . 中华医学会病理学分会脑神经病理学组 . 中华病理学杂志,2017,46(7):449-452.

病例 5

上皮样胶质母细胞瘤伴脑脊液播散尸检 1 例

一、病例介绍

患者，男性，24 岁，工人，因"全身乏力 1 月余"入院。

患者入院前 1 月余无明显诱因出现全身乏力，口干、多饮多尿，伴多汗，无眩晕、耳鸣、耳聋等异常。2015 年 9 月 23 日前往当地医院就诊，经口服中药（具体不详）后，多汗症状缓解，其余症状未见明显改善。随后患者开始出现纳差，伴喷射状呕吐 2 次，遂前往上级医院就诊。2015 年 10 月 7 日头颅 CT 示：右侧侧脑室前角旁片状稍高密度影，最大层面范围约 2.8cm×1.6cm，其内可见斑状致密影；周围未见明显水肿带；垂体增大。2015 年 10 月 9 日头颅 MRI 示：右侧侧脑室前角受压，下丘脑区域见一稍短 T_1 稍短 T_2 信号结节影，大小约 1.1 cm×0.9cm，增强后局部轻度不均匀强化考虑肿瘤伴出血可能，生殖细胞瘤可能？（图 5-1）。2015 年 10 月 15 日 MRS 示：Cho/NAA = 4.78（图 5-2）；全身 PET-CT 示：右侧侧脑室前角旁、邻近额叶、尾状核头、内囊前肢、胼胝体膝部区域不均匀密度占位，局部代谢稍高；下丘脑见一大小约 17mm×12mm 稍高密度结节，其边缘代谢稍高。增强 MRI 示：下丘脑病灶强化较前明显（图 5-3）。外院行诊断性放疗，但临床症状改善不明显。2015 年 10 月 23 日头颅 MRI 复查示：病灶未见明显变化（图 5-4）。既往史：无殊。个人史：无殊。

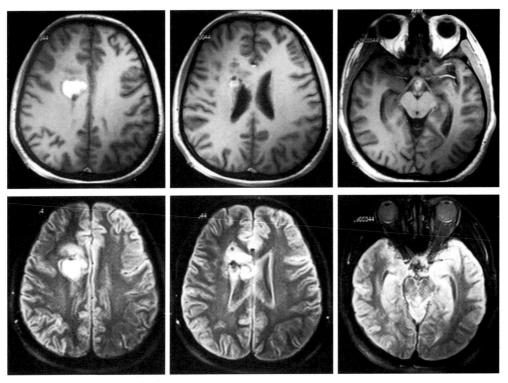

图 5-1　2015-10-9 头颅 MRI

右侧侧脑室前角受压，下丘脑区域见一稍短 T_1 稍短 T_2 信号结节影，大小约 1.1 cm×0.9cm，增强后局部轻度不均匀强化考虑肿瘤伴出血可能。蝶鞍未见明显增大，垂体大小形态未见明显异常，增强扫描时垂体内未见异常强化结节灶，垂体柄居中

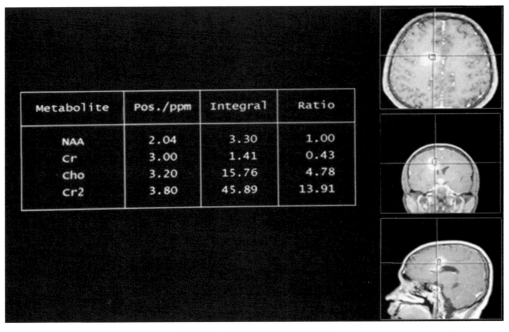

Metabolite	Pos./ppm	Integral	Ratio
NAA	2.04	3.30	1.00
Cr	3.00	1.41	0.43
Cho	3.20	15.76	4.78
Cr2	3.80	45.89	13.91

图 5-2　2015-10-15 MRS

Cho/NAA ＝ 4.78

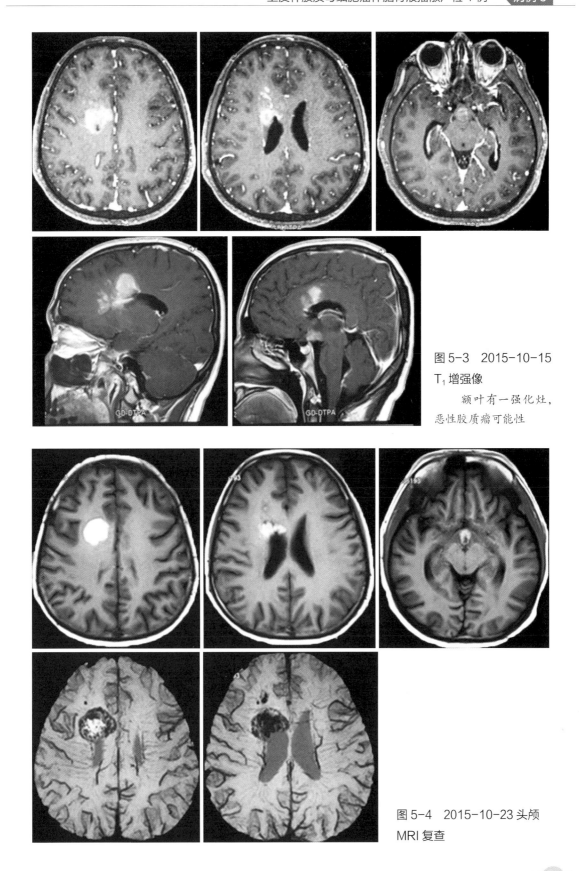

图 5-3　2015-10-15
T$_1$ 增强像

　　额叶有一强化灶，
恶性胶质瘤可能性

图 5-4　2015-10-23 头颅
MRI 复查

入院时体格检查：内科查体无殊。神经系统查体：神志清楚，精神委靡，呼唤睁眼，肌张力可，行走不稳，双眼角膜反射迟钝，咽反射迟钝，双侧指鼻试验欠准确，病理反射未引出。

入院后完善相关化验检查：

2015-10-27：AFP < 6.28μg/L，HCG < 0.132mIU/ml，尿渗透压178mOsm/kg·H_2O，血渗透压319mOsm/kg·H_2O。

2015-10-27：TSH 0.034mIU/L，TT3 1.3nmol/L，TT4 94.4nmol/L，FT3 2.62pmol/L，FT4 11.77pmol/L。

2015-10-29：血清钾3.2mmol/L，血清钠143mmol/L。

2015-10-30：血清钾4.1mmol/L，血清钠148mmol/L。

2015-11-1：血清钾3.7mmol/L，血清钠160mmol/L。

入院次日行脑电图检查未示痫性脑波变化，故停用地西泮，对症处理积极鉴别原发病。

二、诊疗过程

患者男性，24岁，亚急性起病，全身乏力1月余，神经系统查体：神志清楚，精神委靡，呼唤睁眼，肌张力可，行走不稳，双眼角膜反射迟钝，咽反射迟钝，双侧指鼻试验欠准确，病理反射未引出。患者在入院后3小时突发意识丧失伴四肢抽搐，持续约5分钟。而后四肢肌力减退明显，不能对抗重力，呼之不应，双侧瞳孔等大等圆，对光反应可，角膜反射存在，无法进行交流，心率130次/分，血压130/80mmHg。德巴金静推后予以静滴德巴金维持，留置鼻饲，加用奥卡西平鼻饲。但患者意识一直未清醒，急行MRI弥散加权成像（DWI）鉴别急性脑梗死，未发现明显急性脑梗死改变（图5-5），行头颅CT示大脑室前脚处有高密度影（图5-6）与之前并无明显改变（图5-7）。因患者下丘脑有病灶，考虑到有间脑发作（癫痫持续状态）故予以口插管气道管理后地西泮维持，并进行抽血化验血气、血常规、心肌标志物，未发现明显异常。入院次日行脑电图检查未示痫性脑波变化，故停用地西泮，对症处理积极鉴别原发病。入院后第四天，13：00，患者血压骤降至50/20mmHg，双侧瞳孔散大至7mm，对光反射消失，呼吸急促，立即给予呼吸机辅助通气，并应用多巴胺、去甲肾上腺素维持血压，患者生理反射未引出，病理反射阴性。与家属交代病情后，患者家属决定放弃抢救，决定进行尸检和器官捐献。

三、尸检报告

1.脑局部解剖发现

（1）上皮样胶质母细胞瘤（epithelioid glioblastoma，E-GBM）（图5-8），WHO Ⅳ级，伴脑脊液播散，累及双侧大脑半球、小脑、下丘脑、乳头体、视交叉、中脑及延髓。免疫组化结果示：CK（-），S100（+），Syn（-），Des（-），PR（-），SSTR（-），BRAFV600E（+），INI-1（+），BRG-1（+），Ki-67（20%），EMA（+/-），HMB45（-），SMA（-），P53（-），Vim（+）。

（2）垂体胶样囊肿。

（3）脑组织淤血伴轻度水肿。

2.死因 延髓受累导致呼吸心搏骤停。

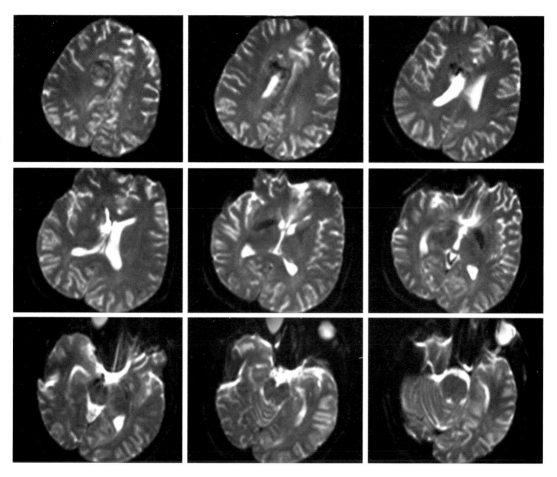

图 5-5　2015-10-29 DWI

未发现明显急性脑梗死改变

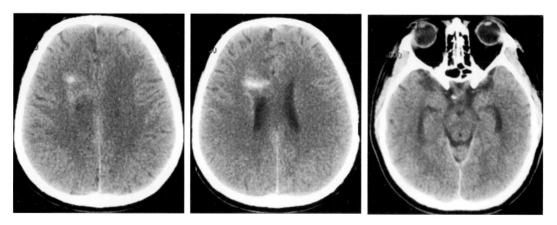

图 5-6　2015-10-29 入我院当天 CT

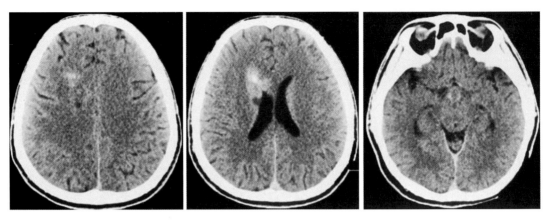

图 5-7　2015-10-14 CT

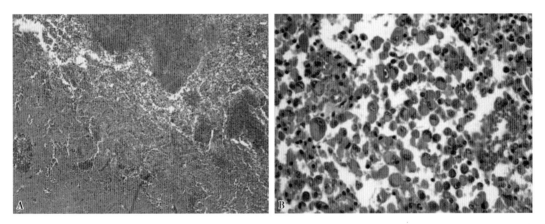

图 5-8　尸检病理

A.4　10 倍；B.10　10 倍。尸检病理结果为：上皮样胶质母细胞瘤

四、讨论

1. 上皮样胶质母细胞瘤（E-GBM）　胶质母细胞瘤（glioblastoma，GBM）是成人发病率最高的恶性脑肿瘤，从诊断到死亡，中位生存期 14 个月左右。即使切除彻底，也只有少数患者存活超过 2 年。由于肿瘤生长迅速，脑水肿广泛，颅内压增高症状明显，几乎所有患者都有头痛、呕吐症状。肿瘤浸润性破坏脑组织，造成一系列的局灶症状，患者有不同程度的偏瘫、偏身感觉障碍、失语和偏盲等。神经系统检查可发现偏瘫、脑神经损害、偏身感觉障碍与偏盲，甚至出现癫痫。而 E-GBM 作为 GBM 的一种不常见亚型，还未被 WHO 组织准确地归类。E-GBM 的组织学特点是一群单一、松散、小的、圆形的细胞，细胞核呈离心性排列，这些特点有助于该肿瘤的诊断。临床表现上，E-GBM 通常发生在年轻人群中，往往表现出侵袭性特征，例如转移到其他部位的脑组织中，或者通过脑脊液播散，这点有别于普通的胶质母细胞瘤。

E-GBM 在影像学上与普通的 GBM 有着相似的特点：T_1 增强像和 T_2 FLAIR 像显示为高信号。由于 E-GBM 与普通的 GBM 在影像学上的表现近乎一致，所以难以在影像学上区分二者。

导航下穿刺活检术是明确诊断最有效的方法。有报道，活检的敏感性在90%以上。在某些情况下，由于病变的位置而无法进行活检。由于E-GBM是一种高侵袭性肿瘤，脑脊液脱落细胞学检查是E-GBM的辅助诊断措施之一。本项检查前要仔细评估，对于颅内压增高患者要慎重，腰椎穿刺可能导致脑疝等并发症。

2. 垂体胶样囊肿　是一种先天性疾病，起源于垂体Rathke囊的良性上皮性囊肿，又称Rathke囊肿。组织学特点是：囊肿壁被覆单层立方纤毛柱状上皮，内含黏液，囊液为清亮无色，也可为含有胆固醇结晶的棕色或陈旧白色黏液样黏稠或胶冻样。垂体胶样囊肿属于良性病变，不会造成大规模的播散，更不会在短期内导致患者死亡。

五、本例患者的诊疗经验

1. 本例患者与以往看到的原发性胶质母细胞瘤不同，主要有以下几点：①本病例发病迅速，病程短，从发病到死亡仅仅历时一个月，而普通的GBM患者虽然病程也短，但还是长于此病例，而且普通的GBM通常不会导致患者突然延髓水肿而死亡；②本病例在病程后期出现了癫痫大发作，其后症状迅速加剧，陷入昏迷，三天后即死亡。以上两点提醒我们，对胶质瘤全脑播散的患者应该积极预防癫痫的发生，并且对GBM的各个亚型应该有更加深刻的认识，这还需我们对临床病例细致地观察和不断地总结。

2. 本例患者曾经在外院接受过诊断性放疗，但是效果不理想，此时应及时试行脑脊液脱落细胞学检查以明确诊断。如果患者脑脊液脱落细胞的检测阳性，则应尽快进行穿刺活检，脑脊液脱落细胞不一定能明确中枢神经系统肿瘤的病理类型，但脱落细胞阳性，一定能够明显缩短患者从就诊到明确诊断、转而进入肿瘤正规治疗的时间，这是非常有意义的。

3. 本例患者在影像学表现为单一病灶，因此如果进行导航下穿刺活检，穿刺活检靶点即为影像学表现的病灶。若病灶多发，则导航穿刺下活检的靶点选择也需要考虑，多个靶点同时穿刺固然能提高阳性率，但同时也会增加出血、损伤等并发症几率。本例患者入院后四天内即死亡，择期手术或者是时间跨度大的限期手术对于本病例并不合适，所以对于胶质瘤全脑播散的患者应该尽快进行导航下穿刺活检。

4. 上皮样胶质母细胞瘤的突变状态与免疫组化具有良好的相关性，E-GBM的靶向治疗可能具有良好的应用前景。

5. 本例患者是在多学科（神经内科、神经外科、神经影像科、检验科和病理科）合作下明确诊断的，后续需要血液科和放疗科治疗，一个患者需要多个科室共同协作完成，本例患者是MDT诊疗模式一个很好的案例。

特别鸣谢：复旦大学病理学——刘颖教授，提供尸检病理切片。

六、专家点评

恶性胶质瘤患者作为器官移植供体，存在恶性胶质瘤细胞转移至供体器官或者受体其他组织器官的风险。文献有此类个例报道，因此需要建议本单位器官移植组，明确告知器官受体，并写入术前知情同意书中。该病例器官受体包括肝脏、肾脏和角膜。术后随访三年未见有供体恶性胶质瘤细胞转移至受体的不良事件发生。所有受体均继续密切随访中。

（作者：于政达　审稿人：吴劲松）

参考文献

［1］ Kuroda J I, Nobusawa S, Nakamura H, et al. A case of an epithelioid glioblastoma with the BRAF V600E mutation colocalized with BRAF intact low-grade diffuse astrocytoma. Neuropathology, 2015.

［2］ Kleinschmidt-DeM asters B K, Aisner D L, 康锶鹏，等. BRAF V600E 突变的上皮样胶质母细胞瘤 BRAF VE1 免疫表达形式. 临床与实验病理学杂志, 2015(11): 1320-1320.

［3］ Roger S, Mason W P, Bent M J V D, et al. Radiotherapy plus concomitant and adjuvant temozolomide for glioblastoma. New England Journal of Medicine, 2005, 352(1): 987-996.

病例 6

恶性胶质瘤伴 PNET 成分，
WHO IV 级

一、病例介绍

患儿，女性，7 岁。2014 年 5 月 11 日因"头痛伴呕吐 10 天"于复旦大学附属儿科医院就诊。

辅助检查：外院头颅 MRI 提示：左侧额顶叶肿瘤（图 6–1）。

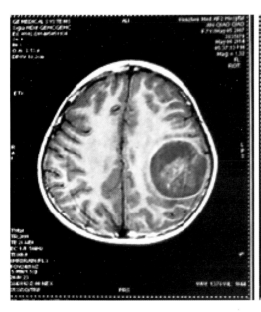 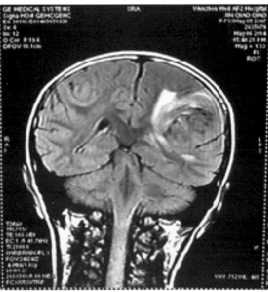

35

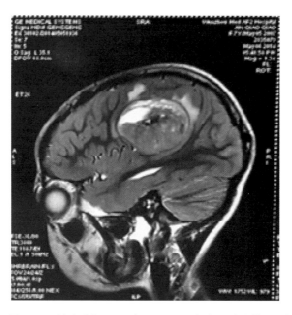

图 6-1 外院头颅 MRI（2014-5-8）提示左侧额顶叶肿瘤

2014-5-13 在全麻下行左侧额顶叶肿瘤切除术。病理提示：（左额顶叶）高级别胶质瘤。

华山医院病理科会诊：恶性胶质瘤伴 PNET 成分（相当于 WHO IV 级）；免疫组化分析：GFAP（+）、Olig2（-）、P53（+/-）、INA（+/-）、NenN（-/+）、EMA（-）、Nestin（+）、Syn（-/+）。

2014-7-22 患者于放疗科入院治疗。查体：神清，对答切题，KPS 90，四肢肌力 V 级，病理征阴性（图 6-2）。

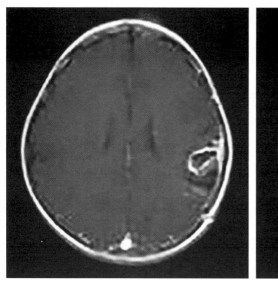 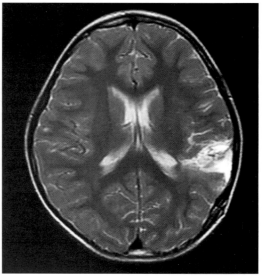

图 6-2 术后头颅 MRI（2014-7-22）显示病灶切除，术野局部可见条索样强化

2014-7-29 脊髓 MRI：胸脊髓、腰脊髓未见异常信号。

二、讨论目的

该病病理：恶性胶质瘤伴 PNET 成分（相当于 WHO Ⅳ级），临床上比较少见，目前尚无标准治疗方案。

1. 患儿目前病理分析。

2. 针对该病理，术后最佳治疗方案

（1）放疗：局部病灶放疗？全脑全脊髓放疗？

（2）化疗：替莫唑胺？ EP 方案？ CCNU？联合方案？其他？

三、诊治建议

1. 由于是外院病理切片，所以没有病理切片的图片做参考。病理科专家根据病理会诊报告的文字内容，根据免疫组化的分析结果，考虑病理上还是倾向恶性胶质瘤，其中的PNET 成分可能是从形态学上来分析的（可能存在局灶的分化差的、原始成分多一些的细胞）。也建议进一步做分子病理检测（IDH1 等）来明确诊断。从现有病理资料上，诊断倾向于恶性胶质瘤。

2. 建议按照恶性胶质瘤的诊疗方案予以局部野放疗及化疗。

3. 因病理报告中提示伴 PNET 成分，而 PNET 可能出现脑脊液播散，故治疗后随访中建议关注脊髓 MR。

四、治疗过程

1. 放射治疗：瘤床区予局部野放射治疗 DT：54Gy/27Fx。

2. 替莫唑胺 $75mg/m^2$ 同步化疗。

3. 患者放化疗期间耐受好，无相关副作用。

五、鉴别诊断

1. **低级别星形细胞瘤**　肿瘤多位于白质，边界清楚，信号均匀的长 T_1、长 T_2 信号，多无明显强化，周围多无水肿，多位于脑实质深部。少突胶质细胞瘤常有钙化，与 PNET较难鉴别，但 PNET 增强较少突胶质细胞瘤更明显且更均匀。

2. **转移瘤**　易发生在灰白质交界区，常多发，病灶较大时易发生囊变和出血，且肿块周围水肿明显，对鉴别有一定价值，故根据病史和 MRI 表现多可以鉴别转移瘤和 PNET。

3. **淋巴瘤**　易发生于中线部位，呈单发或多发局灶性团块影，呈长 T_1、等或稍长 T_2信号，囊变少见，明显强化，而 PNET 肿块位置表浅，邻近脑膜，但肿块周围脑膜无明显增厚增强。

4. **生殖细胞瘤**　需与位于第三脑室后部的 PNET 鉴别，生殖细胞瘤信号及增强多不均匀，常位于松果体区，也可发生于鞍上或基底节区，根据部位及其信号表现常易鉴别。

5. **脑膜瘤和脑膜血管外皮瘤**　PNET 肿块位置表浅，邻近脑膜，信号均匀，呈稍长 T_1稍长 T_2 信号，多需与脑膜瘤鉴别；部分 PNET 肿块内可发生坏死，多需与脑膜血管外皮瘤鉴别。PNET 肿块位于脑实质内，邻近脑膜无增厚增强。

本病例的病理诊断明确为：恶性胶质瘤伴 PNET 成分（WHO Ⅳ级）非常罕见，对其影像表现认识不足，但是一些影像特征可以提示 PNET 不能排除，如位置表浅，强化显著，弥散受限成分多（DWI 高信号），以及水肿相对较轻等。但是 PNET 的最终诊断依然依赖于病理诊断。

中枢性原始神经外胚层肿瘤在原始神经外胚层肿瘤中较为少见，为神经嵴衍生的较原始的外胚层肿瘤，主要由原始神经上皮产生，具有多向分化的潜能，侵袭性生长，广泛脑脊液播散，预后极差。PNET 发病率低，仅占整脑肿瘤的 0.1% 左右，且多见于儿童小时，病理诊断是最终的诊断。PNET 的临床症状与其他幕上肿瘤相似常见：头痛、呕吐、颅内高压症状，伴有肢体无力及抽搐，伴有步态不稳表现。中枢性原始神经外胚层肿瘤的治疗：一般为手术治疗，术后再辅以放疗化疗等综合治疗措施。

六、治疗原则与基于分子生物学标记物的个体化诊疗策略

华山医院神经病理室分子病理诊断报告书（2014-8）：

1. MGMT 启动子未甲基化，甲基化比率 <10%。
2. IDH1 基因 R132 位点，IDH2 基因 R172 位点未见突变。
3. EGFR 未扩增。

七、结局和预后评估

1. 病理切片（图 6-3）由病理科送香港中文大学医学院威尔士亲王医院病理解剖及细胞学系主任吴浩强教授共同会诊，会诊意见（2014-9）为间变性星形细胞瘤 WHO III 级。

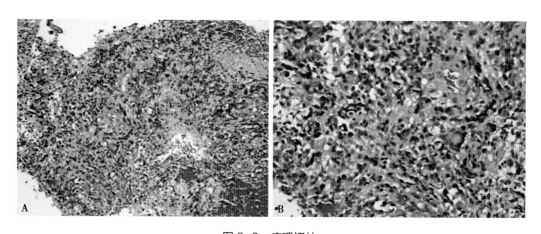

图 6-3 病理切片

A. 瘤细胞弥漫分布，密集成片；血丰富。B. 瘤细胞核浆比例高，核异型性明显，部分区域可见菊心团样排列

2. 根据分子病理学报告：MGMT 启动子未甲基化，甲基化比率 <10%；提示预后较差。IDH1 基因 R132 位点，IDH2 基因 R172 位点未见突变。提示化疗不敏感。

3. 患者 2014 年 10 月 16 日放疗后一个月复查 MRI（图 6-4）提示：病情稳定。

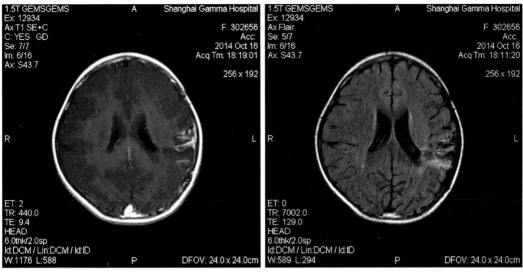

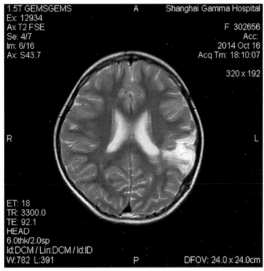

图 6-4　2014-10-16 放疗后一个月复查 MRI 提示：病情稳定

八、专家点评

1. 本例儿童幕上肿瘤，前面已做很好鉴别诊断。严格讲，仅凭影像学是很难做出准确的诊断和鉴别诊断。例如，少突胶质瘤和 PNET 均可有钙化，瘤周少活无水肿；GBM 和 PNET 都可有囊变、坏死和出血，注射增强剂后均可不均匀增强；周边型 PNET（P-PNET）和脑膜瘤常有脑膜尾征（术时肿瘤常与硬脑膜粘连）。因此，凭影像学诊断，只能说某种肿瘤可能大或可能少些。目前，最后的诊断仍依靠病理学、组织学检查。

2. 本例肿瘤病理检查除有 HGG 表现外，还有原始神经上皮标记物阳性，故病理诊断恶性胶质瘤伴有 PENT 成分。颅内 PENT 可分中央型（C-PNET）和 P-PNET 两类。C-PNET分布于脑白质内，如在后颅窝，则称髓母细胞瘤；如长在松果体称松果体母细胞瘤；如在嗅沟，称嗅母细胞瘤等。本例长在大脑白质内。P-PNET长在脑（髓）外，过去称为尤文肉瘤，它常与硬脑膜粘连。P-PNET 在 IHC 中表达 CD99（MIC2），C-PENT 不表达，且基因分析有 MVCN 扩增和染色体 2、8 呈多倍体，可加以区别。由于 C-PNET 和 P-PENT 均可发生播散，因此，对确诊者，在术后应加神经轴放疗和化疗（选用长春新碱、顺铂、CCNU、环磷酰胺）。

3. 新版 2016 WHO classification of Tumors of the CNS 胶质母细胞瘤，IDH 野生型章节中关于胶质母细胞瘤含原始神经元成分。弥漫胶质瘤包含一个或多个有神经分化的原发结节。原发的区域与邻近的胶质瘤分界清，细胞密度高，核浆比例高，核分裂多。可出现神经母菊心团，髓母细胞瘤或其他中枢神经系统胚胎性肿瘤的图像。神经元标记 Synaptophysin 表达，GFAP 表达少，Ki-67 表达指数比邻近的胶质瘤成分明显提高。这个亚型可能原发，或已知的胶质瘤病灶进展而来。生存时间和基因特征都和通常的胶质母细胞瘤相似。这个亚型通常伴更高的脑脊液播散（30%~40%）以及 MYCN 或 MYC 基因的扩增。

因此，本例应密切随访头和脊髓 MR（增强）。

（作者：吴劲松　审稿人：梁晓华）

病 例 7

多灶性弥漫星形细胞瘤

一、病例介绍

患者，男性，58岁，慢性病程。因"发现颅内占位3年，头晕伴言语理解困难1年"入院。患者3年前体检发现左颞枕占位（图7-1），MRS显示Cho/NAA<2，当地诊断无恶性胶质瘤病变证据，考虑炎症，外院就诊建议随访观察，未进一步治疗。患者自诉于2015年5月开始出现间断性头晕，伴听力下降，患者家属反映患者言语流利，但言语理解差，经常答非所问，反应迟钝。2015年6月复查头颅MRI提示颅内病变较之前有所增大（图7-2），

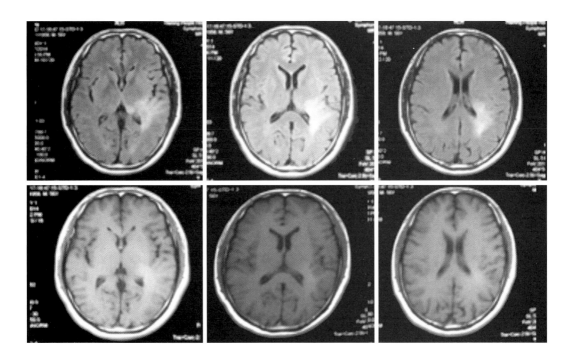

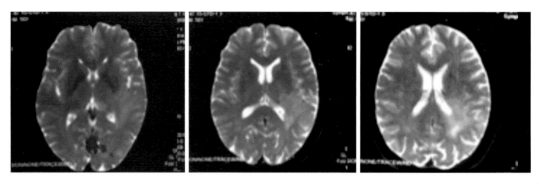

图 7-1 患者 3 年前 MRI 提示左侧颞枕病灶，在 T_2 FLAIR 上呈高信号（上），T_1 像上
病灶显示不明显，呈等信号（中），T_2 像上呈高信号（下）

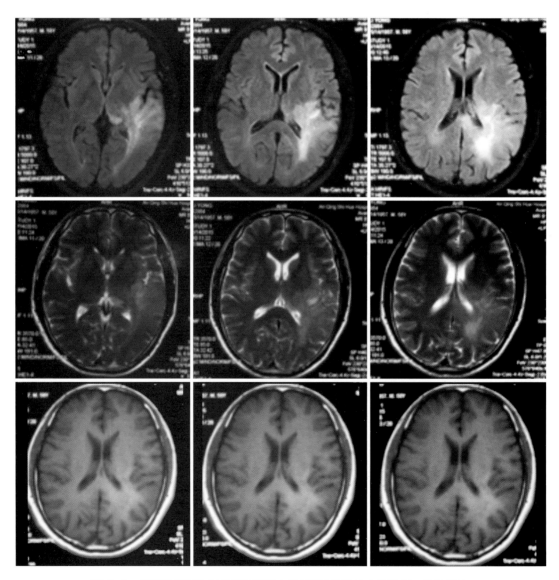

图 7-2 患者于 2015 年 6 月复查头 MRI 提示病灶较之前进展，病灶增大

继续随访。患者诉近段时间头晕症状有所加重，伴视物模糊，记忆力下降，2016 年 3 月复查头 MRI 提示左颞枕及胼胝体多发占位，T_1 低信号 T_2 高信号（图 7-3）。回忆病程患者否认明显头痛及恶心呕吐，言语理解障碍，无四肢活动障碍，无意识丧失及四肢抽搐，现患者为进一步治疗就诊我院。患者入院后积极完善相关检查，复查头 MR 提示病灶较之前有所扩大（图 7-4），Cho/NAA 最高比值 24.9（图 7-5），PWI 高灌注（图 7-6）。排除手术禁忌后行脑穿刺活检术，术后病理回报：星形细胞瘤，WHO Ⅱ 级（图 7-7）。

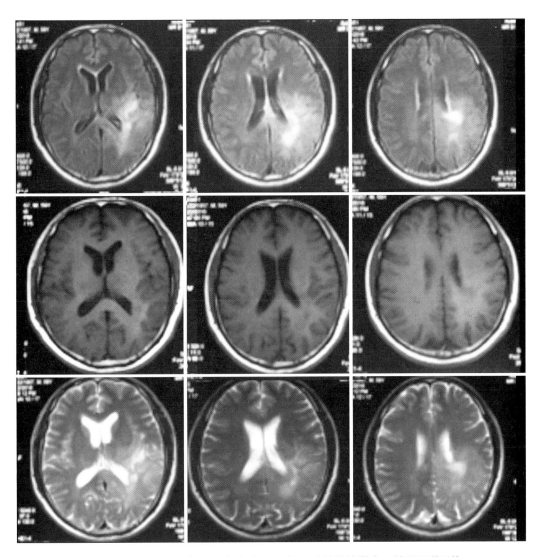

图 7-3　患者 2016 年 3 月复查头 MRI 提示病灶继续增大，并累及胼胝体

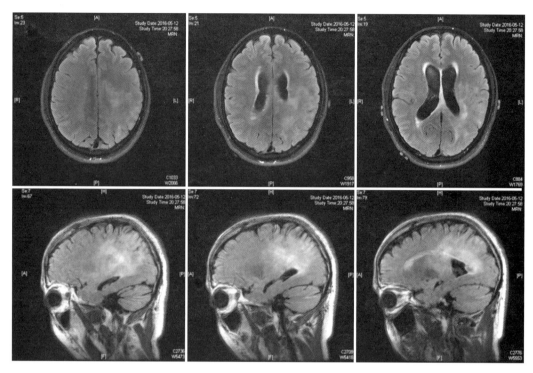

图 7-4 患者于 2016 年 12 月就诊我院后再次复查头 MR，其中 T_2 FLAIR 像显示病灶继续进展

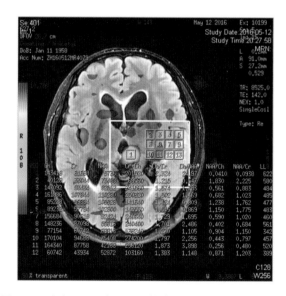

图 7-5 患者 2016 年 12 月就诊我院后行头颅 MR 提示
病灶 Cho/NAA 比值最高为 24.9

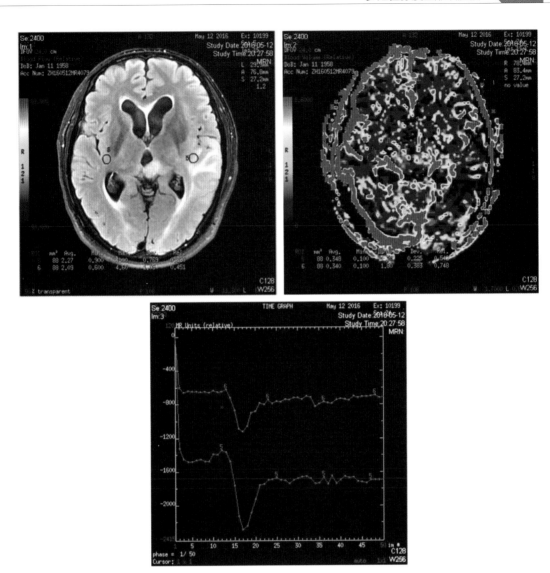

图 7-6 患者入院后 PWI 图像显示：和对侧大脑相比，病灶区 rCBF 和 rCBV 均未见增高

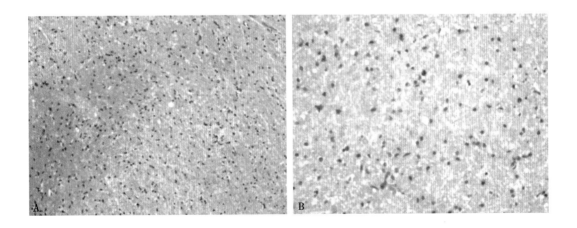

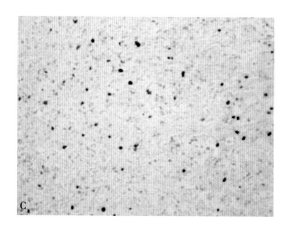

图7-7 术后病理

A. 放大 200 倍，瘤细胞弥漫分布，浸润性生长；B. 放大 400 倍，瘤细胞核有异型；C. 放大 200 倍，Ki-67 表达指数 4%

二、讨论目的

目前诊断及下一步治疗?

三、诊治建议

目前建议进行放疗或者化疗，待病灶缩小到较小范围，再进行手术切除。

四、治疗过程

患者目前外科病房术后康复中，待术后康复转放疗科行后续治疗。

五、鉴别诊断

1. **低级别胶质瘤** 患者体检发现左颞枕病变，随访3年病灶不断增大，并且有神经功能受损表现，MRS 比值进一步增高，结合患者病史及相关影像学结果，首先考虑低级别胶质瘤可能。但是患者病灶较为弥散，手术切除程度有限，因此建议先行穿刺活检术明确诊断后进一步治疗。

2. **脑梗死性缺血性脑血管病** 该类病灶 MR 上可表现为 T_1 低信号，T_2 高信号表现，MRS 中 Cho/NAA 比值不增高，需要考虑脑梗死性病变的可能性；但是患者病灶较为弥漫，病灶区域与血管分布供血区域不吻合，在随访过程中病灶不断增大，并且 MRS 比值改变，该诊断可能不大，但是仍需病理诊断进一步明确。

3. **自身免疫性脑炎** 又称边缘叶脑炎，因病灶累及海马，杏仁核等边缘结构。临床上主要表现为急性或者亚急性起病的记忆力减退，精神行为异常等症状。头 MR 上主要表现为 T_2 加权像上颞叶或者双侧颞叶的高信号。怀疑本病时需要积极寻找肿瘤证据，患者体检起病，MR 亦符合自身免疫性脑炎的改变，早期肿瘤证据亦不明确，因此需要考虑该诊断的可能性。

六、治疗原则与基于分子生物学标记物的个体化诊疗策略

依据患者病理，建议术后行放化疗。

七、结局和预后评估

患者神经外科出院后，放疗科就诊，在 CT 模拟机定位，6MV X 线 IMRT 局部野照射 52Gy/26Fx（图 7-8）。患者放疗期间复查（2016-7-7）头 MR（图 7-9）提示病灶缩小。患者放疗结束后 1 个月复查头 MR（图 7-10）提示病灶明显减退。患者之后定期随访，2017-8-23 复查随访 MR（图 7-11）提示病灶稳定。

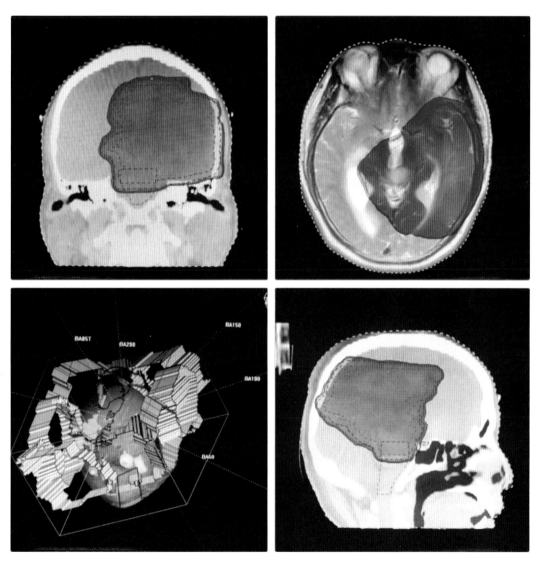

图 7-8　放疗靶区勾画计划

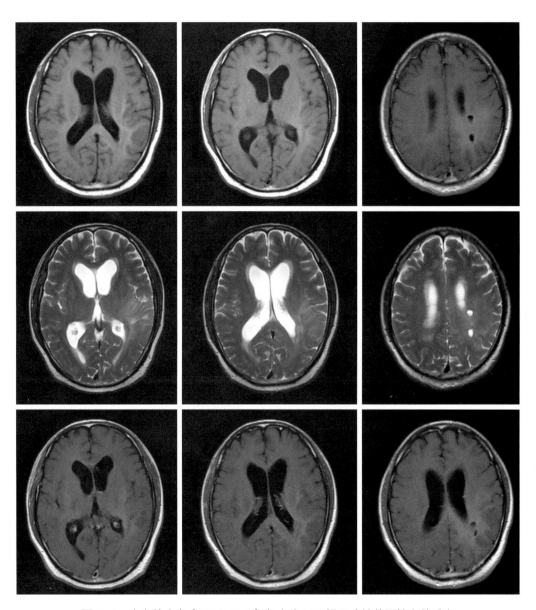

图 7-9 患者放疗中（2016-7-7）复查头 MR 提示病灶范围较之前减小

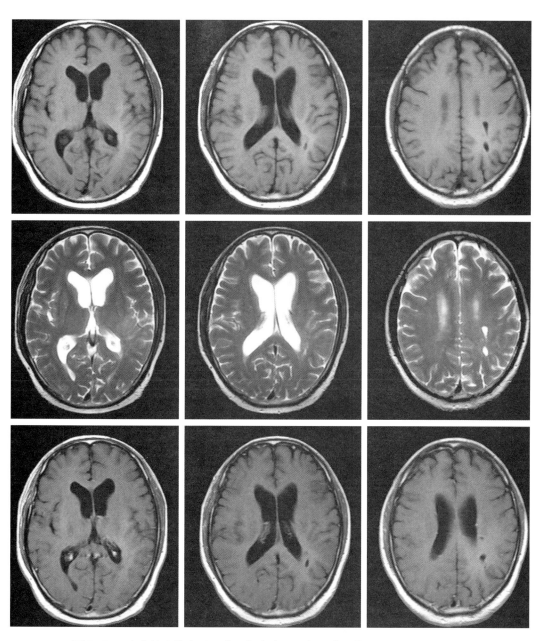

图7-10　患者放疗结束后1个月复查头MR提示病灶范围较放疗前明显减退

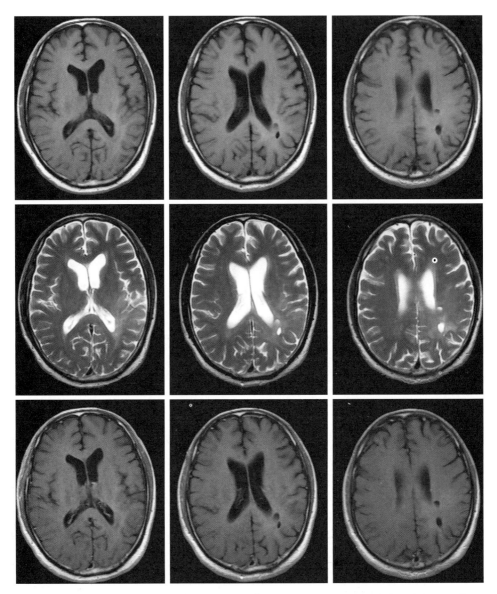

图 7-11 患者放疗结束后 1 年（2017-8-23）复查头 MR 提示病灶稳定，未见明显进展

八、专家点评

患者两次冷冻提示胶质增生，石蜡切片细胞密度非常低，有个别细胞核异型，无血管反应，免疫组化提示 ATRX 阳性，GFAP 阳性，Ki-67 相当高，Olig2 阳性，P53 弥漫阳性，结合免疫组化综合考虑给予诊断：极少量组织，考虑星形细胞瘤，Ⅱ级；患者目前手术切除意义不大：①该患者弥漫性的病灶，尤其丘脑枕位置病灶无法切除干净，对于低级别胶质瘤，若手术无法达到切除 75% 以上是没有生存获益的；②患者病灶累及左侧丘脑枕部位，手术有引起肢体功能障碍的风险；因此建议患者进行放疗或者化疗，待病灶缩小到较小范围，再次评估是否可以手术切除。

（作者：阿卜杜米吉提·艾拜杜拉 审稿人：吴劲松）

病例 8

生殖细胞瘤术后继发胶质瘤

一、病例介绍

患者，男性，40 岁，"生殖细胞瘤术后 14 年余，左额胶质母细胞瘤穿刺术后 1 周余"入院。

患者于 1992 年（26 岁时）因"发作性头痛、多饮、多尿 1 年余，右眼视物模糊 3 月余"就诊于华山医院神外科，CT 提示：鞍区占位。MRI 示：T_1 等信号，T_2 稍高信号（图 8-1），诊断为鞍上占位。并于 1992 年 5 月在全麻下行肿瘤切除术，术后病理示：生殖细胞瘤。术后外院行局部 8MV-X 放疗：DT=48Gy/20Fx（家属口述，具体放疗计划不详）。放疗后患者症状缓解，视力逐渐恢复。2016 年 9 月患者因"言语不利伴右侧肢体无力"就诊华山医院神经外科，MRI 示左侧岛叶、额叶占位（图 8-2）。于 2016 年 9 月 27 日全麻下行肿瘤穿刺术，术后病理示（图 8-3）：胶质母细胞瘤（WHO Ⅳ级），MIB-1（30%），IDH1（－），现为求进一步诊治来院。

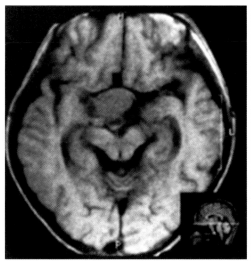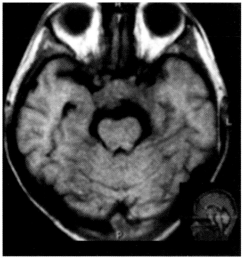

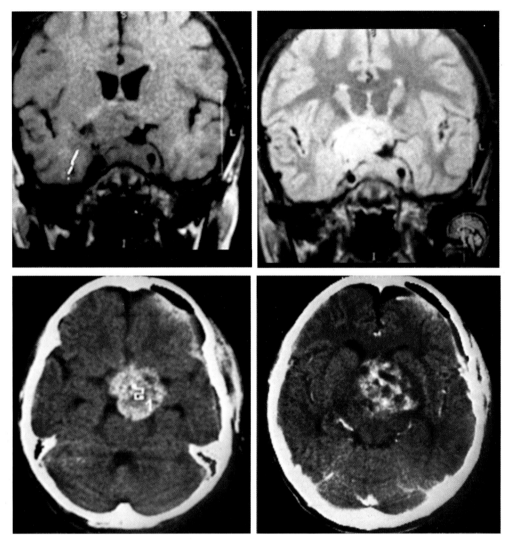

图 8-1　1992 年首次发病头颅 CT 和 MRI

CT 见鞍区密度增高影，增强后不均匀强化；MRI 示鞍区占位 T$_1$ 等信号，T$_2$ 稍高信号

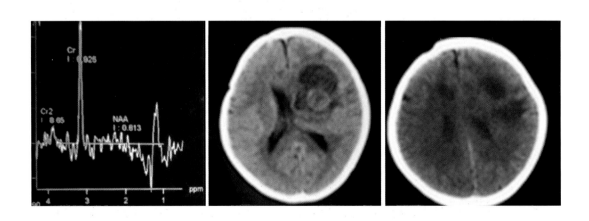

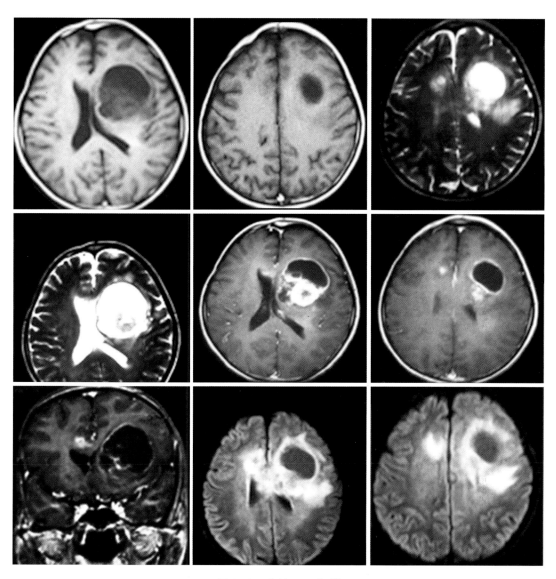

图8-2 术前MRI扫描

左岛叶、额叶占位，T_1低信号，T_2高信号，增强后部均匀强化 MRS：Cho/NAA=1.289，考虑肿瘤

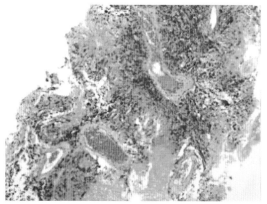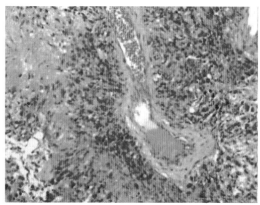

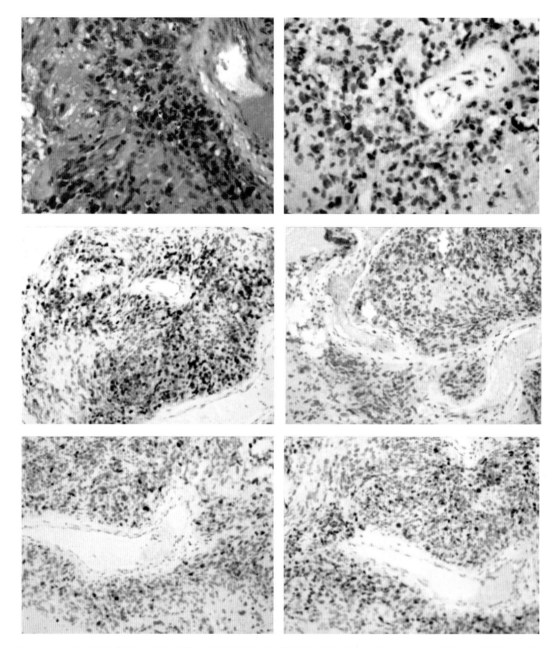

图 8-3　术后病理（N16-03113）：胶质母细胞瘤（WHO Ⅳ）IDH1（-）；免疫组化：GFAP（+），
Olig2（+），P53（+），ATRX（+），NeuN（-），H3K27M（-），EMA（-），ID1（-），MIB-1（30%）

二、诊治过程

　　入院后查头颅 MRI 及脊髓 MRI（图 8-4），制订放疗计划，排除肿瘤脑脊液播散，针对脑内肿瘤大野局部照射：6MV-X 线局部 40Gy/20Fx，放疗 17 次复查头 MRI 示病灶较前略缩小，予以缩野局部强化灶推量至 DT：60Gy/30Fx。家属拒绝替莫唑胺同步放化疗。放疗后复查头 MRI 示原右侧小病灶消失，左侧大病灶稳定（图 8-5，图 8-6）。

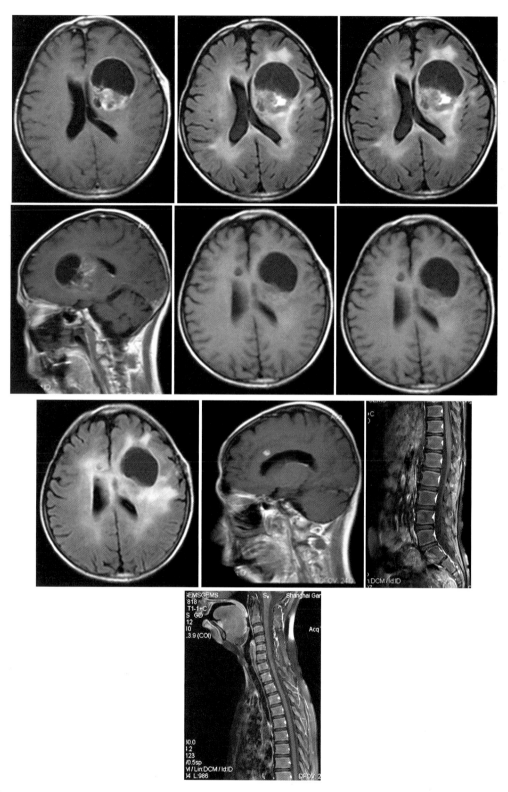

图 8-4　术后头及脊髓 MRI

头颅 MRI 示：对比穿刺前片，无明显进展，脊髓 MRI 未见异常

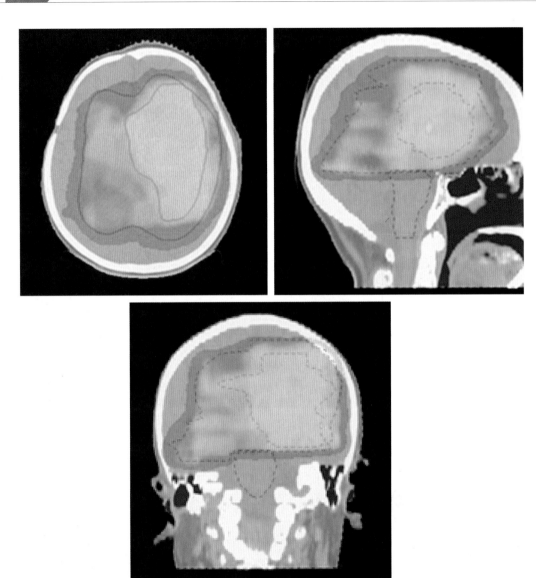

图 8-5 放疗计划示意图

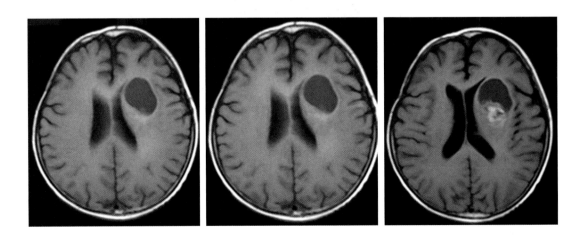

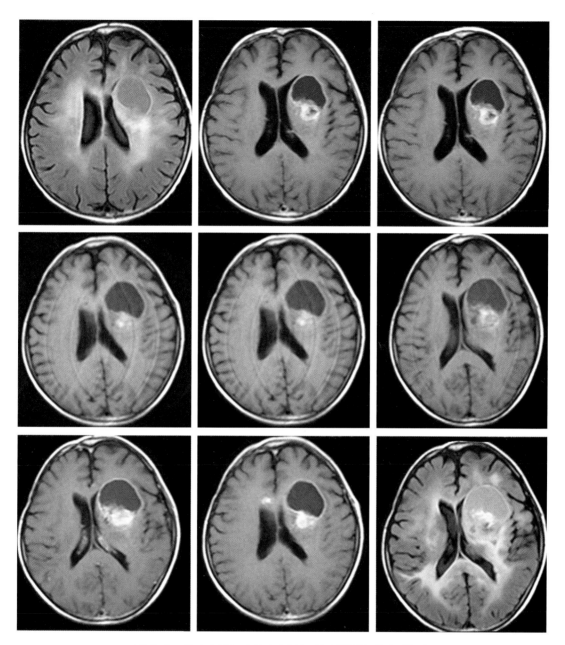

图 8-6 放疗中及放疗结束 MRI。放疗期间和放疗后复查

三、最终诊断

左额胶质母细胞瘤（颅内生殖细胞瘤术后，放疗后 14 年）。

四、讨论

患者于 14 年前曾因生殖细胞瘤接受过头颅高剂量的放射治疗，14 年后再次患脑肿瘤。为证实所患肿瘤是否与原肿瘤相关，通过穿刺活检获取病理。经病理科反复会诊和免疫组化明确诊断：脑胶质母细胞瘤［WHO Ⅳ，IDH1(–)］。问题是"GBM 是否与过去放射治疗有关？"。回答这一问题必须了解辐射致癌的诊断标准：①放疗史：肿瘤常发生在射野内或射野边缘；②潜伏期足够长：1986年联合国科学效应委员会报道平均肿瘤潜伏期20~30年，白血病至少2年，平均8年，实体瘤至少10年，肉瘤平均20年；③继发肿瘤病理类型不同于原发瘤，排除放疗后复发或转移；④在辐射敏感器官内发生。本例患者发生GBM部位正为首次发病时接受照射的部位，有足够长的潜伏期，非生殖细胞瘤，发生在脑内，基本符合放射诱发第二肿瘤的条件（图8-7）。

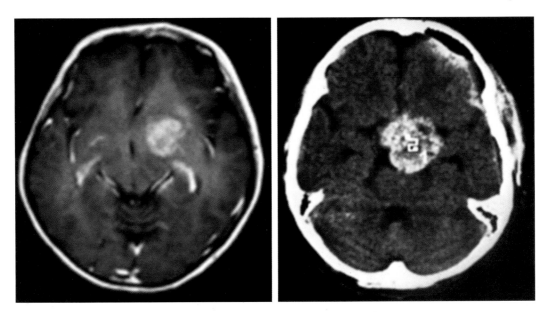

图 8-7　首次发病肿瘤位置与二次发病肿瘤位置的比较放疗结束 MRI

五、专家点评

本病例14年前患肿瘤进行了放射治疗，14年后在曾经受过高剂量照射的脑组织再次发生病变，组织病理证实为第二原发肿瘤，不排除辐射诱发第二肿瘤的可能。这个病例是给了我们很好的提示，肿瘤患者经过综合治疗特别是放疗后可获长期生存，但放疗后致癌成为长期生存患者的另一生存威胁。放疗技术需不断改进，实施适当治疗剂量和精准实施治疗，同时给患者高质量治疗的应尽可能避免辐射的副作用。

（作者：陈淑　党雪菲　审稿人：盛晓芳）

病例 9

急性淋巴细胞白血病继发高级别胶质瘤

一、病例介绍

患者，男性，32岁。

确诊急性淋巴细胞白血病13年，发作性癫痫2个月入院。

患者2003年确诊为急性淋巴细胞白血病，其后在六安市人民医院行化疗。至2006年，后规律复查血象、骨髓象，未见复发。2008年，因剧烈头痛、呕吐，在六安市中医院被诊断为白血病脑病，予全脑全脊髓放疗，共十次。期间，因放疗至双侧股骨头坏死，后至上海市第六人民医院金山分院行鞘注化疗（甲氨蝶呤＋地塞米松），期间症状好转明显，但未行影像学复查。2009年行骨穿提示ALL复发，原始淋巴细胞占65.2%，给予HD-MTX+CF解救方案。2016年6月12日在安徽省立医院行脐血移植，后予环孢素半年。其后每一年复查一次，患者恢复良好。患者于2016年8月31日无明显诱因下出现口角歪斜，言语模糊，四肢抽搐，口吐白沫，急送至当地医院就诊，予对症支持治疗，查头颅MRI提示左侧额前病变，进一步查MR增强提示病灶棉絮状强化（图9-1）。患者于2016年9月7日及2016年10月10日出现癫痫大发作，经使用地西泮后控制，后予苯巴比妥＋卡马西平，控制良好，未再发作。现规律服用丙戊酸钠400mg每日3次＋卡马西平200mg每日2次，2016年10月10日（图9-2）及2016年10月31日（图9-3）复查头MR提示左侧额颞叶多发占位性病变，T_1WI低信号，T_2WI高信号，增强后可见不均匀强化，两次病灶明显进展。患者我院就诊后完善相关评估，于2016年11月2日行穿刺活检术，术中病理提示胶质瘤可能大。术后病理回报：间变性胶质瘤；WHO分级：Ⅲ级或以上。

二、诊治建议

患者穿刺结果提示间变性胶质瘤，WHO Ⅲ级或者以上，结合患者相关影像学结果，倾向于WHO Ⅳ级，按高级别胶质瘤行标准，行替莫唑胺同步化放疗＋替莫唑胺后续化疗。

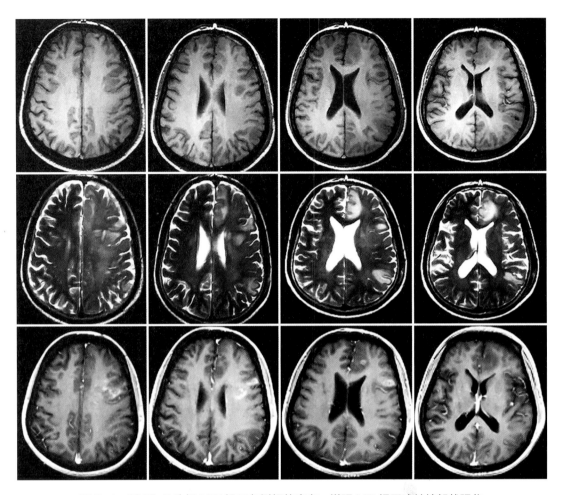

图 9-1 2016-8 头颅 MRI 提示左侧额前病变，增强 MR 提示病灶棉絮状强化

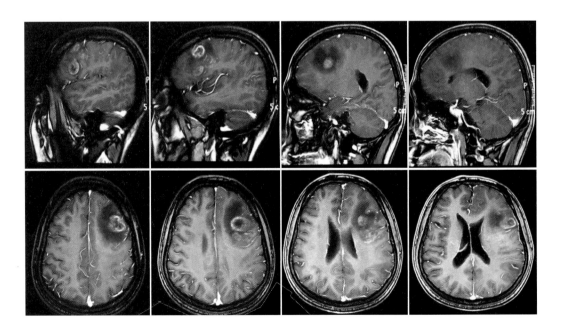

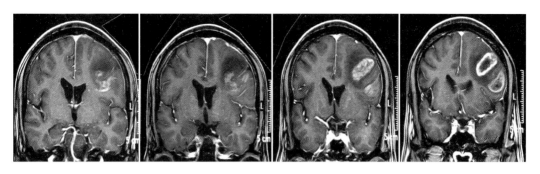

图 9-2　2016-10-10 复查头 MR 提示左侧额颞叶多发占位性病变，T_1WI 低信号，
T_2WI 高信号，增强后可见不均匀强化

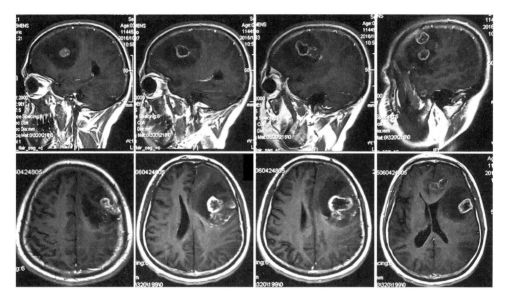

图 9-3　2016-10-31 头 MR 提示病灶较之前明显进展

三、治疗过程

患者本次神经外科就诊后行穿刺活检术，目前术后恢复中，拟出院后行后续治疗。

四、结局和预后评估

患者目前术后恢复中，拟出院行替莫唑胺同步化放疗＋替莫唑胺后续化疗，结局及预后长在随访中。

五、专家点评

本例患者既往有急性淋巴细胞白血病 13 年，本次起病症状为癫痫。成年人首发癫痫需要除外颅内占位性病变。由于不能单纯从病史以及影像学特征确立诊断，本病例采用导航下穿刺活检，最后明确病理诊断。没有诊断就没有治疗。正确的诊断带来正确的治疗策略，反之亦然。

（作者：阿卜杜米吉提·艾拜杜拉　审稿人：初曙光）

病 例 10

放疗敏感的胶质瘤 1 例

一、病例介绍

患者，女性，63 岁，"间断头痛、记忆力减退半个月余，嗜睡 1 周"入院。

患者 2016 年 6 月初无明显诱因出现间断发作性头痛，无恶心呕吐，无肢体活动障碍，无发热，同时记忆力减退，偶有答非所问。患者 2016 年 6 月 12 日症状加重就诊，外院头 MRI 检查发现颅内三脑室占位。2016 年 6 月 20 日转诊华山医院，复查头颅 MRI 示：颅内三脑室异常强化灶，考虑颅内占位（图 10-1）。收入院行腰穿脑脊液细胞学检查结果：未发现恶性细胞。此后给予对症治疗后症状未见好转，反应迟钝、头痛逐渐加重。2016 年 7 月 2 日出现嗜睡，至 2016 年 7 月 4 日昏迷，急诊入华山医院，给予脱水降颅压（未给予激素）对症处理。2016 年 7 月 6 日在全麻下行脑室镜下肿瘤活检术，术中冷冻病理示：小圆细胞恶性肿瘤。昏迷急转入放疗科。

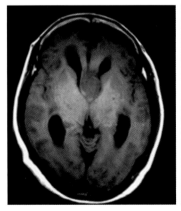 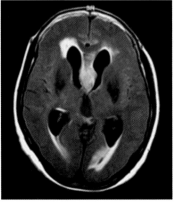 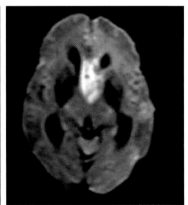

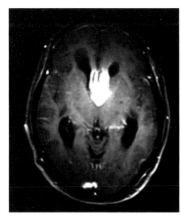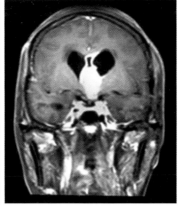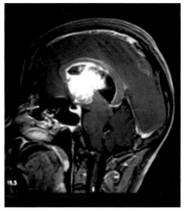

图 10-1　2016-6-20 华山医院首次 MRI 影像

MRI 示：第三脑室、透明隔可见 T_1 低、T_2 高异常信号影，增强后明显强化

二、诊疗过程

入院后查体：GCS 评分 4 分，昏迷状态，鼻饲管留置。生命体征平稳，双瞳等大同圆，ø3.0mm，光反应迟钝，角膜反射（+），病理反射（-）。入院后立即给予全脑放疗 2Gy，给予甘露醇脱水、激素治疗。照射一次后 24 小时，患者意识明显好转呼之能应，48 小时后神志转清，表情淡漠，不能讲话，四肢有自主活动；72 小时后患者神清，声音低微，可以坐起，开始自主进食流食，拔除胃管。2016 年 7 月 14 日完成 5 次全脑放疗，复查头颅 MRI 示颅内病灶未见明显进展（图 10-2），患者精神状态较前明显好转，继续全脑照射，6 次照射后患者可以下床独立行走。术后病理结果回报：间变性星形细胞瘤，IDH1（-）（WHO Ⅲ级）（图 10-3），分子病理：MGMT 启动子甲基化，IDH1/IDH2 未见基因突变，TERT 启动子未见突变，EGFR 未见扩增。华山医院 MDT 讨论后，一致认为"间变性星形细胞瘤，IDH1（-）"诊断明确，按照高级别胶质瘤标准方案继续治疗。随后调整治疗策略，改局部野放疗，并给予替莫唑胺［75mg/($m^2 \cdot d$)］同步放化疗。放射治疗剂量分布全脑剂量 11Gy（2Gy+1.8Gy×5）/6Fx，调整局部大野照射（T_2-FLAIR 上异常信号外扩 3mm）27Gy（1.8Gy×15）/15Fx，至此复查头颅 MRI 示病灶较前明显缩小（图 10-4），继续推量照射 DT：20Gy（2Gy×10Fx），残留强化病灶继续加量 6Gy（2Gy×3Fx），病灶照射最高剂量 DT：64Gy/34Fx。（图 10-5）放疗结束，复查头 MRI 示：病灶继续退缩（图 10-6）。患者精神状态及肢体活动如常人，放疗后 1 个月复查头颅 MRI 颅内病灶消失（图 10-7），继续口服替莫唑胺［150~200mg/（$m^2 \cdot d$），d1~d5］5/28 方案，巩固化疗及随访中。

三、术后病理

如图 10-3 所示。

四、临床诊断

第 3 脑室及透明隔间变性星形细胞瘤 IDH1（-）（WHO Ⅲ级）。

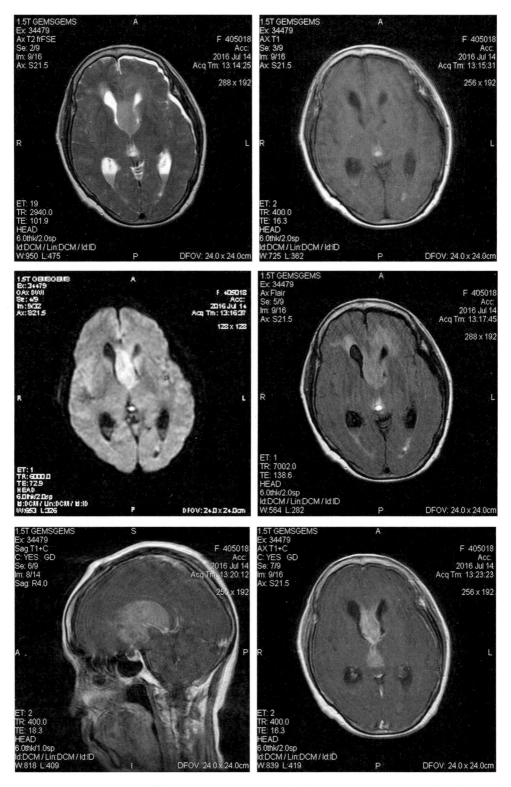

图 10-2　2016-7-14 放疗 5 次后复查头颅 MRI。颅内三脑室、透明隔可见异常强化灶，对比 2016-6-20 无显著改变

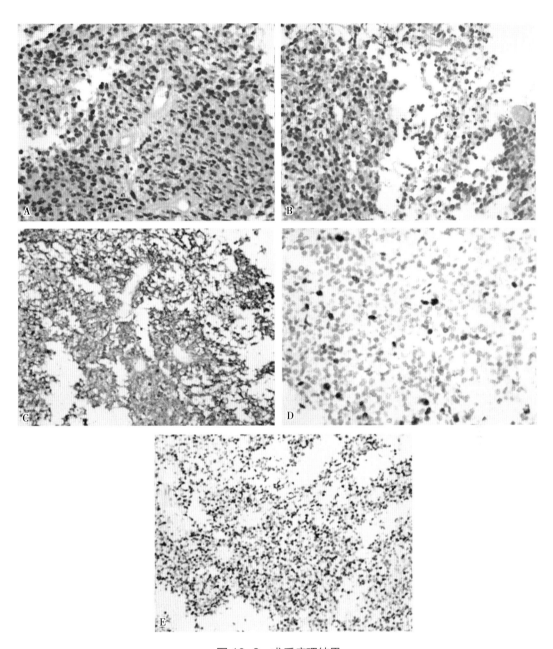

图 10-3 术后病理结果

A. 镜下可见瘤细胞弥漫分布，密度高；B. 瘤细胞核浆比例高，核分裂象易见；C.GFAP 肿瘤细胞胞质阳性表达；D.OLig 肿瘤细胞核阳性表达；E.Ki-67 表达指数为 10%

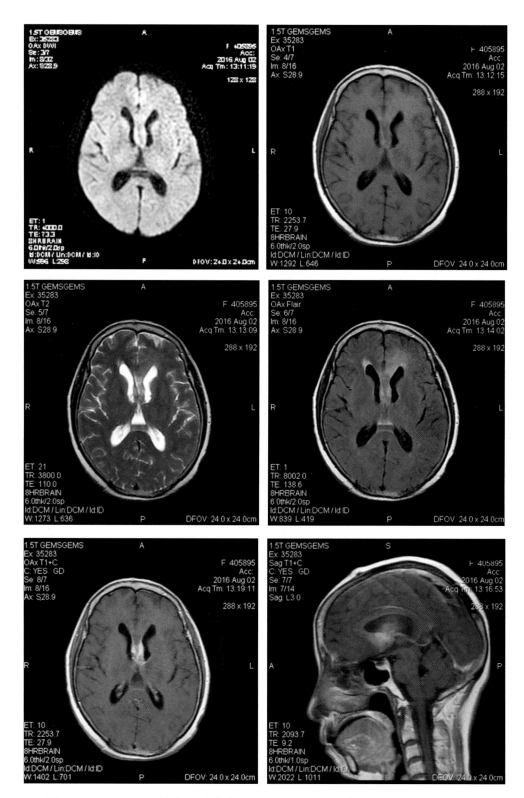

图 10-4　2016-8-2 放疗 20 次复查头颅 MRI。颅内三脑室、透明隔异常强化灶对比
2016-7-14 较前明显缩小

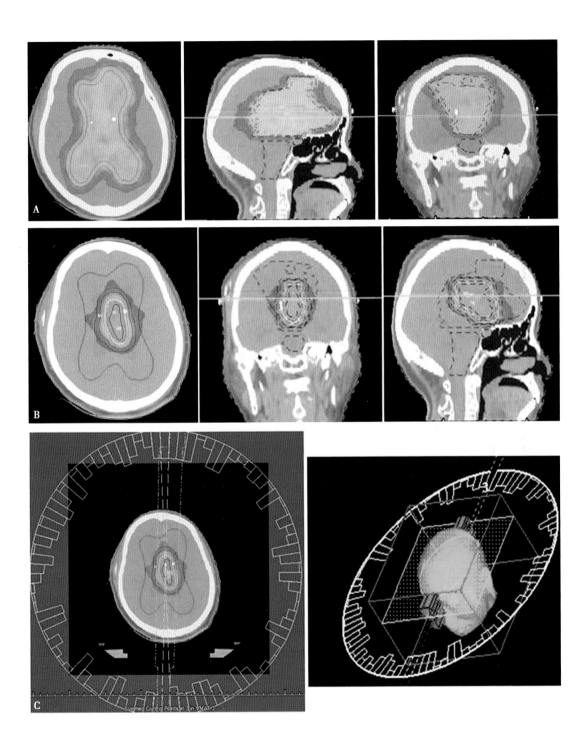

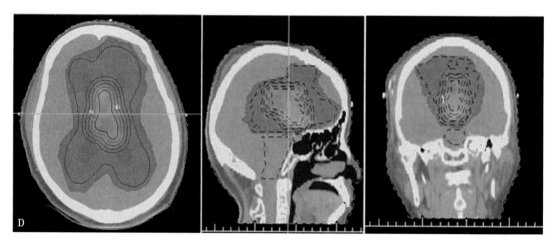

图 10-5 放疗靶区示意图

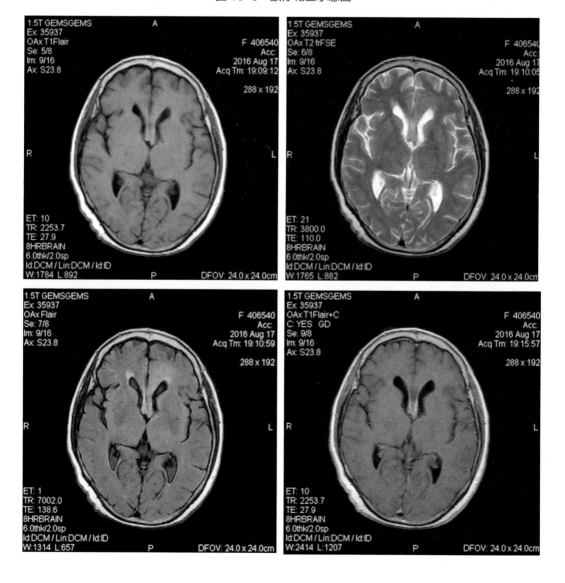

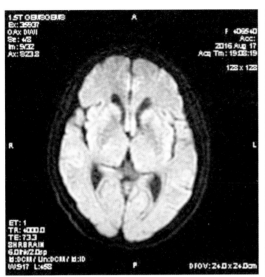
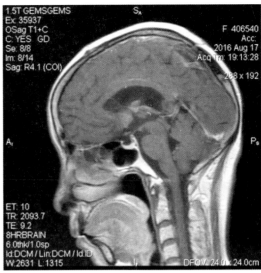

图 10-6　2016-8-17 放疗 29 次复查头颅 MRI。颅内三脑室、透明隔异常强化灶对比
2016-8-2 较前明显缩小

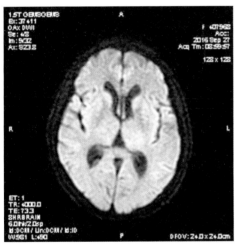
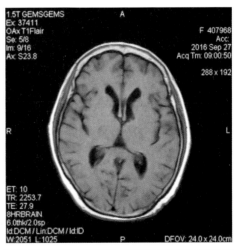
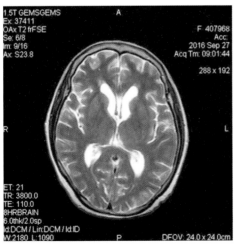
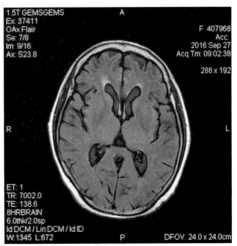

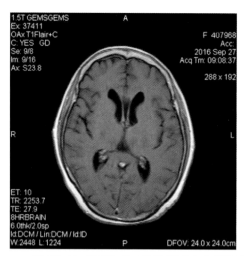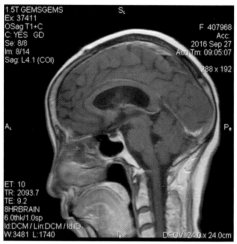

图 10-7 2016-9-27 放疗后 1 个月复查头颅 MRI。颅内透明隔可见少许强化灶，
对比 2016-8-17 较前缩小

五、诊疗建议

每 3 个月随访 1 次，并继续长周期替莫唑胺［200mg/（m² · d），d1~d 5，28 天一个周期］
治疗。

六、讨论

本病例是一例急性起病、迅速进展、进行性意识障碍加重、短期内昏迷的恶性胶质瘤
病例。患者病情危重，临床医生诊疗决策果断，为挽救生命，在昏迷状态下行脑室镜下病
理活检明确诊断。冷冻病理示小圆细胞恶性肿瘤，高度怀疑淋巴瘤。故治疗上放疗科果断
放疗，于穿刺次日昏迷状态下行方野全脑放疗，并给予激素、甘露醇脱水等对症治疗。放
疗后患者症状明显好转，2 次放疗后患者神智转清，6 次放疗后患者可以下床独立行走。
最终病理回报示间变性星形细胞瘤，及时调整治疗计划，改为局部放疗联合替莫唑胺治疗，
治疗后复查肿物明显缩小。本病例经 MDT 多学科讨论后，完善治疗，由于诊疗果断，成
功地挽救了其生命，是 MDT 诊疗模式一个很好的案例。

七、专家点评

此患者起病急、进展快和活检冷冻报告均提示倾向：原发脑淋巴瘤可能。因此在紧
急状况下给予抢救性放射治疗，治疗后患者反应极其敏感，快速好转。病理和分子检测
结果回报与原临床推断差异巨大，与病理科仔细沟通会诊后确认诊断：间变性星形细胞
瘤 WHO Ⅲ 级、MGMT 启动子甲基化、IDH1/IDH2 未见基因突变、TERT 启动子未见突变，
EGFR 未见扩增。根据病理及时调整治疗，按照 Stupp 方案给予标准治疗。治疗后的结果
较理想，肿瘤完全消退，高级别胶质瘤放化疗如此敏感相对较少。但临床上会发现患者对
放疗和化疗的敏感性和有效性差异明显，造成这种差异的内在因素目前尚不知。此例患者
的治疗结果提示有必要去寻找治疗敏感的因素，提高治疗的精准度。

（作者：陈淑 党雪菲 审稿人：盛晓芳）

病 例 11

大脑胶质瘤病

一、病例介绍

患者，男性，19 岁。2014 年 7 月 9 日因"视物不全伴口齿不清一月余"于浙江某医院就诊。查体：神志清楚，口齿欠清，对答切题。定向力、计算力正常。视野粗测示左侧同向性偏盲。其余（－）（注：6 月份前患者参加高考体校体能考试全部过关，偶有阵发性的黑蒙，7 月 8 日打篮球与四公里长跑均能完成）。在当地医院看眼科就诊，逐渐出现视力下降伴视野缺损，未查出眼部病灶。进一步就诊神经科查头颅 MRI（2014-7-9），提示：右侧颞叶以及左侧枕叶异常信号影，增强后无强化，周围水肿不明显，考虑炎性病变可能（图 11-1）。

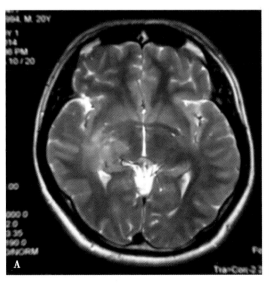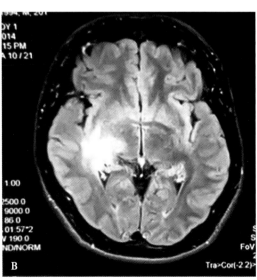

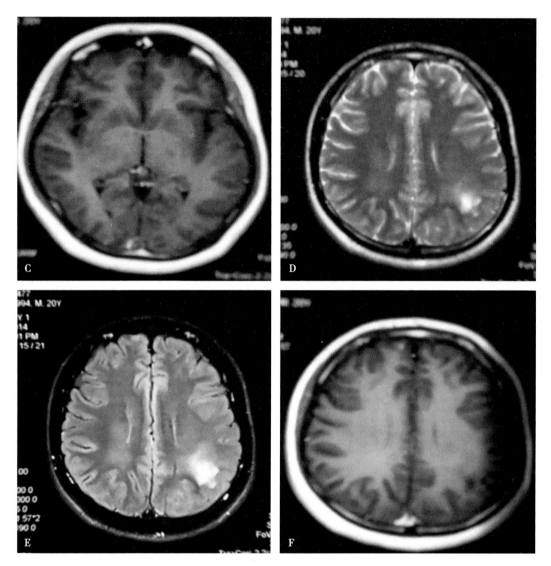

图 11-1 头颅 MRI（2014-7-9）：右侧颞叶以及左侧枕叶异常信号影，
增强后无强化，周围水肿不明显

曾转至当地医院的神经外科就诊，考虑"低级别胶质瘤"可能。请上海某医院影像会诊，会诊意见提示：脱髓鞘病变，炎症可能。建议予抗炎 + 激素冲击治疗，在当地医院予甲泼尼龙针 80mg 每日 2 次治疗，用药 1 周后，疗效不明显，调整为甲泼尼龙 500mg 静滴 gd 冲击治疗 4 天，但疗效仍欠佳。病情无明显改善，且口齿含糊较前明显，左下肢逐渐出现无力，自觉咽喉部压迫感，伴吞咽困难。复查头颅 MRI 示（2014-8-1）：①右颞叶、右侧基底节区、中脑右侧、右侧脑室旁、左侧顶叶多发异常信号灶，较前片（2014-7-9）有进展，提示脱髓鞘病变，请结合临床。②脑血管 MRA 未见异常征象（图 11-2）。

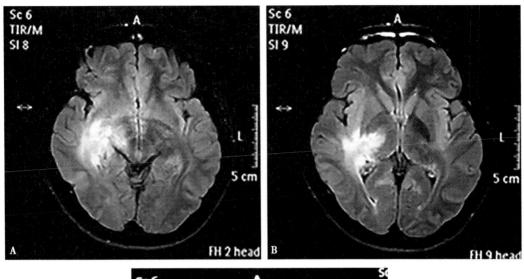

图 11-2　头颅 MRI（2014-8-1）：右颞叶、右侧基底节区、中脑右侧、右侧脑室旁、
左侧顶叶多发异常信号灶，较前片（2014-7-9）有进展

　　随后症状进行性加重，双眼视力下降伴言语不利，左侧肢体乏力伴感觉减退，吞咽困难伴口角流涎等症状加重。2014 年 8 月 15 日就诊华山医院，收入华山医院东院神外就诊。

　　查体：神志清楚，言语不利。GCS14'。双眼左侧同向性偏盲，伸舌右偏。四肢肌力3~4 级。左侧肢体感觉减退，共济不佳，行走不稳。

　　入院后：

　　MRI 诊断：右侧颞叶、右侧基底节及左侧顶叶多发异常信号，感染性病变首先考虑。

　　MRS 诊断：右侧颞叶及左枕叶病变 NAA 峰明显降低，而 CHO 峰明显升高；考虑肿瘤病变不除外（图 11-3）。

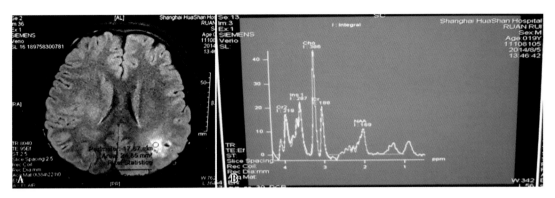

图 11-3　MRS：右侧颞叶及左枕叶病变 NAA 峰明显降低，CHO 峰明显升高；
考虑肿瘤病变不除外

入院前全身 PET-CT（18F-FDG）检查如下（图 11-4 A、B）：右侧脑室枕角旁密度欠均匀，左侧额顶叶皮质下不规则稍低密度影、右颞枕叶皮质、左额叶皮质伴 FDG 代谢减低，结合病史，考虑颅内原发病变，低代谢肿瘤性病变不能除外；体部 PET 显像未见 FDG 代谢异常增高灶。

入我院前外院血液检查：正常（血生化，血尿常规，肿瘤指标，凝血功能，糖化血红蛋白，血沉，抗核抗体及 ACNA，甲状腺功能，肝炎病毒，梅毒）。

入我院前外院脑脊液检查：正常（常规生化，免疫球蛋白，隐球菌，抗酸杆菌及培养均未见异常。）

神经内科会诊后考虑脱髓鞘可能，给以脱髓鞘治疗，效果仍欠佳。

神经外科建议穿刺活检以明确病理。家属拒绝手术后自动出院（2014-8-28）。

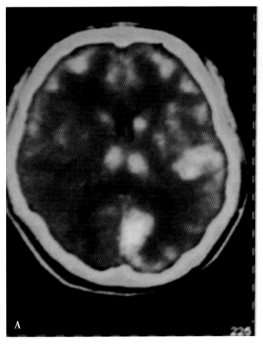
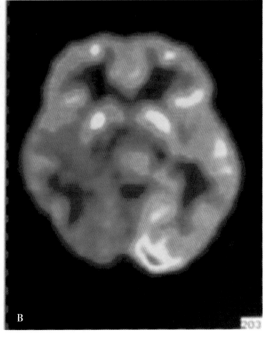

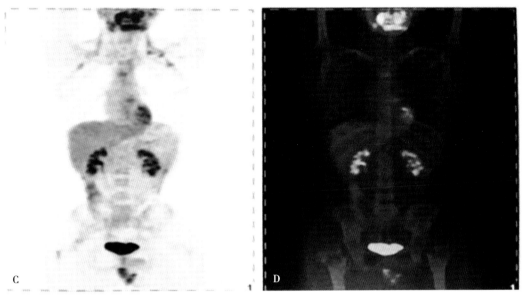

图 11-4　PET-CT：颅内多发病灶 FDG 代谢减低，结合病史，考虑颅内原发病变，低代谢肿瘤性病变不能除外

　　由于病情加重于 2014 年 8 月 28 日再次住进本医院神经外科，并于 2014 年 9 月 3 日在全麻下行左侧病灶穿刺活检术。

　　病理诊断:（左顶）间变性星形细胞瘤（WHO Ⅲ级）(图 11-5)：EGFR（－）、GFAP（+）、IDH（－）、MGMT（+/－）、MIB（10%）、NeuN（－）、Olig2（－/+）、P53（+）。

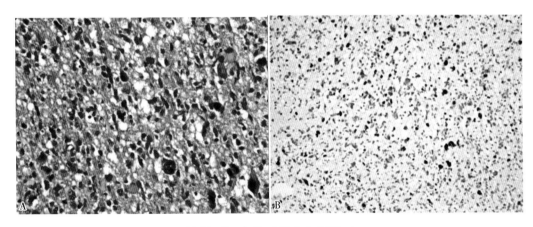

图 11-5　病理：HE 染色 MIB-1

　　2014 年 9 月 11 日于我院入院放疗。入院时 MRI 如图 11-6 所示。

　　查体：神志欠清，不能对答，躁动不安。双侧瞳孔不等大，对光反射左侧（－），右侧（+/－）。GCS 14'。平车推入病房，留置鼻胃管。

　　患者各项体格检查不配合。

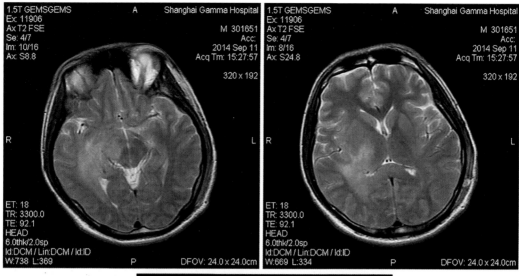

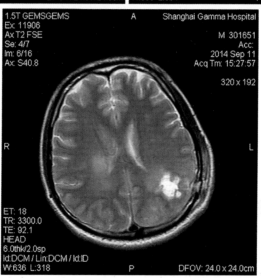

图 11-6　头颅 MRI（2014-9-11）：右颞叶、右侧基底节区、中脑右侧、右侧脑室旁、
左侧顶叶多发异常信号灶，穿刺位置如图

肌力：左侧肌力未见活动，右侧肌力Ⅳ～Ⅴ级，不自主运动。

Babinski 征：左（＋），右（－）。

二、讨论目的

1. 探讨诊断。

2. 寻找最佳治疗方案。

3. 预测预后。

三、诊治建议

1. 诊断明确，目前诊断：颅内多发性胶质瘤。病理诊断：（左顶）间变性星形细胞瘤（WHO Ⅲ级）。影像学检查符合大脑胶质瘤病诊断，排除炎症。

2. 患者目前存在右侧肢体不自主运动，考虑为精神症状可能，建议请精神科会诊。

3. 建议按照恶性胶质瘤诊疗指南，行同步放化疗。

4. 进一步做分子病理检查，明确诊断。

5. 颅内其他病灶不排除异质性。

四、治疗过程

根据 MDT 多学科讨论结果，执行诊疗建议：

1. 请精神科会诊，建议予奥氮平抗躁动和镇静治疗。

2. 在 CT 和 MRI 下定位，并进行多模态图像融合，指导靶区勾画，考虑病变范围广、边界不清，首先给以全脑放疗，选择 6MV-X，照射剂量 DT：30Gy/15Fx（图 11-7）。

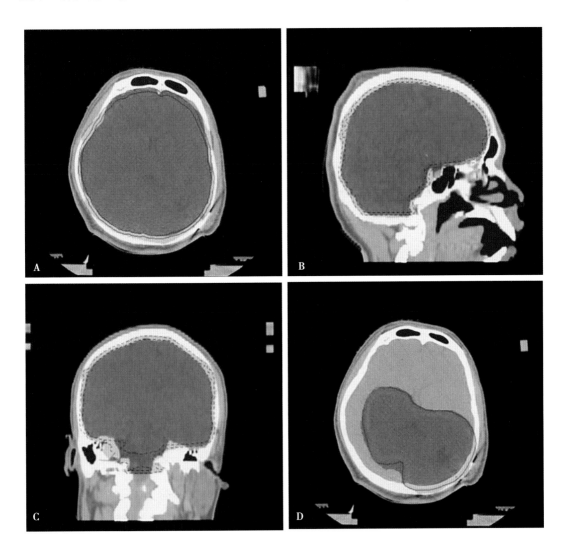

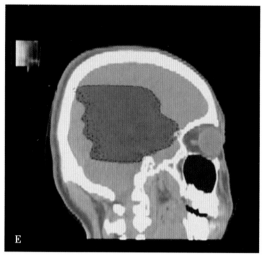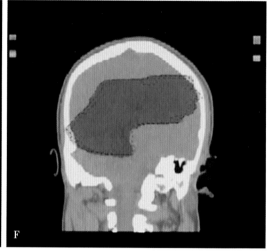

图 11-7　放疗示意图：全脑放疗及局部放疗示意图

3. 剂量完成后复查 MRI，根据病灶变化，缩病变区域小照射野加量至病灶总剂量 DT：54Gy/27Fx，放疗期间予替莫唑胺 100mg 鼻饲，进行同步放化疗。

4. 予奥氮平口服抗烦躁，同时对症和抗癫痫治疗。

5. 加强护理，每日翻身，密切观察患者生命体征变化。

五、鉴别诊断

1. 肿瘤性病变：大脑胶质瘤病

大脑胶质瘤病的特点是：病程长、病情反复并进行性加重，无明显的局限性脑损害表现，体征相对较轻。影像检查显示病变范围广，侵犯两个脑叶以上，临床表现与病变范围不一致，多侵犯白质累及多个脑结构，但占位效应不明显。活检病理以低级别星形细胞瘤多见。

此患者的病情特征类似此病，但病程短，有进行性加重，活检后病理证实是：间变性星形细胞瘤（WHO Ⅲ级）。因此，此患者排除了脑胶质瘤病的诊断。

2. 非肿瘤性病变

（1）神经脱髓鞘病变：神经脱髓鞘病变是一类病因不相同、临床表现各异、但有类同特征的获得性疾患，多青壮年发病，以急性发作或亚急性损害神经中枢的疾病。早期的治疗多以激素及营养疗法治疗，其特征的病理变化是神经纤维的髓鞘脱失而神经细胞相对保持完整。

此患者是年轻人，发病期短，MRI 表现以双侧脑白质内非典型的异常信号，占位效应不明显，增强后无强化。因此病程早起诊断为：神经脱髓鞘病变，并给以大剂量激素冲击治疗，但疗效不明显。而且症状逐渐加重。血液检查：血生化，血尿常规，肿瘤指标，凝血功能，糖化血红蛋白，血沉等均正常。血液抗核抗体及 ACNA，甲状腺功能，肝炎病毒，梅毒均（－）。抗炎和激素治疗一月后的 MRS 提示：肿瘤可能性大。排除脱髓鞘病变。

（2）中枢寄生虫感染：此患者有颅内多发病灶，无寄生虫病史和接触史，也没有典型的脑寄生虫影像学特征，但为排除不典型的寄生虫感染，于 2014 年 8 月 27 日进行了寄生虫抗体的相关检查，结果为（－）。脑脊液常规生化，免疫球蛋白，隐球菌，抗酸杆菌及培养均未见异常。排除了中枢寄生虫感染的可能。

六、治疗原则与基于分子生物学标记物的个体化诊疗策略

华山医院神经病理室分子病理诊断报告书（2014-10）：

1. MGMT 启动子未甲基化，甲基化比率 <10%。

2. IDH1 基因 R132 位点，IDH2 基因 R172 位点未见突变。

3. EGFR 未扩增。

4. TERT 启动子区 C228 位点，C250 位点未见突变。

根据分子病理诊断报告书 IDH1 野生型和 MGMT 启动子未甲基化，均属不良预后因素，可以判断此患者预后很差。

七、结局和预后评估

根据分子病理学报告：MGMT 启动子未甲基化，甲基化比率 <10%；提示化疗不敏感。IDH1 基因 R132 位点，IDH2 基因 R172 位点未见突变，提示预后较差。患者发病年龄较年轻，不排除短时间内向更高级别胶质瘤转化。

八、讨论

1. **脑胶质瘤病（gliomatosis cerebri，GC）定义** 一种弥漫性生长的胶质肿瘤，病变范围广、侵犯两个以上的独立脑叶，多为双侧病变，可以侵及幕下甚至脊髓。局部病灶的活检组织病理学诊断以星形细胞瘤多见，涵盖 WHO Ⅱ、Ⅲ 和 Ⅳ 级。大多数肿瘤的总体生物学行为相当于 WHO Ⅲ 级。

2. **GC 的组织学特征** 可以分为原发性 GC 和继发性 GC。原发性 GC 起病时病变范围已涉及三个以上脑叶；继发性 GC 往往从一个脑叶胶质瘤起病，随着时间推移逐步侵及全脑。原发性 GC 还可分为 Ⅰ 型和 Ⅱ 型，Ⅰ 型没有明确的占位病灶；Ⅱ 型可从 Ⅰ 型转化而来，存在一个明显占位性病灶。Ⅰ 型 GC 往往表现为低级别胶质瘤的组织学特征，而 Ⅱ 型 GC 可以在占位性病灶区域表现为高级别胶质瘤的组织学特征。GC 还需要与另外两种胶质瘤病相鉴别，即软脑膜胶质瘤病（leptomeningeal gliomatosis，LG）和腹膜神经胶质瘤病（gliomatosis peritonei，GP）。LG 是一种沿蛛网膜下隙弥漫性播散的胶质瘤，同样分为原发性和继发性，后者往往是指脑胶质瘤细胞沿蛛网膜下隙播散，参见本 MDT 病例荟萃——"沿蛛网膜下隙播散的间变性星形细胞瘤"。GP 是指腹腔内弥漫播散的粟粒状成熟胶质组织，常伴发于卵巢畸胎瘤。

3. **流行病学** 从新生儿到老年均可发病，中年多见，男性起病年龄早于女性。

4. **GC 的临床表现** GC 的临床表现与病变涉及部位有关。尸检显示，GC 病变涉及大脑半球（76%）、中脑（52%）、脑桥（52%）、丘脑（43%）、基底节（34%）、小脑（29%）、延髓（13%）、下丘脑（9%）、视交叉（9%）、脊髓（9%）。大脑半球多涉及白质半卵圆，灰质涉及较少（19%），少数可以伴有软脑膜下播散（17%）。GC 的临床病程长短不一，病情反复并进行性加重，症状可以表现为痴呆、头痛、癫痫、疲劳等。可以无明显的局限性

脑损害表现，体征可以相对较轻，也可以表现颅高压体征、锥体束体征、小脑体征、脑干体征、脑神经体征以及视力障碍等。临床表现亦可与病变范围不一致。

5. GC 的影像学特征　MRI 的 T_2W 和 FLAIR 影像是现实病变涉及部位最好的手段，但往往对于病变的定性诊断仍有困难。MRS 可以检测病变组织的化合物成分，例如 Cho/NAA、Cho/Cr、NAA/Cr、Lac、Lip 以及 2HG 等。PET 也用于检测病变组织的代谢活性，但本例采用 18-FDG 作为示踪剂的效果并不理想，主要是病变的血 – 脑脊液屏障完整性没有严重破坏，FDG 无法通透。此时采用氨基酸类示踪剂比较合适，例如 MET 和 FET 等。

6. GC 的诊断　早年主要通过尸检才能明确 GC 的诊断。现在 MRI 影像学检查结合局部病灶的活检是目前确立 GC 诊断的主要手段。此患者的病情演变符合 GC 特征，但病程较短，进行性加重。左侧顶叶病变区活检后病理证实是：间变性星形细胞瘤（WHO Ⅲ级）。因此，此患者确立了 GC 的诊断。

本例一而再诊断为"脱髓鞘病变"，经激素治疗后，病灶在扩大，仍不考虑其他诊断，甚至 MRS 提示"肿瘤不除外"，PET-CT 提示低级别胶质瘤时，仍脱髓鞘治疗，应引起临床医生重视。虽然在鉴别肿瘤和脱髓鞘某一种神经影像学检查不是绝对可靠，但几种加在一起，可靠性提高。外科手术活检也有助于明确组织与分子病理诊断。

九、专家点评

肿瘤分类的调整，在 2007 年 WHO 中枢神经系统肿瘤中，弥漫胶质瘤按照组织病理学特征可以分为：星形细胞瘤、少突胶质细胞瘤及少突 – 星形细胞瘤三大类，而在 2016 年 WHO 分类中，将这部分肿瘤统一为星形细胞瘤及少突胶质细胞瘤，并且基于 IDH 基因突变、1p19q 染色体缺失，将其进一步详细分类，并且撤销了"大脑胶质瘤病"这一诊断，增加了"上皮样胶质母细胞瘤"、及"弥漫中线胶质瘤 -H3 K27M 突变"诊断。与此同时，多形性黄色星形细胞瘤，按照新的分类为：多形性黄色星形细胞瘤（WHO Ⅱ级）及，间变性多形性黄色星形细胞瘤（WHO Ⅲ级）。室管膜瘤诊断去除了"细胞型室管膜瘤"这一诊断，增加了新的"室管膜瘤，RELA 基因融合阳性"诊断。因此，基于分子标记物和组织病理相结合的新整合诊断使得胶质瘤的诊断、预后以及治疗预测更为精准。

（作者：陈淑　审稿人：盛晓芳）

分子病理指导间变性少突胶质瘤
个体化治疗 1 例

一、病例介绍

患者，女性，31 岁，右利手，英语教师。

主诉：突发癫痫 1 次，伴偶发言语不利。

现病史：患者入院前 1 个月无明显诱因下在家突然摔倒，继而出现呼之不应，四肢抽搐，牙关紧闭，口吐白沫，双眼向右上方斜视，未出现大小便失禁。上述症状持续约 2~3 分钟后缓解，询问之前的感受，患者无法会意。急诊送往当地医院。头颅 CT 显示：左额低密度病灶，内含散在高密度钙化灶，周边少许水肿。头颅 MRI 平扫 + 增强显示：左侧额叶占位性病变，T_1 低信号，T_2 等信号，T_2 FLAIR 高信号，增强后部分散在强化。头颅 MRS 显示病灶处 Cho/NAA>2.0，部分 >20（图 12-1）。为进一步诊治，来我院门诊，拟"左额胶质瘤"收住院。追问病史，患者在癫痫发作之前无幻嗅、幻视和胃肠道不适。既往史：无殊。个人史：无吸烟和酗酒史。

入院时体格检查：内科查体无殊。神经系统查体：神清，语速变快时会出现言语不利，记忆力正常，计算力正常，时间、地点定向力正常，脑神经阴性，颈软，四肢肌力、肌张力正常，腱反射 +，双下肢病理征未引出。双侧针痛觉对称正常，共济运动可。

入院后完善相关化验检，包括血常规、肝肾功能电解质、凝血功能、肝炎三对半、HIV、RPR、TPPA 都正常，心电图、胸片均提示正常。

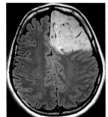
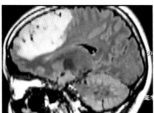
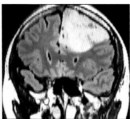
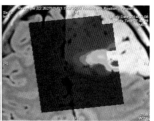

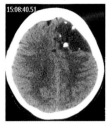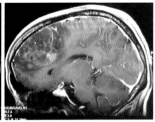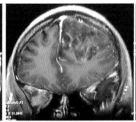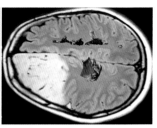

图 12-1　术前 CT 显示左额病变，呈低密度影，内不可见高密度散在钙化灶；MRI 显示左额占位，T_2 FLAIR 呈高信号，T_1 增强后部分散在强化，MRS 提示 Cho/NAA 比值大于 2.0，局部大于 20，DTI 和语言 BOLD 显示肿瘤后界位于功能区前方

二、诊疗经过

患者，女性，31 岁，突然起病，癫痫发作 1 次，偶发言语不流利。神经系统查体：神清，记忆力、计算力、时间、地点定向力均正常，语速较快时出现言语不利，脑神经阴性，颈软，四肢肌力正常，腱反射+，双下肢病理征未引出。头颅 CT 提示左侧额叶大片低密度灶，内有散在高密度钙化灶。头颅 MRI 和 MRS 辅助诊断，考虑左额胶质瘤可能。由于头颅 CT 可见病灶内存在钙化灶，考虑少突胶质细胞系方向可能性大。入院后完善各项相关术前检查，无手术禁忌证。术前行手术导航（结构像：T_1、T_2、T_2 FLAIR、T_1+C；功能像：语言 BOLD、DTI、Resting-state MRI）。术前计划：开颅肿瘤切除术 + 神经导航 + 唤醒麻醉 + 电生理监测。在术前宣教过程中，患者因为个人原因，不愿意接受清醒麻醉手术，所以术前计划更改为神经导航下左额病灶切除术。由于术前定位语言区在肿瘤边界后方 1cm，术中严格按照神经导航切除肿瘤至后界，达到影像学上肿瘤全切。术后患者语言功能同前，未出现其他神经功能障碍。病理诊断为：间变性星形细胞胶质瘤，WHO Ⅲ 级，HE 显示切片中有部分少突胶质细胞成分（图 12-2）。分子病理结果为：MGMT 启动子甲基化，IDH1 基因突变，TERTp 基因突变，ATRX 突变，EGFR 未扩增，1p19q 共缺失。故依据 2016 版 WHO 中枢神经系统肿瘤诊断标准，整合病理诊断为"间变性少突胶质瘤，IDH 突变，1p19q 共缺失，WHO Ⅲ 级"。由于患者是英语教师，青年，自身对术后的职业功能和生活质量要求较高，结合分子病理结果，认为该患者整体预后较好，对于化疗敏感性强，而脑部放疗远期会造成神经认知功能损伤，故制定术后采用单独替莫唑胺化疗，采用 21/28 剂量密度方案，共计 6 个疗程。术后定期随访，最近一次随访为术后 3 年，无任何肿瘤复发迹象（图 12-3）。同时神经内科认知功能评估提示正常，建议患者继续随访。

三、讨论

目前，国内大多数地区脑胶质瘤的病理诊断依然参考 WHO 2007 版标准，对于弥漫性星形细胞瘤而言，平均总体生存时间为少突胶质瘤（WHO Ⅱ 级）7~10 年，星形细胞瘤（WHO Ⅱ 级）5~7 年，间变性星形细胞瘤（WHO Ⅲ 级）3 年，间变性少突胶质瘤（WHO Ⅲ 级）3~5 年，胶质母细胞瘤（WHO Ⅳ 级）15 个月。近年来，随着对脑胶质瘤遗传背景研究的不断全面和深入，对于胶质瘤发生和发展至关重要的基因事件越来越清楚，关于

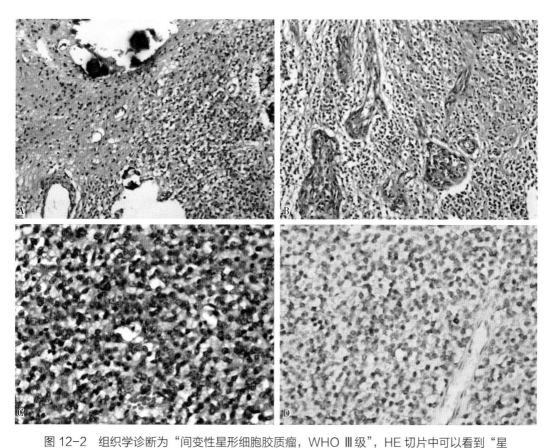

图 12-2　组织学诊断为"间变性星形细胞胶质瘤，WHO Ⅲ级"，HE 切片中可以看到"星
形细胞瘤成分"和"少突胶质细胞瘤成分"，但"少突胶质细胞瘤成分"小于 10%

A. 放大 200 倍，瘤细胞弥漫分布，部分胞质有突起，部分呈蜂窝状排列；B. 放大 200 倍，瘤细胞
弥漫分布，部分血管内皮增生；C. 放大 400 倍，瘤细胞核周空晕，核有异型；D. 放大 400 倍，IDH1
免疫组化，瘤细胞呈胞质阳性

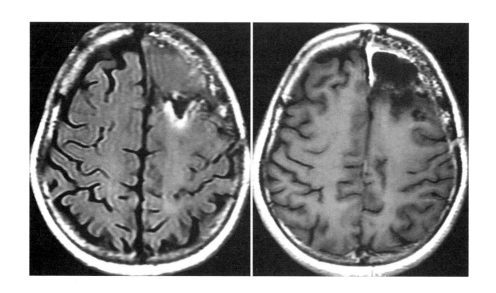

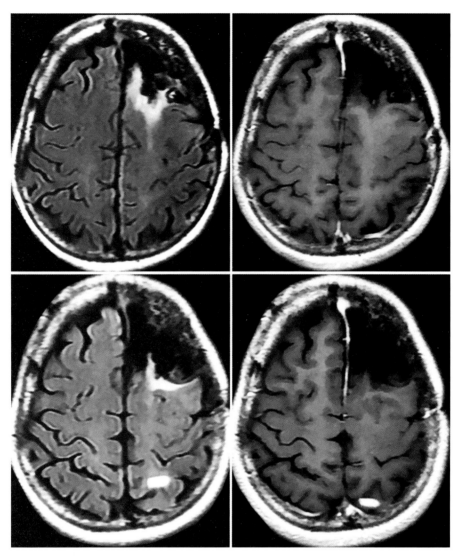

图 12-3　术后给予替莫唑胺辅助化疗（21/28 方案），术后 3 个月（上）、术后半年（中）和
术后 3 年（下）复查头颅 MRI 提示肿瘤切除彻底，未见复发迹象

胶质瘤的分子诊断也引入了 2016 版 WHO 脑肿瘤诊断标准，其中 IDH1/2、TERT、ATRX、1p19q 对于胶质瘤的精准诊断很有帮助。星形细胞瘤通常表现为 ATRX 突变、IDH1/2 突变、TERTp 野生型。少突胶质瘤多表现为 ATRX 野生型、IDH1/2 突变、TERTp 突变，其中 1p19q 共缺失占 50%~70%，这部分被认为是经典少突胶质细胞瘤。另外胶质母细胞瘤的分子表型多见 IDH1/2 野生型、TERTp 突变。而在预后判断方面，分子诊断更是有着常规组织学诊断不可比拟的优势，多项大规模临床研究发现，利用 IDH1/2、TERT、1p19q、TP53、EGFR 等指标能够有效地将较低级别胶质瘤（WHO Ⅱ级和Ⅲ级胶质瘤）分为多个预后完全不同的分子亚型。对照传统组织学分型，分子分型对预后判断的准确性更高。比如，TCGA 利用 IDH1/2、1p19q、TERT 三个基因将较低级别胶质瘤分为 5 种亚型，分别是 IDH 突变 /1p19q 共缺失 /TERT 突变（三阳性）、IDH 突变 /TERT 突变、IDH 突变、IDH

野生型 /TERT 野生型（三阴性）、IDH 野生型 /TERT 突变，其中以"三阳性"预后最优，IDH 野生型 /TERT 突变型预后最差。复旦大学附属华山医院神经外科则根据自己的研究结果，利用 IDH1/2、TERT、1p19q、EGFR 四个基因将较低级别胶质瘤依次按预后好坏分为 IDH 突变 –OT 型、IDH 突变型、IDH 野生型、IDH 野生型 –ET 型，这一分型被证实能够补充 WHO 分级。回顾本病例，组织学诊断为间变性星形细胞瘤（WHO Ⅲ级），但分子诊断 1p19q 共缺失。按 2016 版 WHO 中枢神经系统肿瘤诊断标准，当出现分子诊断和组织学诊断矛盾时，更倾向于采纳分子诊断，故本病例最后的整合病理诊断为"间变性少突胶质瘤，IDH 突变，1p19q 共缺失，WHO Ⅲ级"。

　　反过来说，是否认为这一例病理的组织学诊断就是错误的呢？其实不然。因为在既往间变性星形细胞瘤的诊断病例中，染色体 1p19q 共缺失的现象也可以存在，仅是所占比例很低，多项大规模病例研究显示在 4%~5% 之间，这一分子亚型的预后被认为是最好的。而 2016 版本则更彻底地认为这一亚群就是少突胶质细胞瘤。除了 1p19q 共缺失之外，其实另外一个非常重要的指标就是 IDH1/2。特别在弥漫性星形细胞瘤中，IDH1/2 对于预后判断的价值非常高。以往我们认为 WHO Ⅱ级的星形细胞胶质瘤预后一定好于 WHO Ⅲ级的间变性星形细胞胶质瘤，而 Ⅲ级肿瘤则要好于 WHO Ⅳ级的胶质母细胞瘤，现在这一观点以后可能要改变。首先，如果比较间变性星形细胞胶质瘤和胶质母细胞瘤，以 IDH1/2 是否突变为标准，IDH 突变型的胶质母细胞瘤预后要明显好于 IDH 野生型的间变性星形细胞瘤；而在 Ⅱ级和 Ⅲ级之间比较，如果同样都是 IDH 突变型，那 Ⅱ级星形细胞瘤和 Ⅲ级间变性星形细胞瘤的预后是一样的，只有当两者都是 IDH 野生型，则 Ⅱ级肿瘤的预后要好于 Ⅲ级。这一结论也导致 2016 版的 WHO 胶质瘤诊断标准首先引入 IDH1/2 作为诊断标准。还有一种现象就是组织病理学诊断为少突胶质细胞瘤中也存在 1p19q 不缺失的病例。那是否就认为这一类型的肿瘤并非是少突胶质细胞瘤呢？华山医院的一项研究显示联合应用 IDH1/2 和 TERT 基因突变检测非常重要，在 1p19q 完整的少突胶质细胞瘤中如果存在 IDH1/2 和 TERT 均突变，这一类肿瘤仍然可以认为是少突胶质细胞瘤，预后相对较好。结合这一例患者，手术后单纯化疗，随访三年肿瘤没有任何复发迹象，这也证明了如果存在 IDH1/2 和 TERT 基因突变、MGMT 启动子甲基化、1p19q 共缺失，这一系列分子指标提示预后较好，放化疗敏感性较高，能够很准确地反映肿瘤的特性，给予胶质瘤精准诊疗提供一个很好的案例。

　　另外一个问题，对于间变性胶质瘤的辅助治疗目前是存在争议的，尚没有一个统一的标准。单纯化疗、单纯放疗、放疗后辅助化疗是现阶段临床可以采纳的方法。目前国际上有多个 RCT 研究正在开展，只有一个研究已经结题，就是针对间变性少突胶质细胞瘤的 RTOG9402 和 EORTC26951。研究结果认为 1p19q 共缺失的患者接受放疗 +PCV 辅助化疗平均总体生存时间是不缺失患者的 2 倍，分别是 14.7 年和 7.3 年。后续研究还发现在不缺失的患者中如果存在 IDH1/2 突变，一样能够在放疗 +PCV 化疗中得到显著获益。当然，对于间变性星形细胞瘤的治疗方案，目前 CATNON 和 CODEL 两个 RCT 研究正在开展。可喜的是这两个研究都将分子诊断纳入研究条件，未来所得到的结果相信会非常令人信服。当然结合我们这个病例，如果参照 RTOG9402 的标准，为了尽可能延长患者的总体生存时间，我们应该给予先放疗再辅助化疗。Johns Hopkins 大学附属医院也做了一项回顾性研究，认为间变性星形细胞瘤术后放疗加辅助替莫唑胺化疗对于患者总体生存时间有帮助。单纯化疗的患者总体生存时间为 27 个月，放疗加化疗的患者总体生存时间达到 37 个月，但是这项研究没有考虑到分子标记物的因素。考虑到这个患者分子标记物提示预后好，最为关键的是患者在了解到放疗对于认知功能的影响之后，非常强烈地表达了希望先行单纯化疗的意愿，所以我们给予患者 6 个疗程的替莫唑胺化疗方案（21/28）。同时告知患者密切随访，如果病情变化建议行延迟放疗，并不是放弃放疗。

最后说到较低级别胶质瘤的放疗问题，目前有很多的争论点，焦点在于放疗是否会对于患者的认知功能产生影响。至今有多项临床研究围绕这一问题进行设计，但是多数研究存在样本量小、没有认知功能评估基线、放疗技术不统一等缺陷。以下几点共识值得注意：①脑部放射性治疗造成神经认知功能损伤和放射野大小、放射剂量呈正相关；②年龄较大、KPS 评分较低、原本有认知功能障碍的患者接受放疗后出现认知功能损伤或加重的可能性增加；③脑功能区的放射治疗是产生认知功能损伤的高危因素，常见的认知功能损伤包括记忆力、注意力、执行功能。所以综合而言，脑部放射治疗在精准规划后对于神经认知功能的安全是有保障的。另外一个关于放疗的讨论点则是"早期放疗"和"延期放疗"的问题。由于低级别胶质瘤，特别是分子标记物提示预后较好的患者人群，有以下特点：①长期存活；②年龄较轻；③肿瘤体积较小；④术后 KPS 评分较高。这一类患者对于规避治疗的毒副作用，提高术后生活质量有一定的要求，故提出"延期放疗"的概念，即在肿瘤复发后再行放疗，早期可以观察或者化疗。多项针对低级别胶质瘤的临床试验表明"早期放疗"相较于"延期放疗"能够有效地延长患者 PFS，但是对于患者的 OS 没有差异。因此如何选择合适的治疗方案，仍然需要综合考量，而患者的自身意愿是十分重要的评判标准。

四、专家点评

1. **正确解读并且合理应用分子病理诊断结果**　虽然目前分子诊断被认为是脑胶质瘤未来临床诊疗的重要步骤，但是我们仍然要很清醒地认识一个问题——分子病理是脑胶质瘤个体化诊疗的一个补充，不可能替代常规组织病理学诊断。因此，当临床病例出现分子诊断和组织学诊断不符合的时候，我们不能武断地认为是组织学诊断错了，而是应该合理解读，更多地把分子诊断作为一种判断患者预后和预测放化疗敏感性的指标。这也是 2016 版 WHO 中枢神经系统肿瘤分类的核心思想。另外需要注意的一点是分子标记物的分布不是有和无的关系，而是存在一定比例，这也是帮助我们找到更多病理亚型的前提所在，千万不可以偏概全。

2. **间变性胶质瘤的辅助治疗一定要遵循个体化原则**　目前 NCCN 和 2015 版《中国脑胶质瘤诊疗指南》均没有对间变性星形细胞瘤的术后治疗提出明确方案。很多医疗中心偏向于采用 Stupp 方案来治疗，未来可能并不合适。因为随着分子诊断的出现，很多间变性星形细胞瘤可能恶性程度并没有那么高，许多患者长期存活率有一定保障，必须要个体化对待。本例患者集合了多个低危因素：年龄小于 40 岁、额叶、术后 KPS 评分高、IDH1 突变、1p19q 共缺失、肿瘤全切。所以这一例患者采用 Stupp 方案是没有必要的。其他选择包括：放疗 + 化疗、单纯放疗、单纯化疗 + 延期放疗。由于间变性少突胶质细胞瘤属于恶性，所以单纯观察我们并不建议。患者是英语老师，病变位于左额，尚未生育，术后希望能够重返工作岗位意愿强烈，所以我们推荐的是单纯化疗 + 延期放疗，并且嘱咐密切随访。现阶段来看治疗方案是成功的。最后，笔者认为对于预后提示好的较低级别胶质瘤患者，"延期放疗"可能是一个较好的选择，因为"早期放疗"后如果肿瘤原位复发，再次放疗是没有价值的，"延期放疗"对肿瘤复发后治疗提供了一种选择，从策略上而可以提高放疗的价值。上述观点需要有相关临床试验予以证实。

（作者：史之峰　审稿人：陈宏）

参考文献

［1］ Jiao Y，Killela PJ，Yan H，et al.Frequent ATRX，CIC，FUBP1 and IDH1 mutations refine the classification of malignant gliomas.Oncotarget.2012，3(7):709–722.

［2］ Reuss DE，Sahm F，von Deimling A.ATRX and IDH1–R132H immunohistochemistry with subsequent copy number analysis and IDH sequencing as a basis for an "integrated" diagnostic approach for adult astrocytoma，oligodendroglioma and glioblastoma.Acta Neuropathol，2015，129(1):133–146.

［3］ Killela PJ，Reitman ZJ，Yan H.TERT promoter mutations occur frequently in gliomas and a subset of tumors derived from cells with low rates of self–renewal.Proc Natl Acad Sci U S A，2013，110(15):6021–6026.

［4］ Cancer Genome Atlas Research Network.Comprehensive，Integrative Genomic Analysis of Diffuse Lower–Grade Gliomas.N Engl J Med，2015，372(26):2481–2498.

［5］ Chan AK，Yao Y，Zhang Z，et al.Combination genetic signature stratifies lower–grade gliomas better than histological grade.Oncotarget.2015，6(25):20885–20901.

［6］ Reuss DE，Mamatjan Y，von Deimling A，et al.IDH mutant diffuse and anaplastic astrocytomas have similar age at presentation and little difference in survival: a grading problem for WHO.Acta Neuropathol.2015，129(6):867–873.

［7］ Li YY，Shi Z，Aibaidula A，et al.Not all 1p/19q non–codeleted oligodendroglial tumors are astrocytic.Oncotarget.2016，7(40):64615–64630.

［8］ Cairncross G，Wang M，Shaw E，et al.Phase III trial of chemoradiotherapy for anaplastic oligodendroglioma: long–term results of RTOG 9402.J Clin Oncol，2013，31(3):337–343.

［9］ van den Bent MJ，Brandes AA，Hoang–Xuan K，et al.Adjuvant procarbazine，lomustine，and vincristine chemotherapy in newly diagnosed anaplastic oligodendroglioma: long–term follow–up of EORTC brain tumor group study 26951.J Clin Oncol，2013，31(3):344–350.

［10］ Cairncross JG，Wang M，Jenkins RB，et al.Benefit from procarbazine，lomustine，and vincristine in oligodendroglial tumors is associated with mutation of IDH.J Clin Oncol，2014，32(8):783–790.

［11］ Jeffrey Raizer，Andrew Parsa.Current Understanding and Treatment of Glioma.Cancer Treatment and Research.Springer，2015.

［12］ Strowd RE，Abuali I，Ye X，et al.The role of temozolomide in the management of patients with newly diagnosed anaplastic astrocytoma: a comparison of survival in the era prior to and following the availability of temozolomide.J Neurooncol，2016，127(1):165–171.

［13］ McAleer MF，Brown PD.Neurocognitive Function Following Therapy for Low–Grade Gliomas.Semin Radiat Oncol，2015，25(3):210–218.

［14］ Sarmiento JM，Venteicher AS，Patil CG.Early versus delayed postoperative radiotherapy for treatment of low–grade gliomas.Cochrane Database Syst Rev，2015，6:CD009229.

病例 13

沿胼胝体播散复发胶质瘤
治疗体会

一、病例介绍

患者，男性，60 岁，右利手，公务员。

主诉：右颞枕叶胶质瘤术后三年，突发癫痫一次。

现病史：患者 2011 年 9 月无明显诱因下出现癫痫发作，当时具体表现为突发的意识丧失，伴有剧烈的四肢抽搐，双眼斜视，口吐白沫，送往当地医院急诊就诊。头颅 MRI：右颞枕叶占位性病变，T_1 加权低信号，T_2 加权高信号，T_1 增强序列未见病灶强化；头颅多体素 MRS 提示病灶处 Cho/NAA 比值最高可达 10.2（图 13-1），诊断为"脑胶质瘤"。来我院就诊，行开颅右颞枕叶胶质瘤切除术。根据手术记录提示肿瘤镜下全切。病理结果为"星形细胞胶质瘤，WHO Ⅱ级"，分子病理结果为"MGMT 启动子区甲基化，IDH1/2 野生型，TERTp 野生型，EGFR 未扩增，1p19q 染色体完整"。术后一个月开始按 Stupp 方案接受放疗和化疗，后续随访资料丢失，但据患者家属口述，未见肿瘤复发。2014 年 8 月患者再次出现无明显诱因下的癫痫发作，至当地医院急诊就诊，给予对症处理后，来到我院复查头颅 MRI 发现肿瘤复发（图 13-2），拟"右颞复发胶质瘤"收入院。既往史：无殊。个人史：无吸烟和酗酒史。

入院时体格检查：内科查体无殊。神经系统查体：神清，但反应稍迟钝，脑神经阴性，颈软，左侧肢体肌力Ⅳ，腱反射 +，Babinski 征（－）。双侧针痛觉对称正常，共济运动可。

入院后完善相关化验检查：血常规、肝肾功能、血电解质、凝血功能、心肺功能均正常，无手术禁忌证。

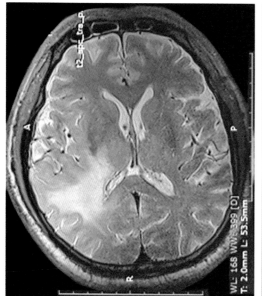
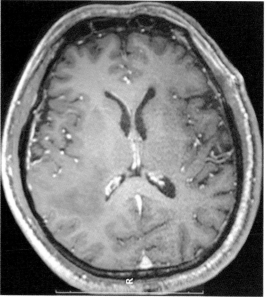
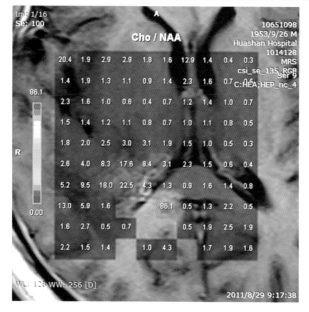

图 13-1　头颅 MRI 显示右侧颞叶、侧脑室后角区域弥漫性病灶，T_2 高信号，
T_1 增强强化不明显，头颅 MRS 示 Cho/NAA>2.0

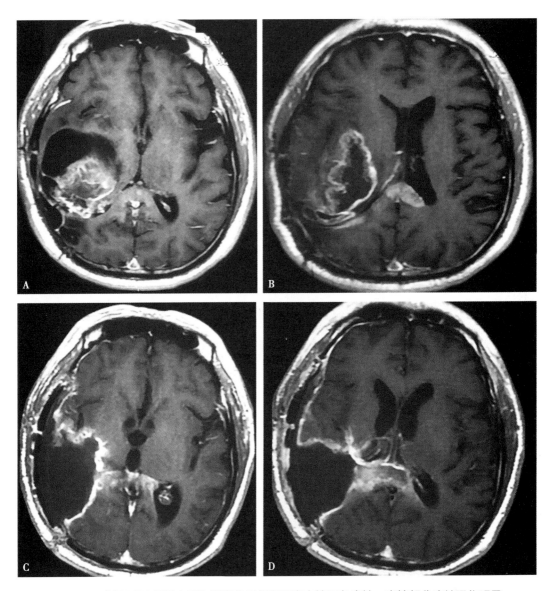

图 13-2 头颅 MRI 提示右颞和胼胝体压部出现囊实性混杂病灶，实性部分病灶强化明显，
考虑原手术区域肿瘤复发（AB）；术后 1 个月头颅 MRI 显示肿瘤切除范围（CD）

二、诊疗经过

患者，男性，60 岁，头颅磁共振可见右侧颞叶胶质瘤复发、胼胝体压部见可疑强化病灶，考虑诊断胶质瘤恶性进展同时伴有颅内播散可能。患者在入院后接受神经导航下复发肿瘤切除术，右侧颞叶和胼胝体压部病灶达镜下全切。术后复查头颅 MRI 证实切除程度。术后病理诊断："胶质母细胞瘤 WHO Ⅳ级"。分子病理诊断为："IDH1/2 野生型，TERTp 突变型，MGMT 启动子非甲基化，EGFR 扩增"。再次行标准 Stupp 方法放化疗。然而在辅助化疗第二个疗程结束后复查头颅 MRI，发现肿瘤腔边界强化明显，而胼胝体压部病灶强化范围增大，双侧脑室后脚出现明显的点状强化（图 13-3）。考虑病灶进一步进展和播散，

而替莫唑胺化疗不敏感。暂停辅助化疗，改为司莫司汀联合贝伐单抗治疗，共接受治疗 4 次，但效果不理想，病灶进一步进展，并且伴有明显的临床症状恶化：患者意识淡漠、无法自主进食、左侧肢体偏瘫等。家属放弃进一步治疗，于第二次术后 8 个月去世。

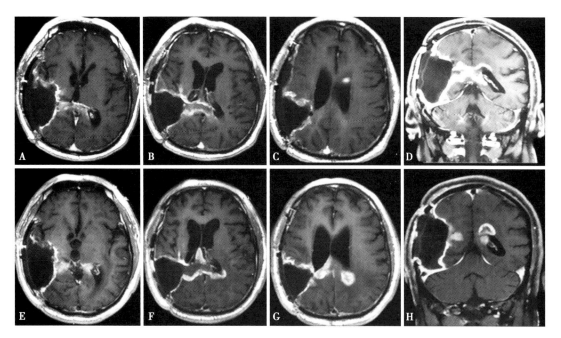

图 13-3　同步放化疗后头颅 MRI 提示右颞枕软化灶，边缘强化，胼胝体压部散在条索状强化灶（ABCD）；替莫唑胺辅助化疗 2 个疗程后头颅 MRI 提示胼胝体压部和侧脑室后脚周围散在点状强化病灶（EFGH）

三、讨论

　　WHO Ⅱ级弥漫性星形细胞瘤，IDH 野生型，中位进展时间为 3 年，中位生存时间不到 5 年，并且大多数病灶进展为胶质母细胞瘤（WHO Ⅳ级）。分子病理对于胶质瘤的精确诊断、预后评估以及放化疗敏感性指导具有非常重要的作用。对于低级别弥漫性星形细胞瘤而言，分子诊断多表现为 IDH1/2 突变型、ATRX 突变型、TERTp 野生型、P53 突变型、1p19q 染色体完整、EGFR 未扩增。特别是 IDH1/2、ATRX、TERTp、P53 对于 2017 版《WHO 中枢神经系统肿瘤分类标准》整合诊断为星形细胞瘤具有重要参考价值，被称为"树干指标"。在肿瘤进展过程当中很少发生基因特征改变。但该例患者 TERTp 由野生型变为突变型，结合 EGFR 由未扩增变为扩增，我们考虑病灶发生了恶性进展，且恶性变程度高，因为在胶质母细胞瘤中 TERTp 多表现为突变型，提示不良预后。华山医院曾经对配对复发胶质瘤进行了分子病理研究，发现 IDH1/2 和 TERTp 在肿瘤进展过程中会发生变化，但比例很低，并且这种基因特征的改变对于患者的预后判断没有实际价值。相反，对于较低级别胶质瘤而言，分子标记物相较于常规组织学诊断更能够准确反映患者的预后。复旦大学附属华山医院神经外科曾经回顾性地研究了 214 例较低级别胶质瘤，利用 IDH1/2、TERTp、1p19q、EGFR 四个指标可以将肿瘤分为 IDHmut-OT、IDHmut、IDHwt 和 IDHwt-E 四种分子亚型。其中 OT 预后最好，E 预后最差，这一结果和 TCGA 以及 NEJM 发表的结果一致。反过来研究这一例病例，患者的总体预后和他的分子病理诊断还是非常符合的。其中还有一个问题特别值得我们关注，也就是 IDH1/2 基因突变可见于 70% 的低级别胶质瘤，而对于 IDH1/2 野生型的较低级别胶质瘤有人认为可以直接等同于胶质母细胞瘤（GBM-equivalent）。而笔者针对这一部分肿瘤进行了分子分型研究，发现如果存在 H3F3A 突变或 TERTp 突变或 EGFR 扩增，则可以认为是分子层面较高级别胶质瘤（molecular higher grade glioma）。反之则是分子层面较低级别胶质瘤（molecular lower grade glioma），而 MYB 基因扩增与否又可以将这两种肿瘤进行预后分层，因此不能笼统地将 IDH1/2 野生型的低级别胶质瘤归纳为胶质母细胞瘤。本例病例也间接地说明了这个问题。

而关于"大树基因"的改变，还有一个非常重要的问题需要关注，就是关于组织标本的采集，特别是对于存在颅内播散的病灶，一定要注意一个原则，就是"分子诊断以最新的组织标本为标准，同时尽可能采集播散处的病灶组织进行分子诊断"。既往认为分子诊断的优点在于能够平衡胶质瘤存在的组织成分异质性。但是现阶段发现胶质瘤，特别是复发胶质瘤存在着明显的基因异质性，称之为"Genetic Evolution"。而远处播散的病灶其基因表型和原位复发的肿瘤同样有明显的不同。韩国 Samsung Medical Center 神经外科的 Do-Hyun Nem 教授对颅内多发和播散的胶质瘤进行了一项研究。分别采集不同部位的肿瘤标本进行深度测序，结果发现其中存在明显的肿瘤异质性。如果仅仅针对一个部位的肿瘤进行分子靶向治疗，则对于远处部位的肿瘤毫无治疗作用。需要发现两者存在的共同突变基因，针对性地进行靶向治疗，才能真正意义上实现"精准治疗"。因此鼓励多阶段、多部位取材（穿刺或手术），如果有条件进行治疗不同时间点的取材，再进行分子诊断，相信这会是胶质瘤"精准医疗"日后的发展方向。

关于复发胶质瘤的治疗策略，特别是这种沿胼胝体播散的病灶，目前仍然没有很好的方法。首先再次放疗对于局部复发的胶质瘤并不推荐，患者获益非常局限，并且会出现明显的放疗后认知功能的障碍。再次使用替莫唑胺（密度梯度方案）被认为可以尝试，但效果也不理想。贝伐单抗（VEGFR 抗体）以往被认为治疗复发胶质母细胞瘤有效，能够延长患者的无进展生存时间，但并不是对所有病例都有效果，最新的研究显示仅仅是 Proneural 型的复发胶质母细胞瘤患者可能会从中获益。我们最近尝试采用司莫司汀联合贝伐单抗治疗这一类沿胼胝体播散的高级别复发胶质瘤，在控制肿瘤生长和进一步播散，提高患者总体生存时间方面取得了一定疗效，仍然需要扩大病例样本以获得确切的结论。近年来，分子靶向治疗和免疫治疗成为治疗复发胶质瘤的希望所在。其中分子靶向治疗在前面提高需要配合精准的分子诊断和基因测序。到目前为止大多数的分子靶向治疗结果都以失败告终。但是回溯这些临床试验的设计，可以发现在入组病例的过程中并没有遵循分子靶向的原则，即没有根据患者是否存在基因突变而给予治疗，这可能是导致治疗失败的原因之一。Do-Hyun Nem 教授的治疗团队根据一例存在 EGFR 基因突变的复发胶质瘤患者给予 EGFR 抑制剂治疗，结果疗效十分显著，复发病灶甚至于在治疗后 3 个月接近消失。当然基于分子诊断的分子靶向治疗仍然需要更多的临床试验予以验证。可喜的是目前越来越多的试验证明基于分子靶向的药物治疗疗效明确，比如 BRAF 抑制剂、IDH1 抑制剂等。免疫治疗的不断研发给复发胶质瘤患者带去了更多的治疗选择，目前已经在临床应用的包括 DC 疫苗、EGFRvⅢ疫苗和 PD-1/PD-L1 免疫治疗等，当然这些治疗还需要更多的临床试验结果来验证，同时免疫治疗造成的副作用也不容忽视，真正的免疫治疗应用于脑胶质瘤尚需时日。

四、专家点评

1. 本例患者给我们做了一个很典型的案例展示，即围绕胼胝体附近的复发高级别胶质瘤，有非常高的比例会沿着胼胝体发生迁移和播散。这个和"胶质瘤干细胞理论吻合"。可能手术还是以减压和获取病理为主，后续放疗、化疗是治疗这一类疾病的关键。

2. 胶质瘤的分子病理诊断目前发挥着越来越重要的作用。这一例患者的诊断和预后，与其分子诊断结果基本一致。如果有可能给予分子靶向治疗的话，标准的做法应该是对第一次和第二次的组织样本进行全外显子测序，找到两者共有的突变基因，筛选分子靶向药物治疗；而对于后面出现的侧脑室旁的远侧复发病灶，如果有条件可以进行穿刺活检，然后再进行基因测序，与原位肿瘤进行比较，同样针对两者共有的突变基因进行治疗。当然这位患者的家属最后放弃了积极治疗，所以没有办法实现。

3. 对于原位复发的胶质瘤，给予和第一次相同的标准治疗方案基本无效（Stupp 方案）。同时我们可以看到该患者第二次手术病理为 IDH1/2 野生型、MGMT 启动子非甲基化，本身对于放化疗的敏感性不佳，因此复发后可以考虑更换化疗方案（比如替莫唑胺梯度密度方案）或者贝伐单抗联合司莫司汀等治疗。当然，结合目前的临床试验结果我们看到上述两种方案对于延长患者的总体生存时间效果不大，更多的是改善复发后的临床症状，延长无进展生存时间。

4. 分子靶向治疗和免疫治疗或许是治疗这一类疾病的比较有希望的手段，但是仍然需要更多的临床试验结果来观察。

（作者：史之峰　审稿人：陈宏）

参考文献

［1］Chan AK，Yao Y，Zhang Z，et al.Combination genetic signature stratifies lower-grade gliomas better than histological grade.Oncotarget，2015，6(25):20885-20901.

［2］Yao Y，Chan AK，Qin ZY，et al.Mutation analysis of IDH1 in paired gliomas revealed IDH1 mutation was not associated with malignant progression but predicted longer survival.PLoS One，2013，8(6):e67421.

［3］Cancer Genome Atlas Research Network，Comprehensive，Integrative Genomic Analysis of Diffuse Lower-Grade Gliomas.N Engl J Med，2015，372(26):2481-2498.

［4］Kong DS，Kim J，Lee IH，et al.Integrative radiogenomic analysis for multicentric radiophenotype in glioblastoma.Oncotarget，2016.

［5］Kim J，Lee IH，Cho HJ，et al.Spatiotemporal Evolution of the Primary Glioblastoma Genome.Cancer Cell，2015，28(3):318-328.

1 例中枢神经系统多发病变患者诊治及相关关键问题的探讨

一、病例介绍

患者，男性，39 岁，因"头晕、复视、行走不稳 1 个月"而入院。

患者于 1 个月前在无明显诱因下出现头晕，为头脑昏沉感，无视物旋转、自体旋转感，同时有视物成双，行走欠稳，无摔倒，右侧上睑下垂明显，无头痛、意识障碍，无口齿含糊、口角流涎，无恶心、呕吐，无肢体麻木、无力，无大小便障碍等，上述症状持续存在，无明显进展及缓解趋势。

2015 年 6 月 24 日当地医院查头颅 MRI（图 14-1），示脑干、右侧丘脑、右侧半卵圆中心多发异常信号，考虑"感染性病灶可能"。

2015 年 6 月 27 日行头颅 CT（图 14-2），提示双侧脑室及第三脑室扩张。

2015 年 7 月 1 日 MRI 增强扫描观察（图 14-3），病灶无明显变化，考虑"脱髓鞘病变"。

2015 年 7 月 6 日—2015 年 7 月 8 日予以"甲泼尼龙针 1000mg 静滴，每日 1 次"，治疗 3 天，临床症状未见缓解，影像学检查亦未有明显变化（图 14-4）。遂拟诊为"脱髓鞘病？"收入神经内科病房治疗。神经内科行脑脊液脱落细胞检查时发现异型细胞，考虑肿瘤细胞可能。经 MDT 讨论后，拟行脑穿刺活检术明确病灶性质收治神经外科。

查体：

神志清，精神可，双瞳孔等大等圆，直径 0.3cm，光反应灵敏，右侧上睑下垂，位于 4~8 钟位，双眼上下视受限明显，眼震（+），有复视，辐辏反射（-），伸舌居中，鼻唇沟对称，颈软，心肺听诊可，四肢肌力Ⅴ级，双侧腱反射（+）对称，双侧 Babinski 征（-），双侧克氏征（-），深浅感觉对称，指鼻试验（-），快复轮替试验（-），跟-膝-胫试验（-），闭目直立征（±）。

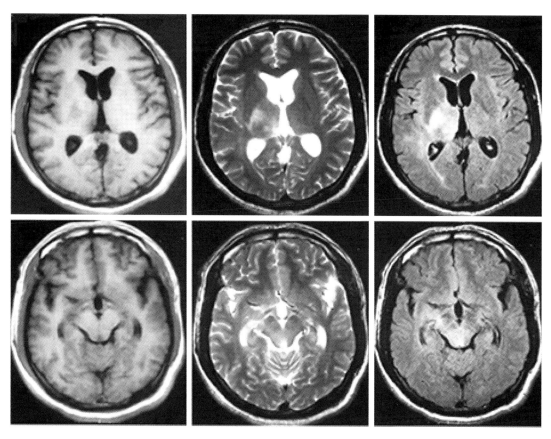

图 14-1 2015-6-24 患者第一次行 MRI，示脑干、右侧丘脑、右侧半卵圆中心多发异常信号

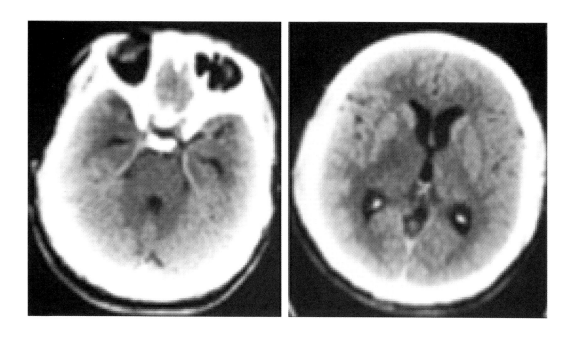

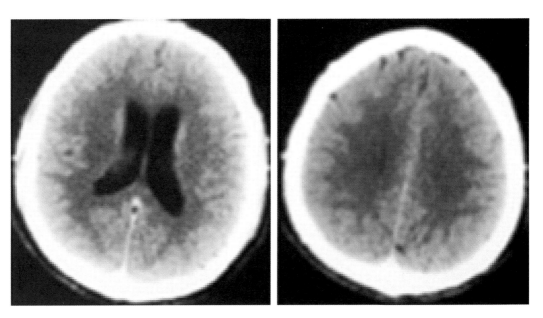

图 14-2 2015-6-27 头颅 CT 示双侧脑室及第三脑室扩张

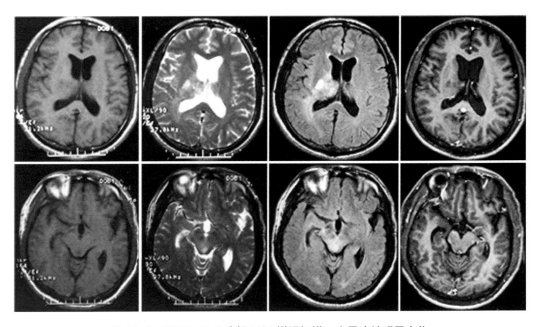

图 14-3 2015-7-1 头颅 MRI 增强扫描，未见病灶明显变化

神经内科相关检查：

髓鞘蛋白相关抗体检测未见明显异常；蛋白定量分析，鞘内合成率，Reiber 坐标分析，IgG 寡克隆带均在正常范围；神经抗原谱抗体分析均为阴性结果；脑脊液脱落细胞检查见异型细胞，疑恶性细胞（图 14-5）。

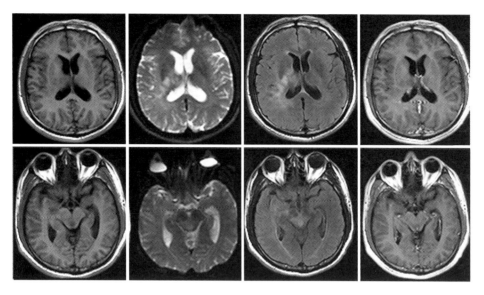

图 14-4　2015-7-6 – 2015-7-8 予以"甲泼尼龙针 1000mg 静滴，每日 1 次"治疗 3 天后，临床症状未见缓解，影像学检查亦未有明显变化

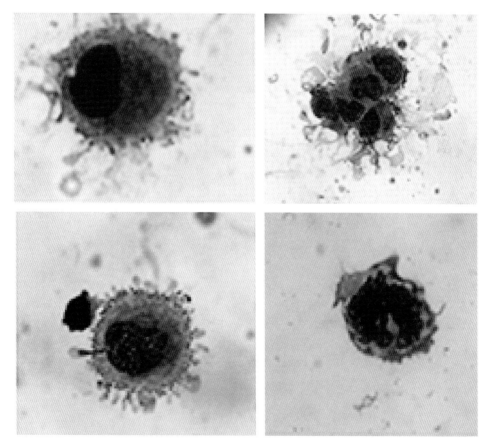

图 14-5　脑脊液脱落细胞检查：800 转 / 分，离心涂片，瑞氏染色，×100，镜下所见少量散在或成小簇异型细胞，该类细胞胞体较大，胞质丰富，可见细小绒毛状突起，色淡红或偏淡蓝色，部分细胞胞内可见细小颗粒，胞核呈多形性，染色质疏松，可见核仁，并可见其分裂型

二、诊治经过

患者入院后完善术前检查，予以术前导航序列头颅 MRI 检查（图 14-6），并且进行了 MRS（图 14-7）及 PWI（图 14-8）检查。参考影像提示，确定了最佳穿刺靶点后，2015 年 7 月 16 日进行了穿刺活检术（图 14-9）。

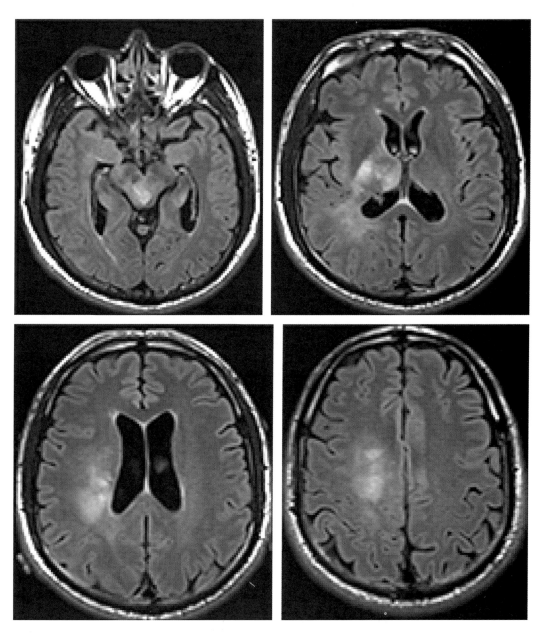

图 14-6   术前 MRI 提示病变部位未有进一步进展

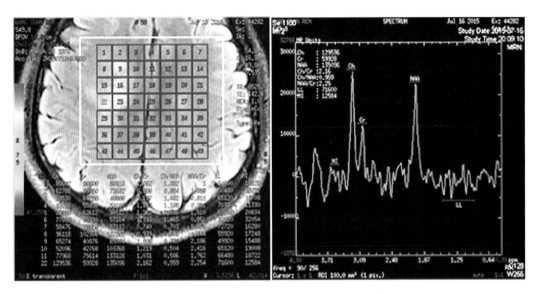

图 14-7　对多发病灶进行多体素 MRS 检查，Cho/NAA 最大值为 0.96

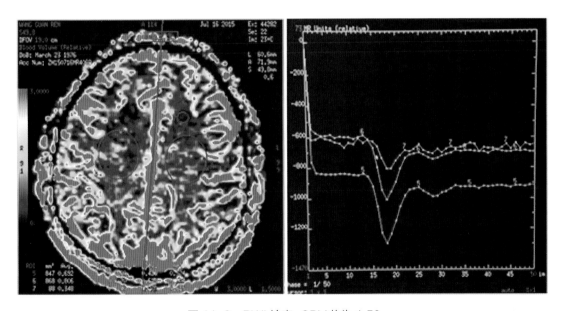

图 14-8　PWI 检查 rCBV 约为 1.50

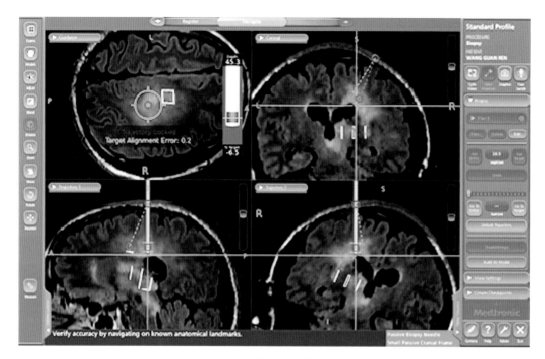

图 14-9 导航下行脑穿刺术

三、手术病理

（1）放大 400 倍，瘤细胞弥漫分布，密度较低，但部分核异型明显。

（2）放大 200 倍，瘤细胞呈 Olig2 核阳性表达。

（3）放大 200 倍，瘤细胞呈 P53 核阳性表达。

四、最终诊断

星形细胞瘤（WHO Ⅱ）

五、诊疗建议

患者病灶多发，累及右侧半卵圆中心，侧脑室旁，丘脑及脑干，不宜手术治疗，建议行分子病理检查，行同步放化疗。

六、治疗转归

给予局部野放射治疗。计划 DT：54Gy/27Fx，建议替莫唑胺 $75mg/m^2$ 每日 1 次同步化疗。实际放疗 DT：36Gy/18Fx，症状上略有好转，患者因经济原因放弃继续治疗，未进行化疗。

七、讨论

本例患者，男性，39 岁，因"头晕、复视、行走不稳 1 个月"而入院。患者亚急性病程，病前无明显诱因，症状为头晕，视物成双，行走欠稳。查体：神志清，精神可，双瞳孔等大等圆，直径 0.3cm，光反应灵敏，右侧上睑下垂，双眼上下视受限明显，眼震（+），有复视，闭目直立征（±），余神经系统查体未见明显异常。头颅 MRI（图 14-1），示脑干、右侧丘脑、右侧半卵圆中心多发异常信号，增强病灶未见强化，故神经内科以"中枢神经系统非特异性炎性病变脱髓鞘"为首先考虑。

中枢神经系统脱髓鞘病变可以急性或亚急性起病，主要累及白质；CT 及 MRI 平扫，水肿程度及占位效应相对较轻；可有 IgG 24h 合成率，IgG-Index+OB 阳性；对激素治疗敏感。在此病例，因患者起病较急，影像学提示多发病灶，增强未见明显强化，故首诊时临床怀疑为"脱髓鞘病变"。

患者入院后行腰穿提示脑脊液中发现脱落细胞为诊断提供转机。脱落细胞成小簇异型细胞，胞体较大，胞质丰富，可见细小绒毛状突起，色淡红或偏淡蓝色，部分细胞胞内可见细小颗粒，胞核呈多形性，染色质疏松，可见核仁。并可见其分裂型。这提示患者恶性肿瘤可能大，尽管患者病程仅 1 个月，磁共振平扫 + 增强 +MRS 均提示肿瘤依据不足，但为争取治疗时机、明确肿瘤性质，行导航下穿刺活检术后明确诊断，结果术后病理提示为恶性肿瘤（星形细胞瘤）。尽管胶质瘤早期出现脱落细胞不多见，此例确为幸运，早期即在脑脊液中发现脱落细胞，并借此积极行活检病理明确诊断。所以说，脑脊液脱落细胞不一定能明确中枢神经系统肿瘤的病理类型，但脱落细胞阳性，一定程度能够明显缩短患者从就诊到明确诊断、转而进入肿瘤正规治疗的时间，这是非常有意义的。

因为脱落细胞属于游离细胞，不能像病理切片一样具有组织学结构和特点的信息，尤其脱落细胞对于实体的诊断意义不及原发性中枢系统淋巴瘤或血液系统肿瘤明确，故如果脑脊液中脱落细胞量较大，可选择细胞包埋做石蜡切片。另可以检测患者脑脊液中游离DNA。除此之外，脑脊液中蛋白质组分析也显示，不同的脑脊液蛋白质组对胶质瘤的诊断、分型、预后有指导意义；对脑脊液中枸橼酸、异柠檬酸、乳酸等代谢指标的检测，对胶质瘤的分型、预后的评价有意义。此外，虽然患者最后诊断为胶质瘤，但仍不能确定脑脊液异型细胞为胶质瘤来源。因此研究接近脑室的胶质瘤细胞是否会脱落于脑脊液，如何提高脱落细胞的检出率，以及如何更加精确地确定脱落细胞的来源都有进一步研究的意义。

同时，该病例病灶多发，活检靶点的正确选择也很重要，需要兼顾安全性和诊断产出率。恶性肿瘤内部组织结构是不均匀的，活检部位选择的恰当与否是确诊及分型、分级的关键。PWI 及 MRS 等技术的发展应用，则为临床活检提供了有用的代谢信息。PWI 和MRS 均为无创的磁共振技术，分别从不同的角度间接反映了病灶的代谢信息，提示病变的性质和恶性程度，起到了良好的互补作用，为活检靶点的选择提供更多依据。该病例 MRS及 PWI 结果虽然并未明显提示肿瘤（Cho/NAA 比值最高靶点为 0.96），但根据我们既往数据分析，当 Cho/NAA 比值在 1.0 左右时，不能完全排除肿瘤，仍有 52% 的概率。该患者的多发病灶的 rCBV 相对也不算很高，多数病灶小于 1，最高处为 1.5。因此我们选择相对高灌注（rCBV=1.5）以及 Cho/NAA 比值相对高的病灶（Cho/NAA=0.96）作为穿刺靶点。在多模态影像融合指引导航下准确取材，最终得到正确的病理诊断，避免漏诊及反复穿刺导致出血概率增加。

八、专家点评

此病例中，患者脑脊液脱落细胞检查可见异型细胞，为诊断提供了诊疗依据。关于如何提高脑脊液脱落细胞的阳性检出率，有以下几个建议：①脑脊液采集后迅速送检，减少路程中的运送时间，留取的脑脊液尽量第一管送检脱落细胞；②留取的脑脊液的量尽量多；③连续多次送检；④邻近病变部位采取脑脊液。

（作者：尼加提·库都来提　审稿人：吴劲松　赵桂宪）

参考文献

［1］Shi W，et al.Prognostic value of free DNA quantification in serum and cerebrospinal fluid in glioma patients.J Mol Neurosci，2012，46(3):470–475.

［2］Nakamizo S,et al.GC/MS–based metabolomic analysis of cerebrospinal fluid (CSF) from glioma patients.J Neurooncol，2013，113(1):65–74.

［3］Wang H，et al.MicroRNAs might be promising biomarkers of human gliomas.Asian Pac J Cancer Prev，2011，12(4):833–835.

［4］Baraniskin A1，Schroers R.Modern cerebrospinal fluid analyses for the diagnosis of diffuse large B–cell lymphoma of the CNS.CNS Oncol，2014，3(1):77–85.

［5］Yao C，Lv S，Cheng H，et al.The Clinical Utility of Multimodal MR Image–guided Needle Biopsy in Cerebral Gliomas.Int J Neurosci，2015，24:1–9.doi:10.3109/00207454.2014.992429.

病例 15

伴脊髓蛛网膜下隙播散的幕上低级别胶质瘤

一、病例介绍

患者，女性，56 岁，因"头痛 8 月余，加重伴呕吐 1 个月入院"。患者 2014 年 12 月无明显诱因下突发行走不稳、右侧肢体无力伴头痛，发作数分钟后自行缓解，未行特殊处理后缓解。2015 年 1 月无明显诱因下患者出现出汗、乏力、右侧头痛，严重时可伴恶心呕吐，有时出现幻嗅，能嗅到恶臭味道，症状在半年内逐渐频繁加重。2015 年 7 月 2 日因"阵发性头晕、头痛半年，加重一周"至外院神经内科，行 MRI 后考虑"脑梗死，右侧颞叶病变待查"（图 15-1），予高压氧、脱水、抗血小板聚集、神经保护、扩血管改善微循环、神经保护、调脂稳定斑块、预防癫痫等治疗，后患者病情稳定，偶有头晕头痛、幻嗅改善，予出院。患者于 2015 年 7 月 28 日因"阵发性头晕、头痛半年，加重 3 天"再次入院（图 15-2），对症治疗未见明显好转。本次入院前患者头痛进一步加重，右侧顶枕部呈刀割及针刺样锐痛，持续发作，夜间加重，并伴喷射性呕吐。右上肢也出现针刺样疼痛伴有轻度乏力。患者患病以来烦躁易怒、易焦虑，胃口差，入睡困难，伴有记忆力下降。近一个月体重减轻约 5kg，大小便正常，病程中无发热。

查体：患者神志清，理解能力稍差，查体基本配合；近期记忆力减退，计算力下降；右侧面部、顶枕部触觉减退，右侧嗅觉减退，余脑神经（-）。

右侧上肢腱反射减退，左侧上肢腱反射 ++，双下肢膝反射未引出；行走不稳，向右侧偏斜倾倒；双下肢近段肌力 IV 级，余机体肌力正常，肌张力正常；生理反射正常，右侧 Chaddock 征（+），余病理反射未引出，闭目难立征（+），左侧指鼻试验、快复动作、跟膝胫（+）。

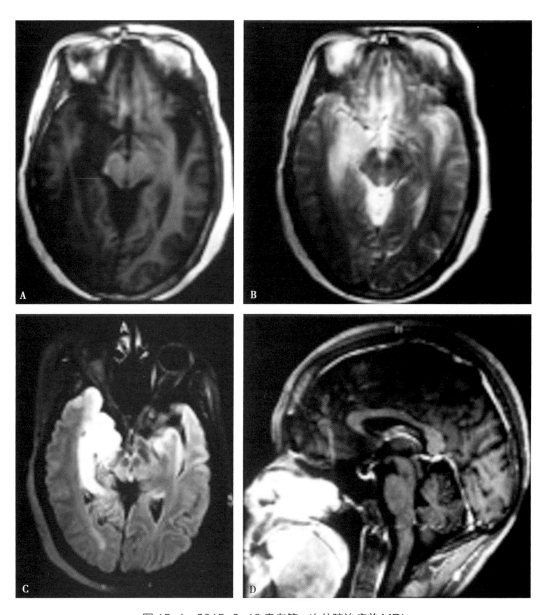

图 15-1　2015-6-16 患者第一次住院治疗前 MRI

A. 横断位 T_1；B. 横断位 T_2；C. 横断位 T_2 FLAIR；D. 矢状位 T_1 增强

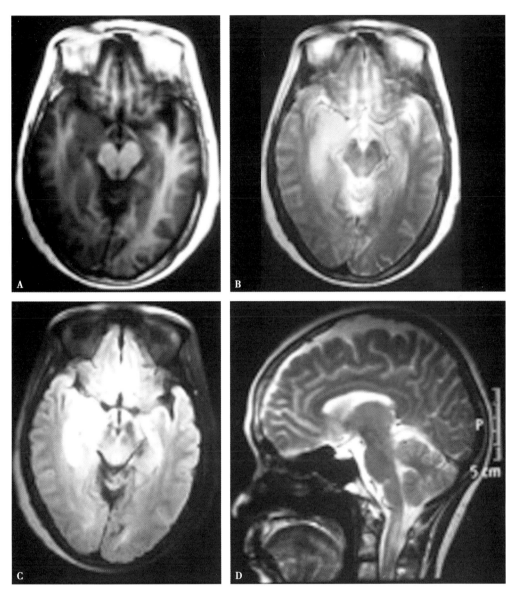

图 15-2　2015-7-29 患者第二次住院治疗时 MRI

A. 横断位 T₁；B. 横断位 T₂；C. 横断位 T₂ FLAIR；D. 矢状位 T₂

二、诊疗过程

患者入院后完善相关检查，血常规、肝肾功能、电解质基本正常；自身抗体：抗核抗体：（阳性 +），滴度：（1 ∶ 100），ENA、ANCA、dsDNA、抗心磷脂抗体、甲状腺自身抗体均（ – ）；肿瘤指标：CA199、NSE 略高，余均正常；副肿瘤抗体：Hu 抗体弱阳性；自身免疫性脑炎抗体六项（ – ）；TPPA RPR HIV（ – ）；结核 T–SPOT（ – ）；乳胶凝集试验（ – ），真菌涂片（ – ）；脑脊液 IgG 指数 +OB：IgG 指数 0.8，血 – 脑脊液屏障明显破坏，脑脊液中可见数条异于血清的 IgG 条带；EEG：正常。2015 年 8 月 18 日第一次腰穿，脑脊液糖：1.10mmol/L ↓，脑脊液蛋白：1636mg/L ↑，余无殊；脑脊液肿瘤脱落细胞（ – ）。2015 年 9

月 2 日第二次腰穿，脑脊液糖：2.20mmol/L ↓，脑脊液蛋白：1783mg/L ↑，余无殊；脑脊液肿瘤脱落细胞（ – ）。入院 MRI 示右侧海马及海马旁回肿胀，T_1 呈低信号，T_2 FLAIR 呈高信号，增强后有轻度点状强化（图 15-3）。脊髓 MRI 示 C1~T5 水平脊髓异常强化（图 15-4）。患者入院后使用甘露醇、地塞米松降颅压治疗，患者头痛缓解但全身症状未见明显改善。行 MRS 提示右颞占位中心 NAA 峰明显降低，而 Cho 峰明显升高，胶质瘤可能。全身 FDG-PET 示颅内占位代谢增高，脊髓病灶亦代谢增高；全身余部未发现异常代谢增高（图 15-5）。

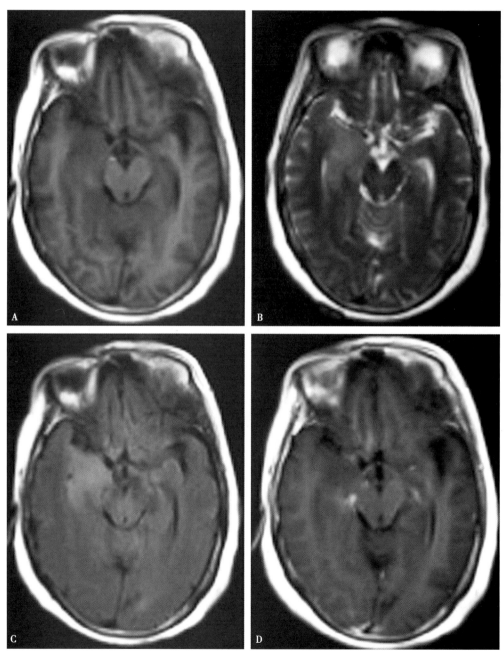

图 15-3　2015-9-2 MRI

A. 横断位 T_1；B. 横断位 T_2；C. 横断位 T_2 FLAIR；D. 横断位 T_1 增强

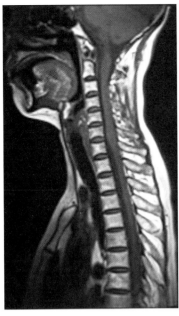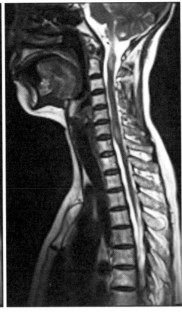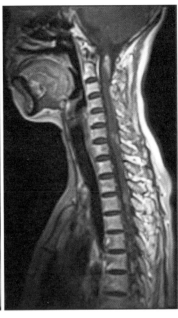

图 15-4　2015-9-2 脊髓 MRI 示 C1~T5 水平脊髓异常强化

三、讨论目的

1. 该患者的诊断与鉴别诊断。
2. 下一步治疗方案。

四、鉴别诊断

1. **胶质瘤**　颅内肿瘤起病缓解，可表现为颅内压增高的神经系统症状，可有癫痫发作及神经系统局灶性定位体征，CT 及 MRI 有占位效应。此患者病史中存在头痛、呕吐等颅高压症状；发作性幻嗅等典型颞叶癫痫症状；MRI、MRS 及 PET 结果亦支持胶质瘤诊断。但患者临床症状无法全部用肿瘤占位解释，特别是右上肢疼痛、腱反射减退、双下肢无力等脊髓症状及体征，结合脊髓 MRI 和全身 PET 发现颈髓的病灶。由于幕上低级别胶质瘤中原发的脊髓播散种植较罕见，所以有待病理的支持。

2. **中枢神经系统感染**　任何年纪均可发病，常有发热、全身不适、肌痛、腹痛、腹泻等前驱症状，表现为精神行为异常、癫痫发作、意识障碍和早期局灶性神经系统损害体征，脑电图显示弥漫性异常等。此病例中患者急性起病，有头痛、恶心呕吐的颅高压症状，及右侧上运动神经元瘫痪、幻嗅、近事记忆和计算力减退、小脑共济失调等中枢神经受累表现，需考虑中枢神经系统感染可能。但患者发病以来无发热、病程较长、脑膜刺激征（－），脑脊液细胞数不高，EEG 正常，血常规、结核、真菌、HIV 化验均无异常。

3. **自身免疫性脑炎**　多属脱髓鞘脑病，发病后主要以损害大脑白质自主神经并使其调节功能紊乱引起的多样性脑变。患者急性起病，有近事记忆和计算力减退等边缘系统受累症状，MRI 见右侧颞叶病变，脑脊液压力升高、蛋白质明显升高，但细胞数不多，故需与自身免疫性脑病鉴别。但患者年龄较大，无精神异常、癫痫发作及张力障碍等自身免疫性脑病常见症状，且自身免疫性抗体六项（–），激素治疗无效。

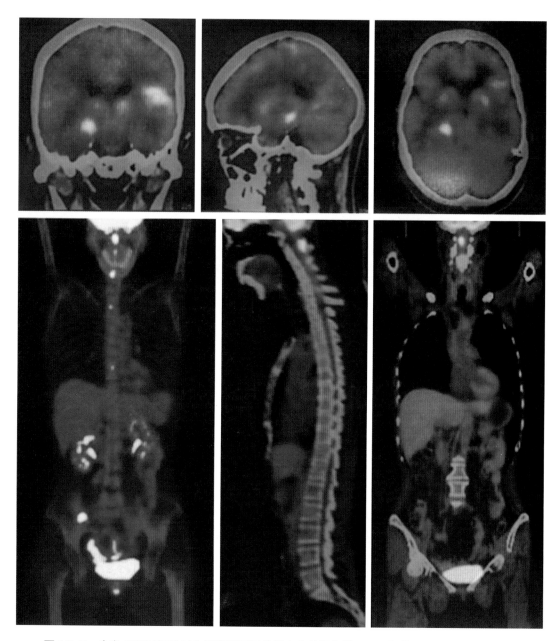

图 15-5 全身 FDG PET 示右侧海马区及椎管内多发局部性 FDG 代谢异常增高灶，右侧海
马区 SUV max 为 12.2，颈段 SUV max 为 10.5，余体部未见 FDG 代谢异常增高灶

4. 副肿瘤综合征 多数患者的症状出现于肿瘤之前，可在数年后才发现原发性肿瘤。
亚急性起病，数天至数周症状发展至高峰，而后症状、体征可固定不变，患者就诊时多存
在严重的功能障碍或劳动能力丧失。此患者为中老年，病程较长，中枢神经系统受累表现，
Hu 抗体弱阳性，故副肿瘤综合征需考虑。但患者全身 PET 未发现余身异常代谢，并且副
肿瘤综合征无法完全解释脊髓的病灶。

五、诊疗建议

经 MDT 讨论,建议导航下穿刺活检获得明确诊断。

六、结局和预后评估

排除手术禁忌后于 2015 年 9 月 11 日行导航下穿刺活检术,术后病理回报 [图 15-6: (右海马) 星形细胞瘤 (WHO Ⅱ级)]。

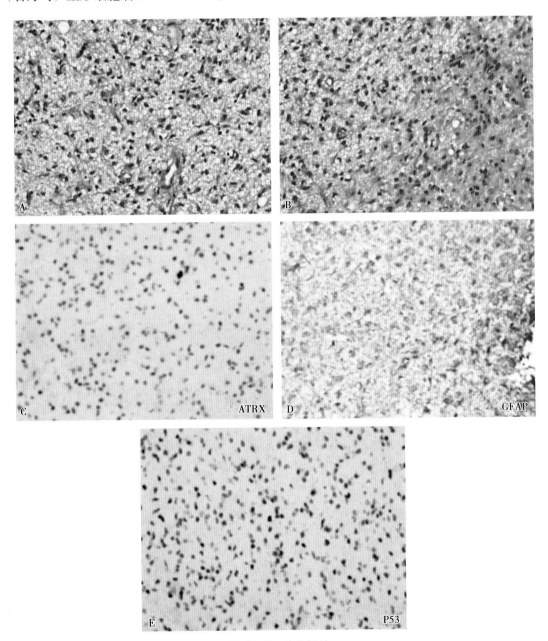

图 15-6　病理切片

A. 放大 400 倍,瘤细胞弥漫分布,黏液变性;B. 放大 400 倍,瘤细胞核有异型,未见核分裂象;
C. ATRX;D. GFAP;E. P53

七、专家点评

几乎所有种类的原发性颅内肿瘤都有脊髓转移的报道，其中髓母细胞瘤、生殖细胞瘤和高级别胶质瘤更是多见。尸检结果报告 20%~36% 的幕上肿瘤和 60% 的幕下肿瘤都可发现脊髓播散，甚至有文献报道脊髓肿瘤通过脑脊液通路种植至颅内。根据对中枢肿瘤脊髓播散的相关研究报道，增加肿瘤播散的因素有：患者年纪较小，肿瘤级别较高，细胞间变，肿瘤有少突成分，EGFR 高表达，MIB-1 指数高和患者免疫抑制状态。此外有学者认为肿瘤恶化、手术操作、术后未行进一步放化疗也是导致肿瘤细胞随脑脊液转移的原因，但需要进一步大规模的临床试验来验证。肿瘤部位靠近脑室会大大提高肿瘤细胞随脑脊液转移的风险。当然，另一种可能就是，颅内、脊髓皆为原发性肿瘤。

虽然有许多因素可以导致肿瘤随着脑脊液种植到脊髓，但是相关报告还是较少，造成这个结果的原因可能是：①肿瘤患者生存时间较短；②大脑中没有淋巴管存在；③肿瘤本身的占位效应会压迫脑脊液循环通路；④患者自身对肿瘤细胞的免疫应答。由于以上原因，虽然级别较高、分化较差的颅内肿瘤更容易发生脊髓种植播散，但是在生存时间相对较长的低级别胶质瘤中更有机会发现脊髓种植。

对于颅内胶质瘤脊髓播散的病例现缺少相关的指南，现阶段治疗方案是对有播散证据的需要全脑全脊髓照射 + 残留部分的局部加量放疗。因此，对这类病例治疗迫切需要相关的大规模临床研究和循证医学证据。

（作者：尼加提·库都来提　审稿人：庄冬晓）

参考文献

［1］ Shashi Singhvi，et al.Intracranial metastasis of spinal intramedullary anaplastic astrocytoma.Asian J Neurosurg，2011，6(2): 116–118.

［2］ Se Youn Jang，et al.Intracranial Metastases of Cervical Intramedullary Low-Grade Astrocytoma without Malignant Transformation in Adult.J Korean Neurosurg Soc，2009，45(6): 381–385.

［3］ Fakhrai N，et al.Glioblastoma with spinal seeding.Strahlenther Onkol，2004，180(7):455–457.

［4］ Peraud A，et al.Recurrent spinal cord astrocytoma with intraventricular seeding.Childs Nerv Syst，2004，20:114–118.

［5］ Minehan KJ，et al.Spinal cord astrocytoma : pathological and treatment considerations.J Neurosurg，1995，83:590–595.

［6］ Pollack IF，et al.Dissemination of low grade intracranial astrocytomas in children.Cancer，1994，73(11):2869–2878.

病 例 16

沿脑脊液播散的弥漫星形细胞瘤

一、病例介绍

患者，男性，28岁，慢性病程，因"视力下降2个月"入院。患者自述2个月前无明显诱因下开始出现视力下降，主要表现为视物模糊，自述无明显视野缺损，无明显头痛及恶心呕吐，无言语及肢体活动障碍，无四肢抽搐，无行走不稳。2016年4月28日就诊外院查头颅MRI提示右侧丘脑及侧脑室、四脑室内占位，T_1低信号，T_2等信号，病灶部分强化（图16-1、图16-2）。目前患者为进一步治疗就诊我院。患病以来患者精神好，胃纳可，睡眠好，大小便正常，无体重明显下降。

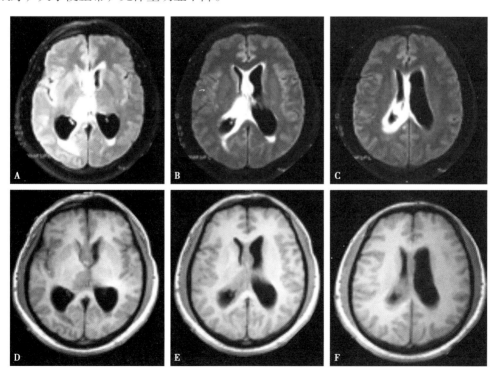

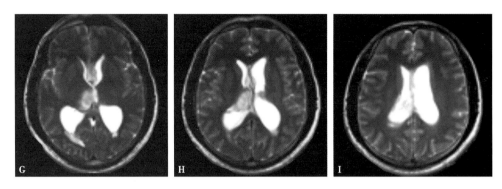

图 16-1 头颅 MRI 平扫

患者 2016-4-28 外院查头颅 MRI 提示右侧丘脑及侧脑室、四脑室占位，T_2 FLAIR 上呈弥散高信号（A~C），T_1 像呈低信号（D~F），T_2 等信号（G~I）

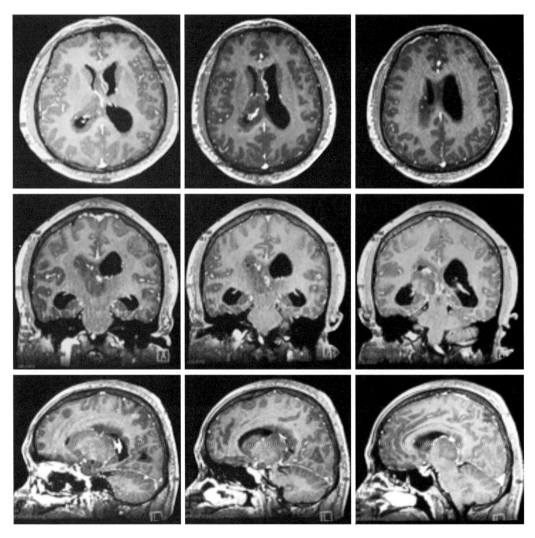

图 16-2 头颅 MRI 增强

患者增强 MRI 提示病灶部分强化明显，部分病灶不强化

患者入院查体神清，精神可，双瞳等大等圆，对光反射灵敏，眼底检查见视神经盘明显水肿，右眼视力 0.5，左眼视力 0.1，视野测定提示左眼颞侧及右侧鼻侧视野缺损，余脑神经检查未及明显异常。四肢肌张力正常，四肢肌力 Ⅴ－，腱反射正常，病理反射未引出，行走稳，闭目难立征阴性。

患者入院后积极完善相关检查，血常规、肝肾功能及电解质、凝血指标在正常范围内，进一步查 AFP 及 bHCG 未见明显升高。入院后行腰穿，测压提示压力正常范围内，脑脊液糖正常，白细胞未见明显升高，留取脑脊液 20ml 送脱落细胞学检查，见异型脱落细胞（图 16-3），但不能明确细胞来源。患者排除手术禁忌后，于全麻下行脑室镜下活检术（图 16-4），术中脑室镜指导下穿刺右侧脑室强化病灶，导航截面提示穿刺到目标靶点。术后冷冻提示胶质瘤，Ⅱ级或以上。手术顺利，术后患者安返病房。目前患者正在术后康复治疗中。术后正式病理回报：星形细胞瘤，WHO Ⅱ级。

二、讨论目的

患者下一步治疗策略？

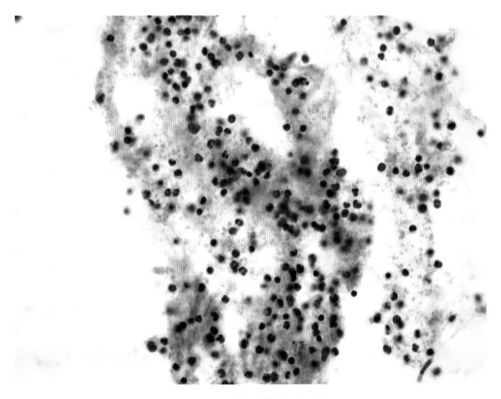

图 16-3　脑脊液脱落细胞涂片

患者脑脊液脱落细胞检查提示核异型细胞

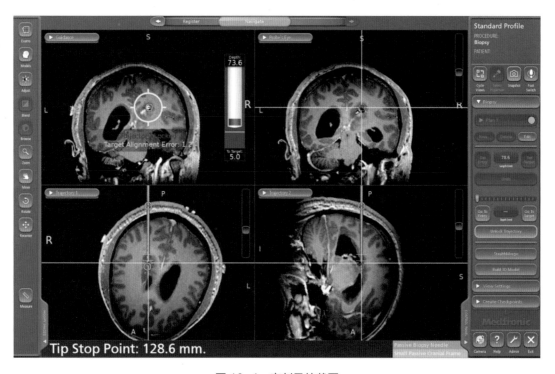

图 16-4 穿刺导航截图

患者脑穿刺活检术，提示穿刺已达到靶点增强病灶

三、诊治建议

患者病理细胞密度比较低，呈梭形、极性、毛发样，细胞排列方式和毛细胞排列方式较一致（图 16-5）；免疫组化提示 GFAP 阳性、Olig2 阳性、P53 有 50% 以上阳性，MIB-1 较高达到 4% 左右（图 16-6），而一般的毛细胞小于 1%，最高到 2%；细胞核数量较多，可以看到丰富的淋巴单核细胞和一些异型核细胞，但无法确定肿瘤的来源及性质。综合 HE、肿瘤的生长行为以及 CSF 的结果，考虑"弥漫星形细胞瘤，WHO Ⅱ级"。IDH1 和 IDH2 测序结果均为野生型。该患者属于低级别高风险患者，患者较年轻，应积极治疗，建议全脑放疗，并联合化疗；同时由于脑脊液存在异型细胞，需复查脊髓磁共振，若结果呈阳性，建议全脑 - 全脊髓放疗。

四、治疗过程

患者目前术后康复中，待术后康复转放疗科病房行后续治疗。

五、鉴别诊断

1. **脑室内星形细胞瘤** 脑室内星形细胞瘤较少见，通常认为肿瘤起源于室管膜基质的神经胶质细胞，向脑室内生长，瘤体全部或者大部分位于脑室内。临床上患者通常表现为肿瘤侵犯区域的功能障碍或者颅高压症状，在 MRI 平扫上肿瘤通常表现为边界不清，信号尚均匀的肿块，有时亦可表现为弥漫性浸润分布的异常信号，T_1 呈稍低信号或者等信号，T_2 上通常表现为稍高信号强度，通常不强化，或者有不均匀斑点状或者斑块样强化。依据

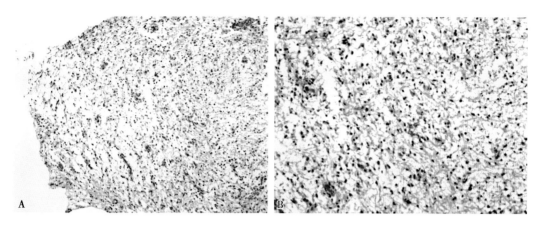

图 16-5　HE 病理图片

A. 放大 100 倍，瘤细胞弥漫分布，密度中等；B. 放大 200 倍，瘤细胞形态较温和，胞质有突起，核略异型

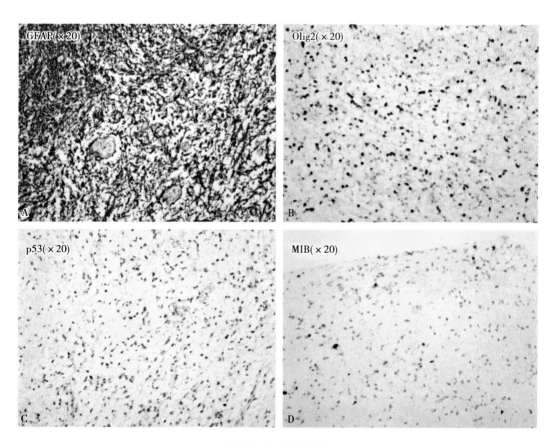

图 16-6　免疫组化

A. 放大 20 倍，免疫组化染色示肿瘤细胞呈 GFAP 示胞质阳性表达；B. 免疫组化染色示 Olig2 阳性；C. 免疫组化染色示 P53 有 50% 以上阳性；D. 放大 20 倍，免疫组化染色示 Ki-67 指数表达较低

患者影像学表现，肿瘤边界不清，仅部分强化，该诊断不能除外，因此行脑室内活检术进一步明确诊断。

2. 室管膜瘤 室管膜瘤是一种缓慢生长的良性肿瘤，起源于脑室壁，由肿瘤性室管膜细胞组成，肿瘤亦可以经四脑室侧孔蔓延至桥小脑脚池，或经正中孔蔓延至枕大池。室管膜瘤可以发生在任何年龄组，多见于儿童及青年组。在 MRI 上，肿瘤通常表现为脑室内不均匀性肿块，边界清楚；T_1 上通常表现为稍低或者等信号，信号常不均匀；T_2 上病灶呈均匀或者非均匀性稍高信号影；增强扫描提示肿瘤边界清楚，呈中度至明显强化。该患者病灶位于右侧脑室，肿瘤边界不清，影像学上暂不符合该诊断，确诊待正式病理。

3. 室管膜下巨细胞星形细胞瘤 室管膜下巨细胞星形细胞瘤是一种良性、缓慢生长的肿瘤。其发生于室管膜上皮外面的一层星形细胞瘤，是种染色体显性遗传疾病，80%~90% 的患者通常表现为智力低下、癫痫及皮脂腺瘤。肿瘤多位于侧脑室室间孔附近，在 MRI 平扫上主要表现为位于侧脑室室间孔附近的团块样影；在 T_1 上主要表现为稍低或者等信号；在 T_2 上表现为等信号或者稍高信号影；肿瘤实质部分呈明显强化。该患者以视力下降起病，临床上无明显癫痫及家族病史。MRI 影像中，肿瘤边界不清，因此暂不考虑该诊断。

六、结局和预后评估

患者术后康复可，转放疗科行后续治疗。患者就诊放疗科后，完善相关检查，行全脊髓 MRI 未见明显转移病灶（图 16-7）。于是行全脑放疗，具体剂量为 40Gy/20Fx，局部加量 20Gy/10Fx，期间接受替莫唑胺同步放化疗（Stupp 方案）。患者在放疗结束后定期随访头颅 MR（图 16-8、图 16-9）提示患者脑室周围及四脑室周病灶明显缩小。患者放疗一般反应可，出院后继续行替莫唑胺辅助化疗六个疗程。

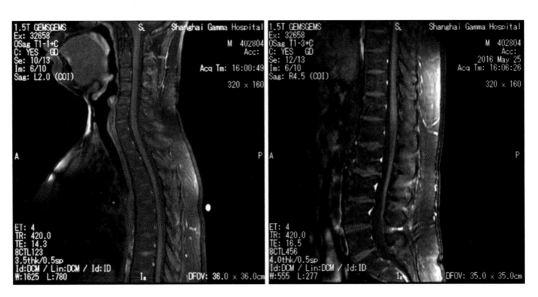

图 16-7 放疗前脊髓 MRI 检查

脊髓未见明显病灶

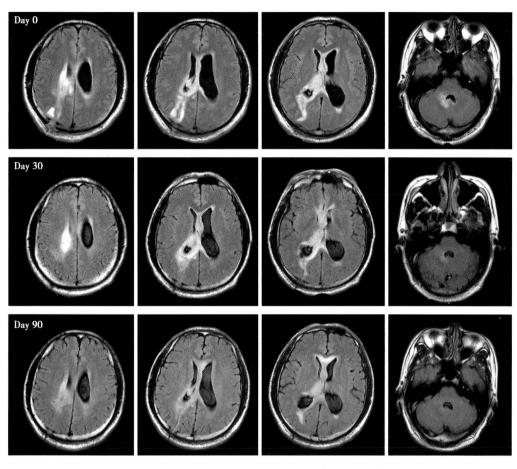

图 16-8 患者放疗期间 MRI 随访（T_2 FLAIR）

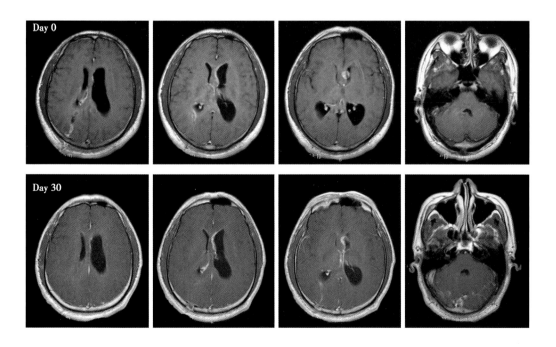

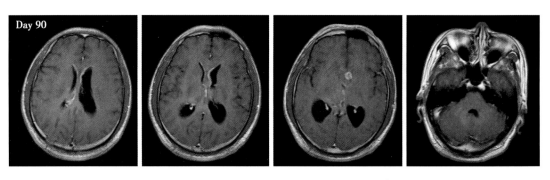

图 16-9 患者放疗期间 MRI 随访（T_1 增强）

七、专家点评

临床既往认为胶质瘤转移的主要途径是沿着脑内邻近脑白质纤维束播散，脑脊液播散较少引起临床关注，血行播散被认为几乎不可能。其实，脑脊液播散以及血行播散临床都可见报道。尤其是沿脑脊液循环播散至脑室系统、颅底脑池、脑沟、脊髓各节段表面以及腰大池，这在脑胶质瘤患者病程后期并不罕见。有些患者甚至在疾病病程早期，就可以出现沿脑脊液播散的情况。原发灶隐匿，而以脑脊液播散为首发表现的临床病例，需要与中枢神经系统感染性疾病相鉴别，例如结核性脑膜炎、真菌性脑膜炎以及细菌性脑膜炎等。病原学确诊需要采用脑脊液检查，包括常规、生化、涂片、细菌培养、真菌培养、结核杆菌试验以及脱落细胞学检查等。本病例最初就是通过脑脊液脱落细胞学检查明确病原为肿瘤。由于缺乏组织学背景，肿瘤定性仍需要采用脑活检术。脑实质内病灶可以采用导航下穿刺活检，脑室内病灶可以采用脑室镜活检。本病例最终通过脑室镜活检确立组织病理学诊断。

（作者：阿卜杜米吉提·艾拜杜拉　审稿人：吴劲松）

病 例 **17**

脑干间变性星形胶质瘤

一、病例介绍

患者，男性，22 岁，"脑干胶质瘤术后 8 年，行走不能伴饮水呛咳 10 月余"入院。患者在 2006 年年底无明显诱因下开始出现间断性头痛，未予以特别重视。2007 年 2 月，患者因头痛加重行 MRI 示脑干占位，考虑脑干胶质瘤（图 17-1），2007 年 3 月在外院行枕下乙状窦后入路脑桥肿瘤切除术，部分切除肿瘤（图 17-2）。

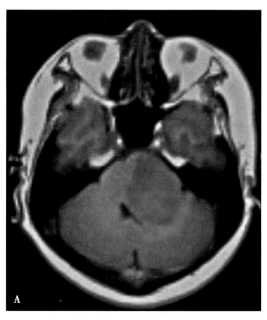 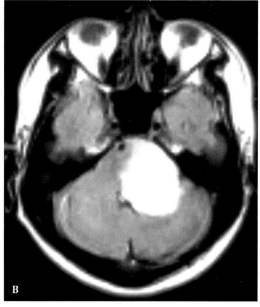

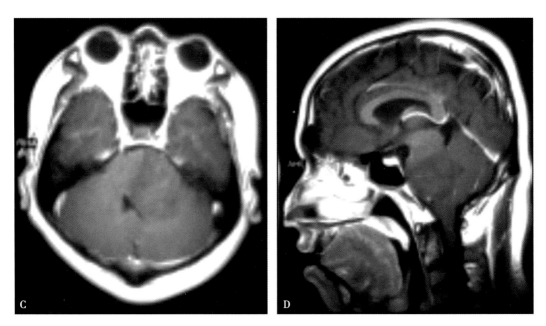

图 17-1 2007-2 MRI 示脑干占位，考虑脑干胶质瘤可能

A.T$_1$ 加权 MRI；B.T$_2$ FLAIR 影像；C. 增强 MRI；D. 增强 MRI 矢状面

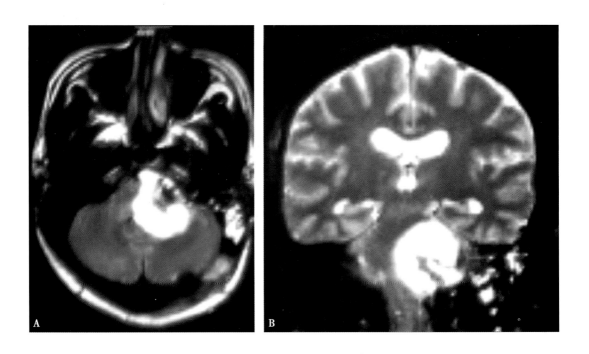

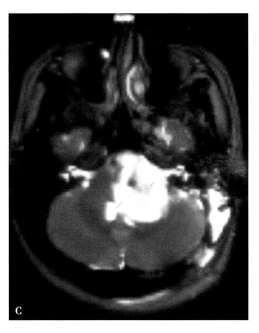

图 17-2　2007-3 在外院行枕下乙状窦后入路脑桥肿瘤切除术，部分切除肿瘤

A. 术后 MRI T_2 加权序列；B.T_2 加权序列冠状位；C.T_2 加权序列水平位

术后病理回报：星形胶质瘤，GFAP（++），NSE（++），S-100（++），CHgA（+/-），Vimentin（+++），Ki-67（5%+），Syn（-）。术后患者出现左侧面瘫症状，但无饮水呛咳，无肢体及活动障碍。术后予以放疗，PTV 115/95 100cGY/ 次，PGTV 115/95 126.5cGy/ 次，每日两次照射，间隔4.5~5 小时。自 2007 年 4 月 12 日—2007 年 5 月 19 日，共照射 54 次，照射 51 次时缩野至 GTV 外放 5mm 的区域加量照射 3 次，每次 130cGy。总剂量：PTV 5610cGy/51 次，PGTV 6816cGy/54Fx（图 17-3）。

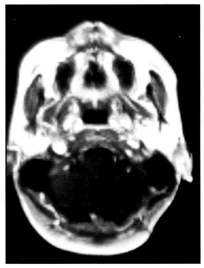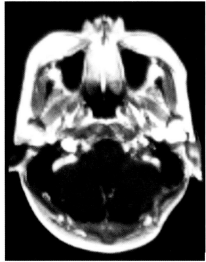

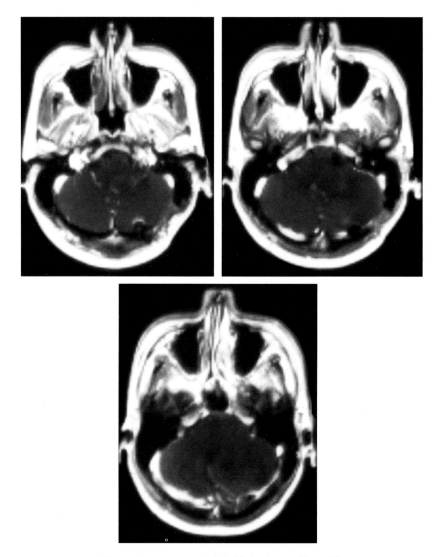

图 17-3 2007-9 患者行放疗后 MRI 增强影像

化疗期间曾两次服用替莫唑胺，因剧烈呕吐停止，无法做到同步放化疗。放疗结束后予以替莫唑胺化疗，剂量为 360mg d1~d5，服用至今。期间在 2009 年 10 月—2012 年 4 月，予以尼妥珠单抗治疗，具体剂量不详。2014 年 9 月，患者开始出现右侧肢体麻木伴乏力，MRI 报告示脑干左侧占位，T_1 等信号，T_2 高信号，增强后呈明显不均匀强化。2014 年 11 月，患者再次复查示左侧脑干肿瘤较之前扩大（图 17-4）。外院行"细胞因子活化杀伤细胞输注治疗"，未见明显疗效。

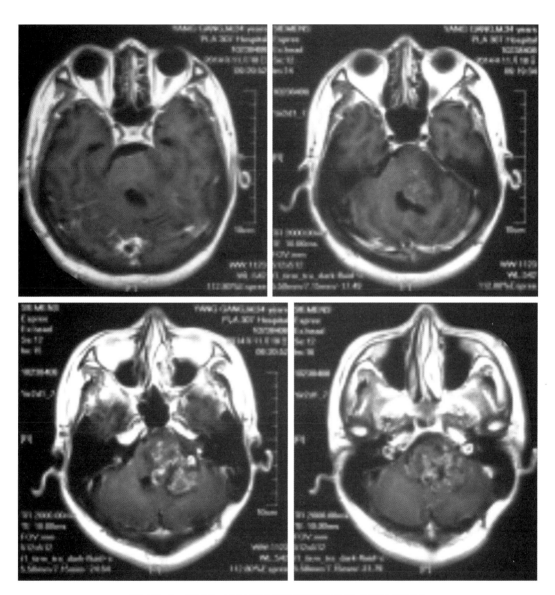

图 17-4　2014-11 MRI 复查示左侧脑干肿瘤较之前扩大

　　2014 年 12 月 8 日排除化疗禁忌后予行安维汀 400mg 静脉滴注 d1 化疗一次，亦未见明显疗效。近两个月患者机体乏力症状加重，行走不能，吞咽易呛咳，为进一步诊治入院。

二、诊治过程

　　患者入院体检示左侧面瘫，左侧听力丧失，左眼内视、外展不能，左眼直接和间接对光反射迟钝，右侧肢体肌力 Ⅱ 级，右侧病理征阳性。予以完善患者术前检查后在 2015 年 3 月 4 日予以开颅肿瘤切除（图 17-5~ 图 17-7）。

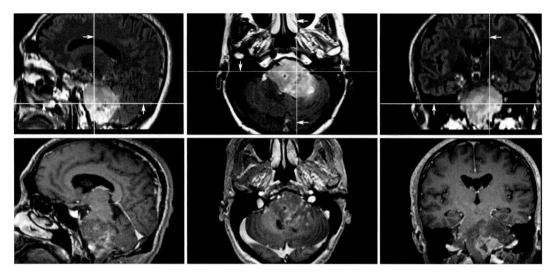

图 17-5　术前 iMRI 导航序列

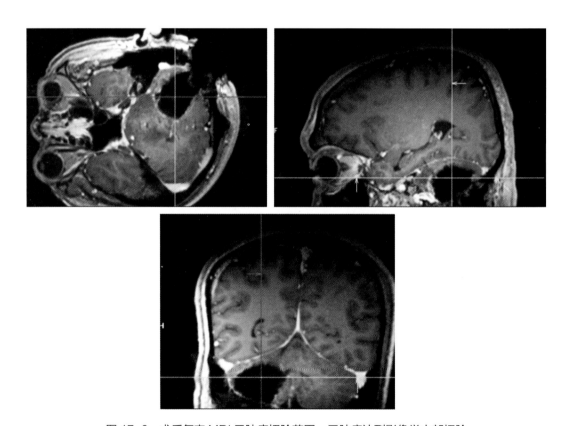

图 17-6　术后复查 MRI 示肿瘤切除范围，示肿瘤达到影像学大部切除

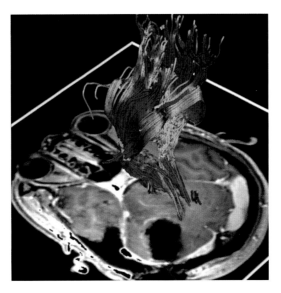

图 17-7　术后复查 DTI 示传导束保护完整

三、最终诊断

组织病理诊断：（脑干）间变性星形细胞瘤（WHO Ⅲ级）。

分子病理结果：IDH1 基因突变，IDH2 基因未突变，TERT 基因未突变，1p19q 染色体未缺失，MGMT 启动子未甲基化，H3F3A K27 基因未突变。

根据 2016 年 WHO 中枢神经系统肿瘤分类，整合诊断为：（脑干）间变性星形细胞瘤，IDH 突变型，WHO Ⅲ级。

四、诊疗建议

建议行挽救性化疗，可考虑予以 VM26 d1~d3+BEV d3，4~6 个周期化疗；或者予以 ACNU 化疗方案。

预后随访：患者神经外科出院后，转至康复医院进一步行康复治疗；患者康复治疗期间出现肺炎等并发症，并逐渐头痛及恶心呕吐等不适主诉，外院复查 MR 提示肿瘤复发（资料未见），患者逐渐加重，于 2015 年 6 月 13 日去世。

五、讨论

脑干胶质瘤（中脑、脑桥和延髓）是临床较少见的一类颅内肿瘤，任何年龄可以发病，男女比例大致相等，占儿童颅内肿瘤的 20%，占成人颅内肿瘤的 2%。脑干胶质瘤多为慢性起病，进行性加重，临床表现复杂，其临床表现及疾病进展差异性较大。常见的临床症状为：颅内压增高表现、脑神经损害症状及体征、长传导束损害征象、共济失调、头痛头晕等非特异表现及其他表现。特殊部位的脑干胶质瘤常有典型的表现，如中脑的红核震颤、发作性昏迷；脑桥的同向注视麻痹、排尿障碍、展神经麻痹；延髓肿瘤可引起呼吸困难，顽固性呃逆，胃肠出血及血压、心率异常等。

脑干胶质瘤可以简单地被分为两大类：弥漫性脑干胶质瘤（75%）和局灶性脑干胶质瘤（25%）。局灶性脑干胶质瘤主要见于中脑、脑桥（向背侧外生性生长者）及延髓，而脑桥型极大多数呈浸润性生长，侵及整个脑桥和邻近组织。弥漫性脑桥胶质瘤通常进展非常迅速。相反，局灶性脑干胶质瘤通常为毛细胞或者纤维型星形细胞瘤，或者罕见的神经节胶质瘤，被称之为低度恶性肿瘤。

根据肿瘤 MRI 特征基本上可以明确诊断脑干胶质瘤，根据磁共振的影像学特征，成人脑干胶质瘤可分类为：①弥漫内生性脑干胶质瘤；磁共振特征为弥漫性边界不清，内生浸润性，浸润面积 >50% 的脑干，增强后没有显著强化灶。②恶性脑干胶质瘤：增强 MRI 上有显著弥漫强化灶的脑干胶质瘤，说明病灶内血 - 脑脊液屏障破坏，恶性程度高。③顶盖局灶胶质瘤：病灶局限在中脑背侧顶盖，边界清楚，可伴局灶强化灶。④背外生型脑干胶质瘤：指只向脑干背外侧膨胀生长的脑干胶质瘤。⑤其他局灶脑干胶质瘤：如位于脑桥、延髓边界清楚的局限病灶，且病理证实为胶质瘤。

成人脑干胶质瘤的生物学行为与儿童的脑干胶质瘤存在明显差别，特别是弥漫内生型脑干胶质瘤（diffuse intrinsic brainstem gliomas，DIBG），或称为弥漫内生型脑桥胶质瘤（diffuse intrinsic pontine glioma，DIPG）。儿童 DIBG 占到儿童脑干胶质瘤的绝大部分（80% 左右），病理多为高级别胶质瘤，预后也极差，总生存期仅为 10 个月。成人 DIBG 仅占到成人脑干胶质瘤的 45%~50%，病理多为低级别胶质瘤，且预后较好。

弥漫内生型脑桥胶质瘤在各个年龄段皆可发生，但在儿童中更多见，并且肿瘤浸润性强，很难做到完全切除而达到减瘤负荷效果，手术目的主要是明确肿瘤性质。目前的标准治疗方式是常规放疗，常规放疗总剂量在 54~60Gy。虽然辅助化疗的研究没有证实化疗方案效果，但是临床中仍以替莫唑胺为化疗方案予以治疗。而对于放疗后进展的弥漫内生型脑桥胶质瘤仍无统一的治疗指南。

顶盖局灶胶质瘤多为低级别胶质瘤，预后相对较好，总生存期仅可达 4~10 年，对大部分占位可以做到手术全切或次全切除。对部分症状较轻的患者，行 VP 分流术或三脑室造瘘术后予以规律随访也可作为一种治疗策略。

背外生型脑干胶质瘤大部分为毛细胞型星形细胞瘤，故背外生型脑干胶质瘤在成人脑干胶质瘤中很罕见，在儿童脑干胶质瘤中相对较常见。因肿瘤大多为良性，可考虑定期随访暂不进行手术治疗。对于症状严重的患者，可最大限度地在安全范围内切除肿瘤，尽可能保护神经功能。

六、专家点评

对应既往的 DIPG，在新出版的 2016 年的中枢神经系统肿瘤分类中新增加了"弥漫中线胶质瘤，H3 K27M 突变型"这一诊断，其定义为"一种侵袭性的，位于中线的高级别胶质瘤，组织病理学上以星形细胞分化为主，伴有 H3 K27M 突变"。H3 K27M 突变的中线胶质瘤主要是儿童为主，成人占少数，其发病中位年龄为 5~11 岁。和既往 DIPG、DIBG 诊断相比，该诊断涵盖了更多中线部位的弥漫胶质瘤，例如丘脑、脊髓等，部分脑干肿瘤同时还可能侵犯小脑；同时，该诊断限定了这类肿瘤必须含有 H3 K27M 突变。分子病理学研究表明，弥漫中线胶质瘤中，除了 H3 K27M 突变，其他常见的分子标记物有 TP53 基因突变（50%）、PDGFRA 基因扩增（30%）、CDK4/6 基因扩增（20%）、ACVR1 基因突变（20%）等。值得注意的是，虽然成人 DIBG 有着较好的临床预后，"弥漫中线胶质瘤 H3 K27M 突变型"临床预后较差，患者两年生存率小于 10%，对应 WHO Ⅳ级。该病例患者为成年男性，病灶位于脑干，病程长达 8 年，分子病理检测结果提示为 H3 K27M 未突变，因此从临床病史及预后、分子病理结果的角度排除弥漫中线胶质瘤的诊断后，诊断为脑干间变性星形细胞瘤，IDH 突变型，WHO Ⅲ级。

（作者：阿卜杜米吉提・艾拜杜拉　审稿人：毛颖）

参考文献

［1］周良辅. 现代神经外科学. 第 2 版. 上海：复旦大学出版社，2015.

［2］Guillamo JS，Monjour A，Taillandier L，et al.Brainstem gliomas in adults：prognostic factors and classification.Brain，2001，124(Pt 12)：2528-2539.

［3］Reyes-Botero G，Mokhtari K，Martin-Duverneuil N，et al.Adult brainstem gliomas.Oncologist，2012，17(3)：388-397.

［4］Grimm SA，Chamberlain MC.Brainstem glioma：a review.Curr Neurol Neurosci Rep，2013，13(5)：346.

［5］Hu J，Western S，Kesari S.Brainstem Glioma in Adults.Front Oncol，2016，6：180.

［6］Jansen MH，van Vuurden DG，Vandertop WP，et al.Diffuse intrinsic pontine gliomas：a systematic update on clinical trials and biology.Cancer Treat Rev，2012，38(1)：27-35.

病例 18

"弥漫星形细胞瘤，IDH 野生型"伴脑脊液播散

一、病例介绍

1. 患者，男性，19 岁。

2. 2014 年 3 月无明显诱因下反复出现头昏、发作性头痛、呕吐。

3. 辅助检查：2014 年 3 月头颅 MRI 提示：小脑及左侧脑室内多发异常信号，考虑脑囊虫病可能，其他寄生虫感染不排除，建议血液系统检查（图 18-1）。

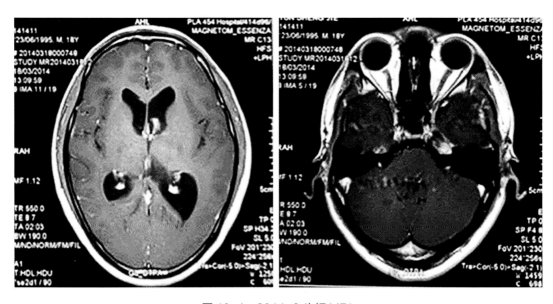

图 18-1　2014-3 头颅 MRI

提示小脑及左侧脑室内多发异常信号

2014 年 4 月 4 日寄生虫血清学检查各项（－）。2014 年 5 月于华山医院行 MRS 检查提示"左侧脑室前角内孟氏孔附近占位病变伴代谢异常"，2014 年 6 月 MRI 检查（图 18-2）提示"左侧脑室前角内孟氏孔附近占位伴侧脑室积水，右侧额颞叶及双侧小脑多发结节，结合 MRS 目前肿瘤依据不充分，考虑炎性肉芽肿可能大，随访"。

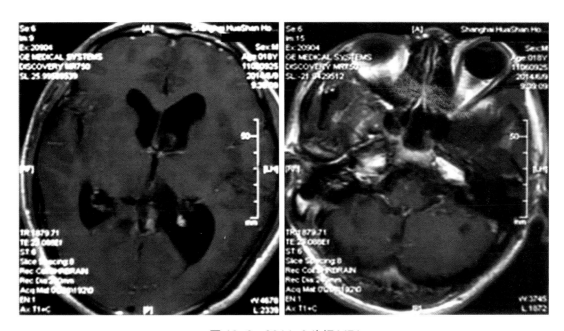

图 18-2　2014-6 头颅 MRI

提示左侧脑室前角内孟氏孔附近占位伴侧脑室积水，右侧额颞叶及双侧小脑多发结节

4. 患者未行治疗，2014 年 7 月患者出现头痛、呕吐加重，伴有视物模糊，复视，耳鸣，左侧肢体发作性麻木，当地予对症脱水治疗后有好转。

5. 2014 年 8 月 28 日因"头痛、呕吐伴肢体发作性麻木 5 个月，视物模糊 1 个月"于华山医院神外科住院治疗。

查体：水平复视，左侧 45°，右侧 60° 范围内复视，余（－）。2014 年 9 月 12 日全麻下行三脑室内镜下活检 + 三脑室造瘘 + 脑室外引流 +Ommaya 植入术。病理（图 18-3）：弥漫星形细胞瘤，IDH 野生型，WHO Ⅱ 级。免疫组化：GFAP（＋），Olig2（＋），IDH1（－），P53（＋），MGMT（＋），NeuN（－/＋），MIB-1 2%，Nestin（＋），Cga（－），yn（＋）。

6. 2014 年 9 月 23 日于放疗科入院，入院后行头颅及脊髓 MRI 检查提示：脑干表面条状强化灶，脊髓表面多发强化灶，考虑颅内肿瘤脑脊液播散可能（图 18-4，图 18-5）。

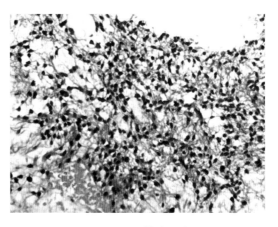

图 18-3　活检病理结果

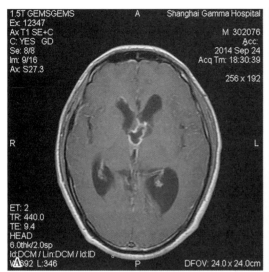
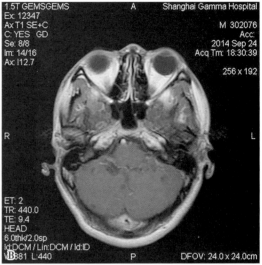
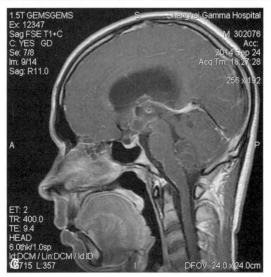

图 18-4 2014-9 头颅（A，B）及上段颈髓（C）MRI

脑沟、脑室内室管膜以及脑干表面条状强化灶

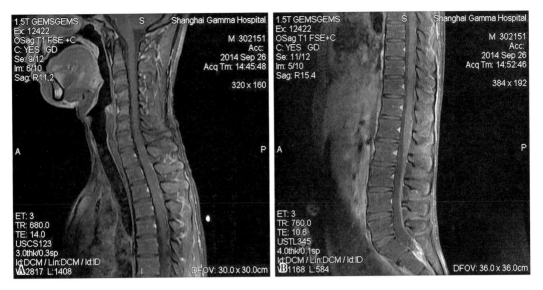

图 18-5　2014-9 脊髓 MRI

颈（A）、胸（A，B）、腰（B）段脊髓表面多发强化灶

二、讨论目的

诊断：LGG 伴脑脊液播散？

治疗：①是否同步放化疗？②下一步治疗方案？

三、诊治建议

1. **影像科意见**　2014 年 3 月 MRI 检查见三脑室内孟氏孔附近病灶，环形强化，内有坏死，额叶病灶均匀环形强化，不太符合 LGG，确实需要考虑寄生虫或者感染性疾病。2014 年 4 月 MRS 提示胆碱峰有升高，但比值 <2，符合 LGG 表现，不支持寄生虫。2014 年 9 月 MR 见强化灶增大，脑膜强化，脊髓 MR 提示表面强化，根据 MR 表现，符合 LGG 播散和种植。建议行脑脊液检查进一步明确病情。

2. **传染科意见**　脑室内病灶在寄生虫病中极其少见，仅脑囊虫病偶见。此种情况不建议驱虫治疗，仍建议手术明确。寄生虫相关检查存在假阳性及假阴性可能，必要时建议脑脊液做相关检查。建议：①完善流行病学；②脑脊液寄生虫检查；③组织培养，排除其他疾病。

3. **病理科意见**　病理诊断明确，可考虑进一步行肿瘤分子分型。

4. **肿瘤科意见**　目前脑室内病灶病理诊断已明确，脊髓表面强化提示肿瘤沿脑脊液播散可能，建议全脑脊髓行放疗，辅助化疗。

四、综合意见

1. **诊断明确**："弥漫星形细胞瘤，IDH 野生型，WHO Ⅱ级"伴脑脊液播散。建议继续全脑全脊髓放疗，替莫唑胺同步化疗，放疗后替莫唑胺辅助化疗。

2. 患者目前仍有脑积水，如放疗中仍有加重，可考虑行 V–P 分流手术，以确保放疗期间颅内压稳定。

3. 完善脑脊液相关检查进一步排除其他疾病。

五、治疗过程

1. 完善脑脊液相关检查，寄生虫检查各项（－），肿瘤脱落细胞检查（－）。

2. 2014 年 10 月 8 日起行全脑全脊髓放疗（图 18-6）。

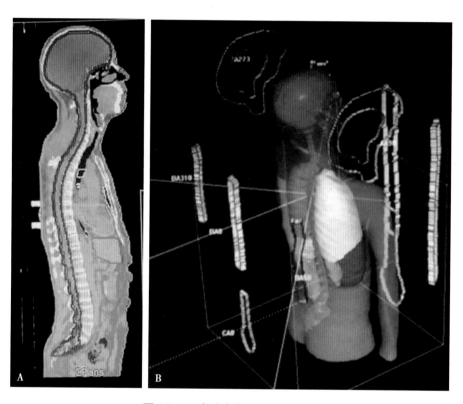

图 18-6　全脑全脊髓放疗示意图

3. 因放疗中患者白细胞、血小板水平较低，考虑治疗风险大，替莫唑胺同步化疗暂缓。

4. 患者目前无头痛呕吐症状，治疗顺利。

六、鉴别诊断

1. 患者就诊过程中已完善寄生虫等相关检查，入院后已行脑脊液相关检查，目前无寄生虫及颅内特殊感染依据。根据影像学表现以及活检术后的组织病理学检查，目前明确诊断"弥漫星形细胞瘤，IDH 野生型，WHO Ⅱ级"。

2. 根据脊髓的影像学表现，目前诊断恶性脑胶质瘤伴脑脊液播散可明确。

七、结局与预后评估

随访至 2017 年 2 月 16 日患者无症状，生活自理，可去学校学习。复查脑和脊髓 MRI 显示：肿瘤完全消失（图 18-7）。治疗经验告诉我们：MDT 给予患者个体化治疗，可以收获良好的疗效。尽管此例治疗成功但还有许多的未知需要进一步探索。

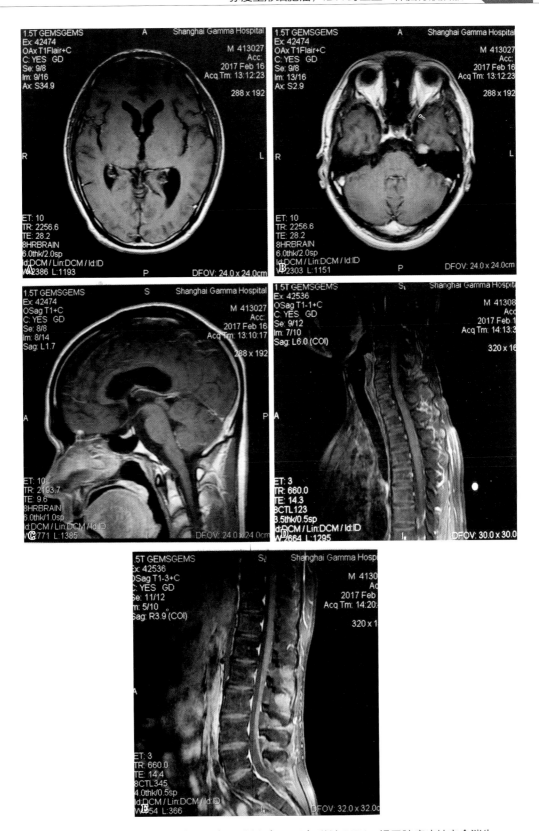

图 18-7　2017-2 头颅（A~C）及脊髓（D，E）随访 MRI，提示肿瘤病灶完全消失

八、专家点评

脑胶质瘤发生沿脑脊液通路播散并非少见，如 GBM、间变性星形细胞瘤、髓母细胞瘤和 PNET 等，LGG 如弥漫型星形细胞瘤，甚至毛细胞型星形细胞瘤也会，但是多发生在疾病晚期或手术后。发生在疾病早期或作为首发症状，如本例，则实属少见。

本例从发病到明确诊断历时 6 个月，先后诊断为寄生虫病、肉芽肿等。如何提高本病早期诊断？目前有下列可供参考：①当一般 MRI、CT 难以定性诊断时，可选用 MRS、rCBV、PET/CE（应用氨基酸示踪剂，例如蛋氨酸，而非葡萄糖）；②脑脊液离心或流式细胞仪筛选后行脱落细胞学检查；③如仍难定性，应外科手术活检。

良恶性神经上皮肿瘤均会沿脑脊液播散，但当前神经病理学针对脑脊液的体液活检技术还不成熟。因此，开展免疫组化、分子病理学诊断，寻找可预测播散、放化疗敏感和预后的特异性生物标记物是当前脑脊液活检术的关键和难点。

（作者：汪洋　陈淑　审稿人：盛晓芳）

病例 19

误诊为原发性中枢神经系统血管炎的脑胶质瘤

一、病例介绍

患者，女性，63 岁，职业：农民。

主诉：反复发作性意识丧失、肢体抽搐 9 天。

现病史：入院前 9 天，患者于夜间无明显诱因下出现四肢抽搐，口吐白沫伴意识丧失、尿失禁，发作持续时间不详，当日去台州某医院，入院后给予抗癫痫治疗（具体药名不详），症状未再有发作，但诉右侧肢体麻木，余无其他特殊不适。当地住院期间行腰穿，提示脑脊液常规：正常，生化：蛋白 50mg/dl，糖和氯化物正常。头颅 MRI 提示：两侧额叶及左侧颞叶、右侧基底节区异常信号。头颅 MRI 增强可见轻度强化。入院前 6 天，于夜间出现间歇性头痛，疼痛程度可忍受，右侧肢体麻木不适。凌晨再次出现意识丧失，口吐白沫，四肢抽搐伴小便失禁，几分钟后意识恢复。遂转诊我院。

既往史：高血压病 5 年，血压最高达 180/120mmHg，平时不规律服用降压药，药物具体名称不详，血压控制欠佳。高脂血症。

个人史、家族史、月经史、婚育史：无殊。

入院体格检查：内科查体无殊。神经系统查体：神志清楚，言语流利，记忆无减退，计算力、定向力无减退。脑神经：阴性。颈软。四肢肌力、肌张力正常，腱反射阳性，双下肢病理征：阴性。针刺觉正常，共济运动可。

入院后实验室检查：未见明显异常。

二、诊疗经过

患者，女性，63 岁，急性起病，反复发作性意识丧失、肢体抽搐为主要症状。神经系统查体无特殊。头颅 MRI 示：两侧额叶及左侧颞叶、右侧基底节区异常信号。头颅 MRI 增强可见轻度强化（图 19-1）。入院行腰穿提示蛋白升高，糖和氯化物正常，诊断首先考虑非特异性炎性病变可能大，给予激素治疗。行头颅 MRS 提示左侧额颞叶占位，NAA 峰明显降低，而 Cho 峰明显升高；考虑胶质瘤可能大（图 19-2）。头颅 MR 灌注：左额颞叶占位，其中左颞叶强化灶为偏高灌注，提示偏良性胶质瘤（图 19-3）。故进一步行头颅 PET 蛋氨酸显像，结果提示：左侧额叶及顶叶略高密度影，蛋氨酸代谢异常增高，右额蛋氨酸代谢轻度增高灶，考虑肿瘤性病变可能（图 19-4）。遂于 2015 年 12 月导航下颅内占位病灶穿刺活检（图 19-5），术中冷冻病理提示：胶质瘤 2 级或以上。石蜡切片病理：GFAP（+），Olig2（+），P53（+），ATRX（+），IDH1（+），INA（+），NeuN（−），MIB-1（8%）（图 19-6）。

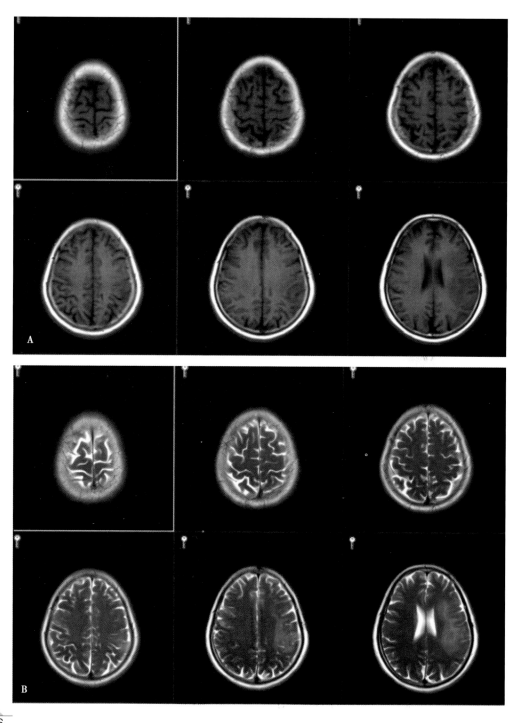

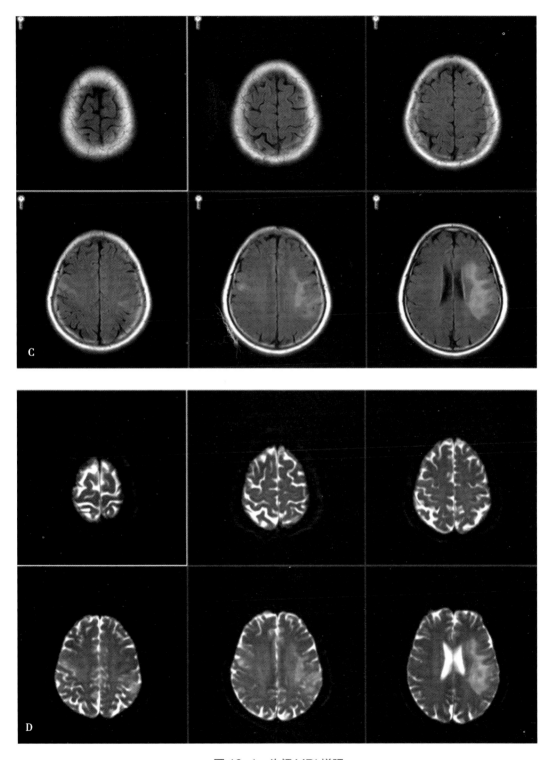

图 19-1　头颅 MRI 增强

A. 术前 T₁ 平扫影像；B. 术前 T₂ 平扫影像；C. 术前 FLAIR 平扫影像；D. 头颅磁共振。两侧额叶及左侧颞叶、右侧基底节区异常信号。头颅 MRI 增强可见轻度强化

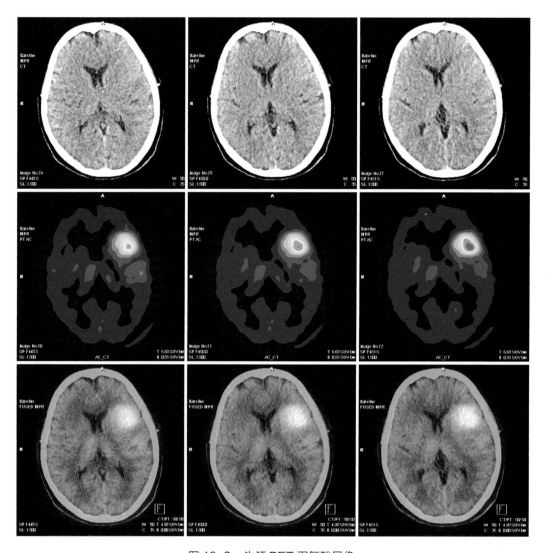

图 19-2 头颅 PET 蛋氨酸显像

左侧额叶及顶叶略高密度影蛋氨酸代谢异常增高，右额蛋氨酸代谢轻度增高灶，请结合临床，考虑
肿瘤性病变可能，血管炎待排

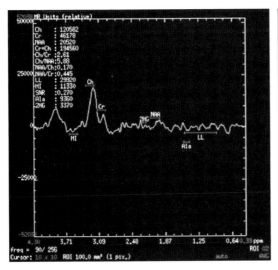
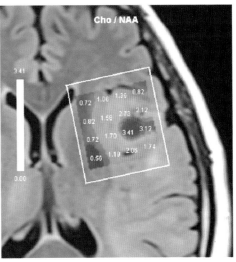

图 19-3　头颅 MRS

左侧额颞叶占位，NAA 峰明显降低，而 Cho 峰明显升高；考虑胶质瘤可能大

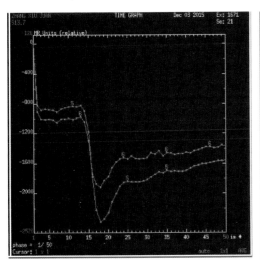
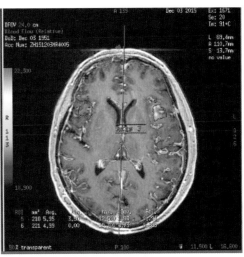
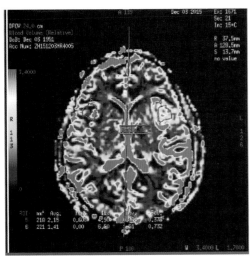

图 19-4　头颅 MR 灌注

左额颞叶占位，其中左颞叶强化灶为偏高灌注，提示偏良性胶质瘤

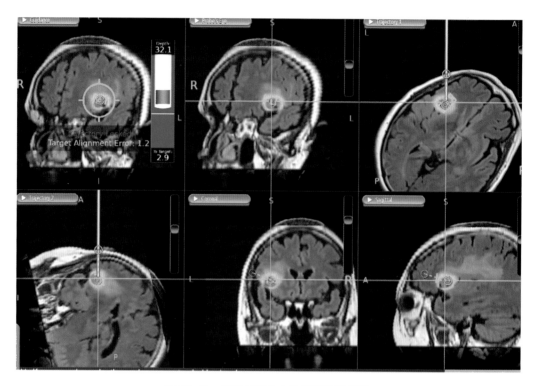

图 19-5 导航下颅内占位病灶穿刺活检

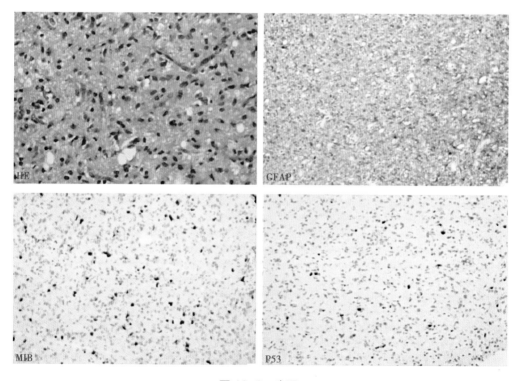

图 19-6 病理

瘤细胞弥漫分布，核有异型。小血管较丰富。GFAP 弥漫阳性。P53 部分表达。MIB-1 表达 8%

三、最终诊断

（左额叶）星形细胞瘤（WHO Ⅱ级）

四、诊断讨论

低级别星形细胞瘤又称低级别弥漫性星形细胞瘤。包括三种细胞类型：纤维型、肥胖细胞型和原浆型。多数患者表现为癫痫发作，病灶好发于颞叶、额叶后部和顶叶前部，病理可见瘤细胞弥漫分布，核有异型。常可伴微囊变。低级别星形细胞瘤的主要致死原因是去分化形成恶性程度更高的肿瘤。

1. **本例患者发现颅内多发病灶，需与以下疾病进行鉴别诊断：**

（1）原发性中枢神经系统血管炎（primary angiitis of the central nervous system，PACNS）：是一种自体免疫反应所致的胶原性血管疾病，然而病因未阐明。好发部位常累及大动脉，例如大脑中动脉，此病例病灶位于颞叶、额叶，位置与本病相一致。患者临床表现为急性或慢性，病程可呈进展性或呈波动性，症状和体征可局限性也可弥散性。常见的症状有头痛、偏瘫、认知障碍、意识减退、痫性发作，少见的有脊髓损害、脑实质出血或蛛网膜下隙出血。MRI 信号异常缺乏特异性，国外已有报道血管炎的影像学表现类似原发性肿瘤。PET 和 MRS 功能成像可较好鉴别本病和胶质瘤。然而病理检查仍是区别胶质瘤和原发性中枢系统血管炎（PACNS）的最佳标准。

（2）假瘤样脱髓鞘：CNS 肿瘤样脱髓鞘病，又称为脱髓鞘假瘤，曾被认为是一类特殊的 CNS 脱髓鞘性疾病。与典型的多发性硬化相比，肿瘤样脱髓鞘病病灶较大，超过 2cm，病灶周围有明显的肿胀和占位效应，有环状甚至团块状的强化，影像学上常常误诊为脑肿瘤。误诊原因：临床症状及生化检查无特殊性；影像表现亦缺乏特异性；临床发病率低，对其缺乏全面认识。脱髓鞘假瘤对激素治疗有反应，预后相对良好，患者的最终预后可能与急性期激素治疗的及时性及缓解期自身免疫系统平衡的维持状态有关。本病例中，患者MRS 和蛋氨酸 PET 都提示异常代谢病灶，故考虑排除假瘤样脱髓鞘。当临床表现及 MRI 倾向脱髓鞘假瘤时，可先行激素试验性治疗，观察后进一步诊断。对于孤立并有占位效应的病变，应尽快导航下穿刺活检。

应当注意的是，不可凭 MRI 明显强化排除此病。急性期病灶内小血管渗透性增加，病灶中心可能存在出血及坏死，影像学表现为中心低信号周边强化。随病程延长，巨噬细胞和肥胖型星形细胞逐渐减少，纤维型星形细胞明显增生，少数可不强化，此时易误诊为纤维型星形细胞瘤。

2. **功能性代谢成像的临床价值**　MRS 是基于化学位移原理测定体内化学成分的一种无创性技术。MRS 能检测到颅内多种化学成分，最常见的是 NAA、Cr 和 Cho，病理状态下可检测到 Lac。肿瘤的波谱和正常脑组织有显著差异，测定代谢产物峰值比率可以预测肿瘤组织类型、分类和分级。

PET 显像反映了脑内各种生理、生化过程。蛋氨酸显像对肿瘤的病理分级、复发判断，预后估计有其独特的价值，其他显像剂如酪氨酸也在推进过程中。蛋氨酸显像在诊断病理分级较低的胶质瘤时，显示出很高的浓聚性，相对于 FDG，具有优越性。

在鉴别炎性病变和胶质瘤时，采取 MRS+ 蛋氨酸 PET 显像的组合拳以明确诊断是可取的，可以为临床医生提供帮助。

3. 原发性颅内肿瘤以反复癫痫发作为首发症状原因分析　颅内肿瘤伴反复癫痫甚为常见，但诱发癫痫原因多样，了解诱因可避免癫痫反复发作。

局灶症状：肿瘤部位位于左侧额颞叶。额叶肿瘤患者若双眼转动可引起全身性发作，颞叶肿瘤患者同额叶肿瘤除有双眼转动发作外，另可有发作性幻嗅（钩回发作），精神症状发作和复杂部分性发作，称颞叶癫痫。

颅内压增高症状：随着肿瘤在颅腔内体积增大，侵占正常脑组织所占空间而引起颅内压增高，颅内压增高除有头痛、呕吐、视神经盘水肿表现，另可有颅高压发作，血压升高，脉搏徐缓等症状。

五、专家点评

本例患者癫痫起病，急性病程，头颅 MRI 提示颅内多发病灶，起初被误诊为血管炎。当磁共振 MRS 提示考虑肿瘤性病变，胶质瘤可能大时，进一步行 PET 蛋氨酸显像，提高了胶质瘤的倾向性。为明确诊断和指导患者后期治疗，故在导航下颅内占位病变行活检。术后病理不仅提供了胶质瘤的确切证据，还通过分子分型检测指导肿瘤的放疗和化疗方案，提示患者的治疗效果和预后。

（作者：龚方源　审稿人：赵桂宪　吴劲松）

参考文献

[1] Laskowitz DT1, Sperling MR, French JA, et al.The syndrome of frontal lobe epilepsy: characteristics and surgical management.Neurology, 1995, 45(4): 780-787.

[2] Wiebe S1, Blume WT, Girvin JP, et al. Effectiveness and Efficiency of Surgery for Temporal Lobe Epilepsy Study Group.A randomized, controlled trial of surgery for temporal-lobe epilepsy.N Engl J Med, 2001, 345(5): 311-318.

[3] Williams PA1, Wuarin JP, Dou P, et al.Reassessment of the effects of cycloheximide on mossy fiber sprouting and epileptogenesis in the pilocarpine model of temporal lobe epilepsy.J Neurophysiol, 2002, 88(4): 2075-2087.

[4] 吕传真，周良辅.实用神经病学.第4版.上海：上海科学技术出版社，2014.

[5] Safriel Y1, Sze G, Westmark K, et al.MR spectroscopy in the diagnosis of cerebral amyloid angiopathy presenting as a brain tumor.AJNR Am J Neuroradiol, 2004, 25(10): 1705-1708.

病例 20

多发性间变性星形细胞瘤
（WHO Ⅲ级）

一、病例介绍

患者，男性，61岁，慢性病程。因"20天前突发头晕不适伴右上肢无力"入院。

患者20天前无明显诱因下觉头晕不适伴右上肢无力、口角流涎，持续约三天，呈间断发作，发作持续时间数分钟不等，期间患者意识清晰，无意识丧失及四肢抽搐等不适主诉，无明显头痛。至当地医院就诊，查头颅CT示右侧颞叶及左侧丘脑占位性病变（2016-6-7，图20-1）；右侧颞叶病灶呈稍高密度，病灶周围水肿明显；左侧丘脑病灶低密度。在当地医院予地塞米松5mg+甘露醇后症状好转，后至我院就诊。查头颅MRI示右侧颞叶及左侧丘脑占位性病变；右侧颞叶病灶 T_1WI 低信号，T_2WI 高信号，增强后可见强化（图20-2），MRS示 Cho/NAA 0.5~7.5之间（图20-3）；左侧丘脑病灶 T_1WI 低信号，T_2WI 高信号，未见明显强化（图20-2），MRS示 Cho/NAA 1.1~1.5之间。进一步查全身FDG-PET提示颅内高代谢灶，余体部内未见异常高代谢病灶。病程中患者否认头痛、恶心、呕吐，否认肢体抽搐，目前为进一步诊治收入我科。

二、讨论目的

1. 目前诊断?
2. 下一步治疗?

三、诊治建议

积极完善术前相关检查，行穿刺活检术，明确病理。

四、治疗过程

患者入院后积极完善相关检查，排除手术禁忌证后于2016年6月24日行颅内病灶穿刺活检术，术顺，术中冷冻提示：（右颞）胶质瘤Ⅱ级或以上，术后患者病理结果回报：间变性星形细胞瘤（WHO Ⅲ级），IDH1 表达（–）（图 20-4）。

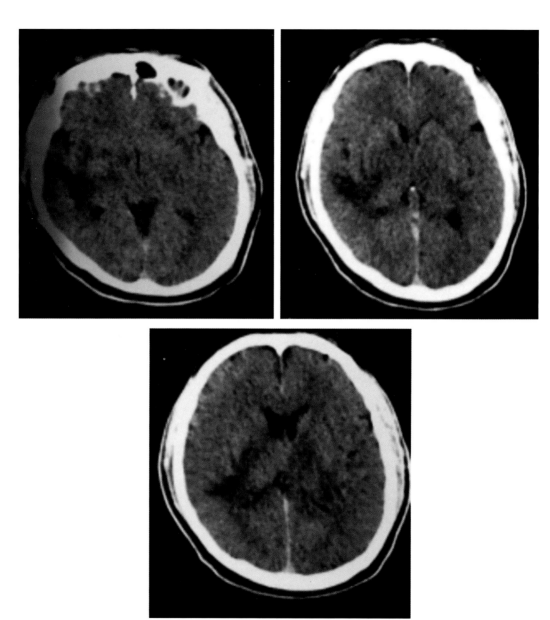

图 20-1　2016-6-7 头颅 CT 示右侧颞叶及左侧丘脑占位性病变

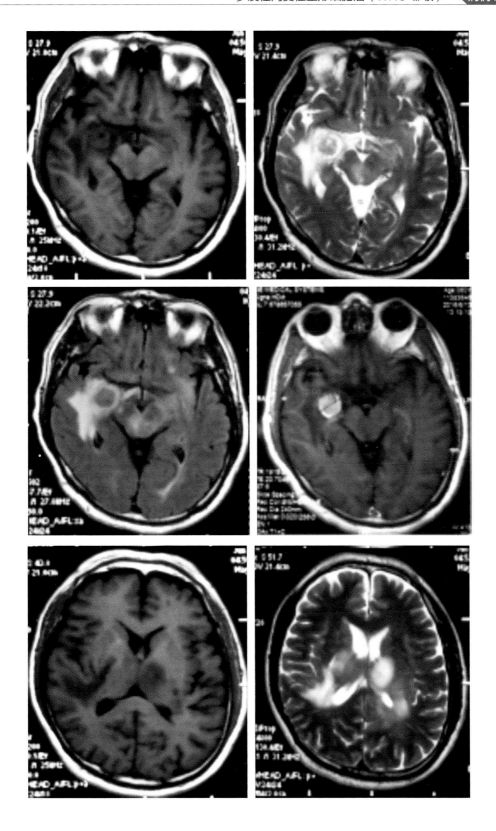

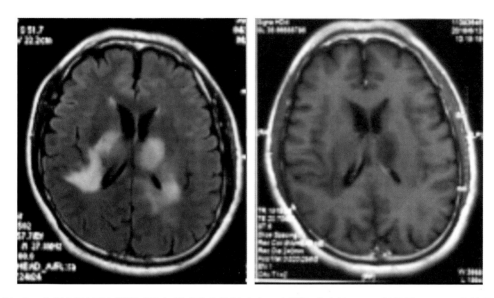

图 20-2 头颅 MRI 示右侧颞叶及左侧丘脑占位性病变，右侧颞叶病灶 T₁WI 低信号，T₂WI 高信号，增强后可见强化，左侧丘脑病灶 T₁WI 低信号，T₂WI 高信号，未见明显强化

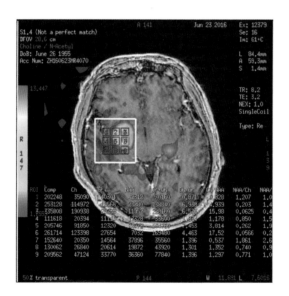

图 20-3 头 MRS 示右侧颞叶病灶 Cho/NAA 比值在 0.5~17.5 之间

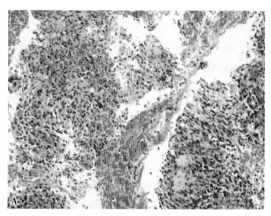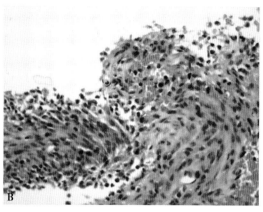

图 20-4　术后病理结果

A. 放大 200 倍，瘤细胞弥漫分布，密集成片；B. 放大 400 倍，瘤细胞异型明显，见核分裂象

五、鉴别诊断

1. 原发性胶质瘤　颅内肿瘤起病缓慢，其临床表现一般可分为颅内压增高症状和局灶症状两大类，两者可先后或同时出现，或仅有其一。CT 或 MRI 有占位效应，多可以凭借 MRI 做出初步诊断。颅内压增高主要表现为头痛、呕吐与视神经盘水肿三主征，局灶症状则因肿瘤发在部位而异。该患者颅内压增高症状不明显，但间断性出现头晕、右上肢无力及嘴角流涎等局灶性症状，且进展缓慢、没有明显加重表现，支持原发性胶质瘤的诊断。另外该患者的 MRI、FDG-PET 均支持胶质瘤的诊断。但多中心胶质瘤发病率低，应该注意与转移瘤相鉴别，确诊需要依靠手术或活检病理。

2. 转移瘤　颅内转移瘤好发于 40~60 岁，男性多见于女性，性别之比为 2.1∶1。急性起病约占 40%~60%，首发症状多为癫痫、卒中等，慢性进行性起病约占 50%~60%，首发症状多为头痛、精神障碍等。CT 及 MRI 占位效应明显，但均无明显特异性。该患者既往身体健康，无肿瘤病史，PET 检查未见其他部位高代谢灶，考虑转移瘤可能性小。但如果要明确诊断仍需病理结果。

3. 原发性中枢神经系统淋巴瘤（primary central nervous system lymphoma, PCNSL）　原发性中枢神经系统淋巴瘤发病率低，约占原发性中枢神经系统肿瘤的 1%，可发生于任何年龄，发病高峰年龄为 45~70 岁，男性略多于女性。其可发生于中枢神经系统任何部位，多位于幕上，局限性病灶可多发。PCNSL 病程短，多在半年以内。无特定症状和体征，临床表现与胶质瘤类似，主要为颅内压增高和相应局灶症状。该患者症状及影像学表现均可以怀疑 PCNSL，但最终确诊仍然需要依靠病理学诊断。

六、结局和预后评估

患者术后恢复可，术后转入伽玛医院。患者就诊放疗科后自 2016 年 6 月 27 日起接受全脑放疗，具体计量为 54Gy/27Fx，期间患者接受替莫唑胺同步放疗。患者于放疗后 60 天复查 MRI 提示右侧脑室周围及右侧颞叶，左侧丘脑病灶明显减退（图 20-5）。患者放疗接受后继续接受替莫唑胺化疗，半年后复查头 MRI 提示右侧颞叶及侧脑室周边病灶明显进展，继续接受化疗，化疗期间失访。

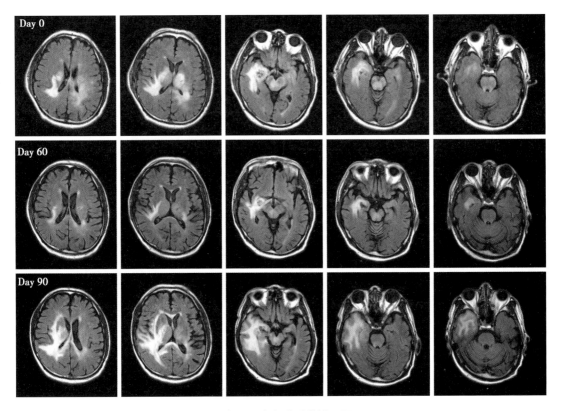

图 20-5   患者术后随访 MRI

从上到下依次为放疗前，放疗后 30 天及放疗后 6 个月

七、讨论

早在 1880 年，Bradley 等人报道了第一例多病灶 / 多中心胶质瘤（multifocal and multicentric gliomas），后来 Russell 等人建议将其具体分为多灶性胶质瘤（multifocal gliomas）和多中心胶质瘤（multicentric gliomas），前者指的是第二病灶可以通过原发病灶生长转移特性解释，后者多指那些病灶之间距离较远比如在不同半球或不能通过肿瘤转移解释的病例。按此定义，本例应该属于后者。由于多病灶 / 多中心胶质瘤的发病率低，从 0.5% 到 20% 之间不等，文献多见于病例报告，目前对其临床特点及预后相关因素不是特别清楚，故一般情况下将在初诊时发现的颅内多发胶质瘤统称为多灶性 / 多中心胶质瘤。

大部分的多灶性 / 多中心胶质瘤是胶质母细胞瘤，其他的如间变性星形细胞瘤、间变性少突星形细胞瘤、胶质肉瘤等也有报道。其病理学特点与单独病灶的胶质瘤没有区别，多数病例的不同病灶之间的病理学特点极为相似。不同病灶分属不同病理类型的病例也有报道，如间变性星形细胞瘤和胶质母细胞瘤、低级别星形细胞瘤和间变性星形细胞瘤等。由于其磁共振特点与转移瘤和中枢神经系统淋巴瘤极为相似，因此目前临床上必须通过术后或活检的病理结果诊断。

虽然肿瘤切除程度是单病灶胶质瘤患者预后的重要因素，但对于多灶性 / 多中心胶质瘤的治疗，目前并没有达成共识，有的建议活检确诊后进行放化疗，有的建议同时切除多个肿瘤病灶。报道的中位生存期从 2 个月到 10 个月之间不等。

八、专家点评

影像学显示多灶性脑胶质瘤，涉及三个脑叶以上，按照 2007 年《WHO 中枢神经系统肿瘤分类》为脑胶质瘤病。但由于手术切除的标本在组织学和分子水平缺乏独特的分类特征，因此在 2016 年《WHO 中枢神经系统肿瘤分类》取消脑胶质瘤病的病理学诊断。该疾病归于间变性星形细胞瘤（WHO Ⅲ级，IDH 野生型）。参照 2015 年《中国脑胶质瘤诊断与治疗指南》，在穿刺活检明确病理性质后，可采用放疗联合替莫唑胺同步化疗 + 替莫唑胺辅助化疗（Stupp 方案）。该肿瘤范围弥散，临床治疗效果劣于同级别单发病灶脑胶质瘤。预期寿命仅一年左右。该患者建议进一步行 MGMT 启动子甲基化以及组蛋白 H3 K27M 突变检测，前者与化疗敏感性相关，后者与预后相关。

（作者：阿卜杜米吉提·艾拜杜拉　审稿人：吴劲松）

参考文献

［1］Patil CG，Eboli P，Hu J.Management of Multifocal and Multicentric Gliomas.Neurosurgery clinics of North America，2012，23(2)：343–350.

［2］Shakur SF，Bitivan E，Watkin WG，et al.Multifocal and multicentric glioblastoma with leptomeningeal gliomatosis：a case report and review of the literature.Case Reports in Medicine，2013，2013（1）：132679.

［3］Showalter TN，Andrel J，Andrews DW，et al.Multifocal Glioblastoma Multiforme：Prognostic Factors and Patterns of Progression.International Journal of Radiation Oncology Biology Physics，2007，69(3)：820–824.

病例 21

毛黏液样星形细胞瘤

一、病例介绍

患者，男性，6岁。

主诉：眼震、视力下降5年，头痛呕吐5个月，鞍区肿瘤术后1个月。

现病史：患儿5年前无明显诱因下开始出现眼震伴视力下降，无恶心、呕吐、头痛、四肢无力等不适主诉，家长未予重视。近5个月前患儿出现头痛伴呕吐，遂至上海交通大学医学院附属新华医院行头颅增强MR（2015-5-26；图21-1）提示视路胶质瘤，视交叉下丘脑区囊实性肿瘤，符合毛细胞星形细胞瘤。2015年5月26日遂于新华医院全麻下行左侧侧脑室Ommaya泵置入术，于2015年6月1日全麻下行鞍区及鞍上探查+占位部分切除+视神经减压术，于2015年6月9日全麻下行侧脑室-腹腔分流术。2015年7月3日上海复旦临床病理诊断中心会诊：镜检：极少冷冻残留组织内见星形网状瘤细胞，核轻度异型，间质内见黏液微囊变。IHC（原单位）：瘤细胞GFAP（+），P53（+/-），Olig2（+），Ki-67（+/-）。病理诊断：（鞍区，三脑室）可符合星形细胞瘤（WHO Ⅱ级）。患儿术后（图21-2）未行放化疗，头痛症状未缓解，目前为进一步诊治收入我科。

既往史：足月，顺产，无殊。个人史：无殊。

入院时体格检查：内科查体无殊。神经系统查体：神清，GCS 15分，脑神经阴性，颈软，四肢肌力、肌张力正常，双侧Babinski征（-）。双侧针痛觉对称正常，共济运动可，VOD：光感，VOS：2m数指。

入我院后给予复查头颅MRI，提示肿瘤残留及复发（图21-3）。2015年9月7日全麻下行肿瘤切除术，右侧翼点入路，手术顺利。复查头颅MRI肿瘤予大部切除（图21-4）。术后患者恢复可，视力较术前无明显变化。术后分子病理：MGMT非甲基化；1p/19q未缺失；BRAF（+）。病理报告：毛细胞型星形细胞瘤（WHO Ⅰ级）。部分细胞密度稍高，密切随访。术后患者一度尿崩，口服去氨加压素治疗后控制好予以出院，未行放、化疗。

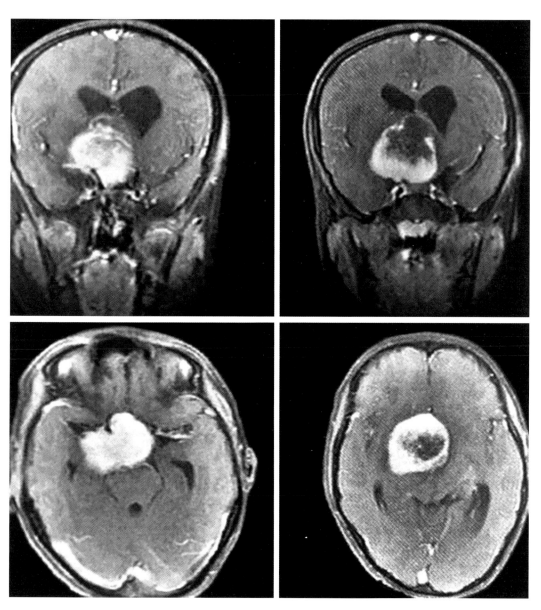

图 21-1　第一次术前 MRI

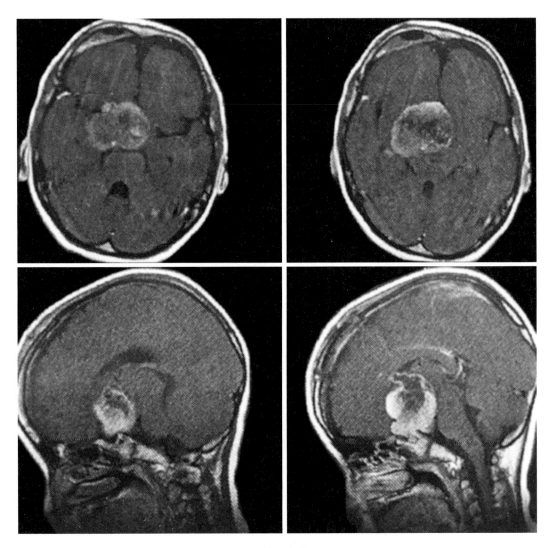

图 21-2　第一次术后 MRI

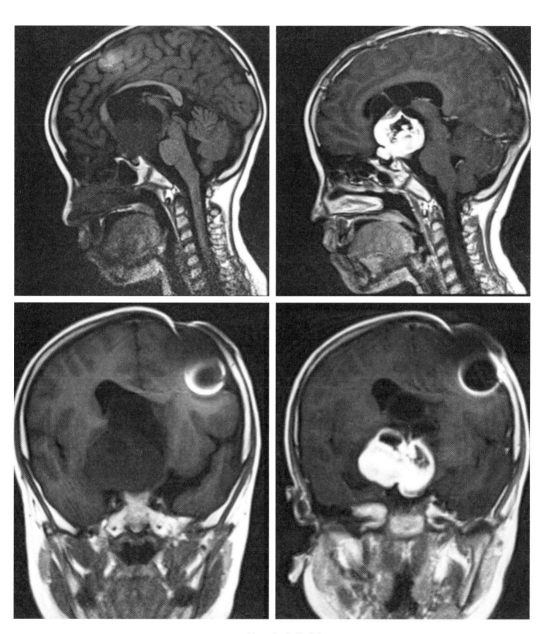

图 21-3 第二次术前头颅 MRI

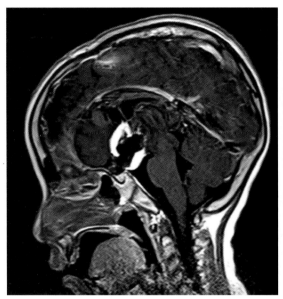
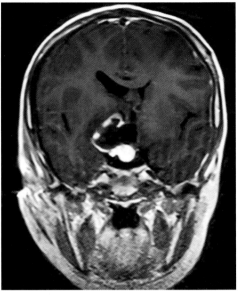

图 21-4 第二次术后头颅 MRI

术后 3 个月患者出现头痛，复查头颅 MRI 提示鞍区肿瘤复发（图 21-5）。

2016 年 1 月 27 日患者再次全麻下行肿瘤切除术，全切除肿瘤（图 21-6）。手术顺利，术后患者下丘脑反应，电解质紊乱，给予积极治疗后病情好转，出院时神志清，生命体征平稳，双侧肢体可见不自主运动，但无法遵嘱，偶有言语，无尿崩。术后病理：毛发样细胞，梭形，有黏液背景。毛细胞围绕血管排列，但无明确的纤维。蓝色黏液背景。GFAP 阳性，MIB-1=2%。BRAF V600E 突变。在诊断上更符合毛细胞黏液型星形细胞瘤的特点（图 21-7）。

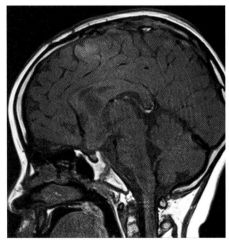
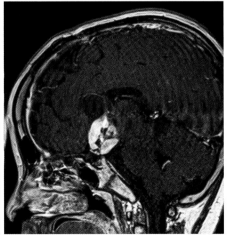

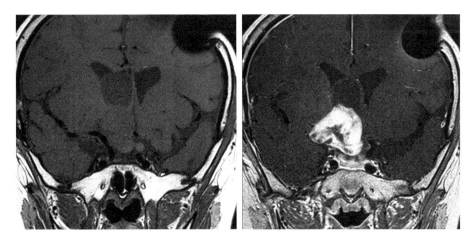

图 21-5　第三次术前头颅 MRI

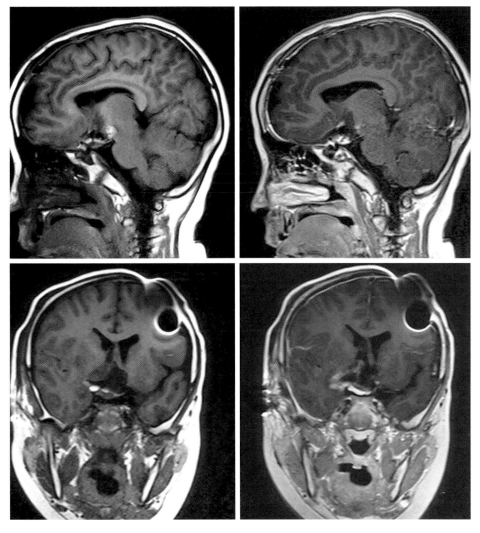

图 21-6　第三次术后头颅 MRI

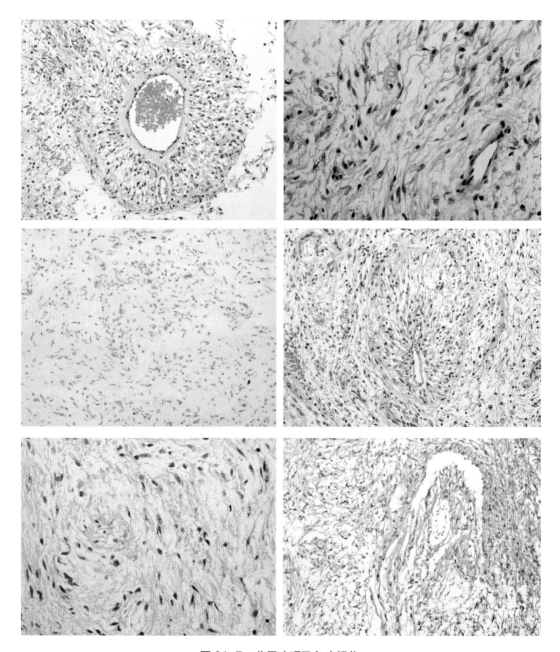

图 21-7　分子病理及免疫组化

毛发样细胞，梭形，有黏液背景。毛细胞围绕血管排列，但无明确的纤维。蓝色黏液背景。GFAP阳性，MIB-1=2%。BRAFv600突变。在诊断上符合毛细胞黏液型星形细胞瘤的特点

　　患者出院后5个月发作癫痫，2016年6月10日行头颅CT提示脑积水，2016年7月4日行脑室－腹腔分流术。现患者一般情况可，生命体征平稳，意识清，但生活不能自理，四肢肌张力高，吞咽困难，鼻饲流质。术后随访至2017年8月，症状有所改善，但生活依旧不能自理。MRI复查，肿瘤未见复发。

二、讨论

毛细胞星形细胞瘤（pilocytic astrocytomas，PA）是一种好发于 20 岁以下儿童和青少年的胶质瘤，偶可发生于成年人。其好发于视神经、视交叉 / 下丘脑和小脑，部分发生于丘脑、基底节、大脑半球和脑干，少数病例发生于脊髓。生长缓慢、边界较为清楚，预后相对较好，即使肿瘤次全切除时 20 年存活期可高达到 70%~80%，因此在 WHO 神经系统肿瘤组织归为 I 级。

毛细胞黏液型星形细胞瘤（pilomyxoid astrocytoma，PMA）与 PA 在组织学上有一定的相似性，Tihan 等在 1999 年首次报道，2007 年 WHO 神经系统肿瘤组织将 PMA 归为毛细胞星形细胞瘤的亚型，属 WHO II 级肿瘤。

PMA 与 PA 在发病年龄、组织学特征及预后方面有些不同。与 PA 相比，PMA 更具侵袭性，更易复发且易在脑脊液中播散，预后差。

PMA 好发于儿童及青少年，又以婴幼儿最常见，成人极罕见。发病年龄多在 2~3 岁前的婴幼儿，早期报道平均诊断年龄在 18 月龄。该肿瘤的部位主要靠近中线，绝大多数发生于下丘脑 / 视交叉区，其他亦可发生于包括鞍区、小脑、脑叶、丘脑、脊髓、脑干等位置。

PMA 的临床表现不具有特异性，主要由肿瘤占位效应引起，如头痛、恶心、呕吐、发育迟缓、喂养困难等，当肿瘤侵犯下丘脑 / 视交叉区，可表现出复视、内分泌紊乱；如侵犯脊髓，则可导致背痛、脊柱侧凸等症状。

影像学上，文献报道 PMA 的主要影像学特征为：好发于视神经通道 / 下丘脑 / 三脑室等部位，CT 上表现为以低密度为主，其次为高低混杂密度，高密度可能与出血有关，与 PA 相比，钙化少见。MRI 上 PMA 表现复杂，多为实性结构，囊性少见，多数为 T_1 低信号，部分为等信号，其次为混杂信号；T_2 单一的高信号为主，其次为混杂信号。增强后为环状或者不均匀的强化，部分为均匀强化或不强化。有文献报道 Proton MRS 及 MR 灌注成像可以辅助区分 PMA 及 PA。然而，仅从影像学鉴别 PCA 与 PMA 是比较困难的，目前尚无特异性诊断方法。

临床上诊断 PMA 目前仍依靠组织学特点。组织学上，PMA 有以下特点：肿瘤呈单相型形态，瘤细胞为单一形态的双极细胞组成；黏液样基质占大多数，无 PA 致密区和疏松区的双相结构；肿瘤内血管增生明显，常可见瘤细胞围绕血管呈放射状排列，及所谓的血管中心性生长；肿瘤内少见坏死、钙化、淋巴细胞浸润或血管内皮增生等，无嗜酸性颗粒小体，不含 Rosenthal 纤维，而后者在 PCA 中较为常见。本病例的第二次手术病理：鞍区，毛发样细胞，梭形，有黏液背景。毛细胞围绕血管排列，但无明确的纤维。蓝色黏液背景。GFAP 阳性，MIB-1=2%。BRAFv600 突变。在诊断上更符合毛细胞黏液型星形细胞瘤的特点。

预后上，PMA 因早期易复发，更易发生脑脊液播散等因素预后差于 PA，33% 的 PMA 患儿死于该病例，明显高于 PA 患者，无进展生存率及总体生存率较低。

治疗方面，手术是 PMA 的首选治疗方法，全切预后明显优于部分切除，部分切除后患者常早期复发或者远期转移。然而，由于肿瘤生长的好发部位，常常仅能做部分或者大部切除，目前尚无明确的辅助治疗手段。对未予以全切除的病例需放化疗联合，甚至多次再手术，而全切不需要放、化疗。

综上所述，WHO 分级中，PMA 是 PA 的一个亚型。然而，两者在发病年龄、组织学特征及预后方面有些不同。与 PA 相比，PMA 具有独特的组织学特征，恶性程度更高，易复发，预后更差。早期、准确诊断 PMA 对于个体化治疗、提高患者生存质量、延长生存期有重大意义。

三、专家点评

本例患者病理诊断困难，需要与毛细胞星形细胞瘤及星形细胞瘤鉴别。对于 PMA，全切预后明显优于部分切除，部分切除往往不足以控制病情发展，需联用放、化疗，甚至多次再手术，而全切不需要放、化疗。该患者为 BRAF V600E 突变的 PMA，可以尝试采用维罗非尼（vemurafenib）治疗。但靶向药物治疗有效期数月至数年不等，也难以最终达到控制肿瘤生长。

（作者：朱凤平　审稿人：吴劲松　陈宏）

参考文献

[1] Tihan T，Fisher P，Kepner J，et al.Pediatric astrocytomas with monomorphous pilomyxoid features and a less favorable outcome.J Neuropathol Exp Neuro，1999，58：1061-1068.

[2] Alkonyi B，Nowak J，Gnekow AK，et al.Differential imaging characteristics and dissemination potential of pilomyxoid astrocytomas versus pilocytic astrocytomas.Neuroradiology，2015；57：625-638.

[3] Komotar RJ，Mocco J，Jones JE，et al.Pilomyxoid astrocytoma：diagnosis，prognosis，and management. Neurosurg Focus，2005，18(6A)：E7.

[4] Komotar RJ，Carson BS，Rao C，et al.Pilomyxoid astrocytoma of the spinal cord：report of three cases. Neurosurgery，2005，56（1）：191.

病例 22

混合性胶质神经元肿瘤
（WHO Ⅰ级）

一、病例介绍

患者，女性，25 岁。因"5 个月前突发头痛伴头晕恶心呕吐 1 次"入院。

患者于 2016 年 3 月 21 日无明显诱因下出现突发头痛伴头晕及恶心呕吐，无意识丧失，无四肢抽搐及四肢活动障碍，外院就诊查头 CT 提示胼胝体混杂密度占位（图 22-1），考虑肿瘤伴出血可能大。进一步查头 MR 提示：胼胝体压部及右顶叶见囊实性病灶，实性部分呈稍长 T_1、稍长 T_2 信号，增强扫描可见散在点片状强化，考虑胼胝体压部及右顶叶异常信号合并出血（图 22-2）。查头 MRS 胼胝体压部占位，提示 NAA 波峰明显降低，Cho 峰明显升高，Cho/NAA 最高比值 3.09（图 22-3），结合 MR，考虑胶质瘤可能。回忆病程，患者 2016 年 4 月初出现间断性双下肢乏力，后症状消失。2016 年 5 月复查头 MR 提示出血有所吸收，胼胝体压部及右顶叶异常信号合并亚急性期或慢性期出血。2016 年 6 月 12 日复查头 CT 提示血肿明显吸收（图 22-4）。病程中患者无剧烈头痛，无言语及四肢活动障碍，无意识丧失及四肢抽搐，目前患者为进一步治疗，就诊我院。患者入院后积极完善相关检查，复查 MRS 提示肿瘤病灶 Cho/NAA 最高比值 6.19（图 22-5），rCBV 提示病灶血流灌注较对侧下降（图 22-6）。排除手术禁忌证后于 2016 年 8 月 19 日全麻下行脑穿刺活检术，术中导航提示穿刺针到达靶向区域（图 22-7），术顺，术后病理回报：混合性胶质神经元肿瘤，相当于 WHO Ⅰ级。

二、诊断

1. **病理解读** 患者肿瘤细胞密度比较低，细胞比较单一、温和，伴许多大小不等的囊变区域。部分位置可以看到散在分布的大细胞；部分位置细胞密度相对比较高，并且可见围绕血管生长的细胞，但没有明显的乳头状结构。免疫组化提示 GFAP 弥漫强阳性，MIB-1 很低只有 1% 左右。综合考虑为低级别胶质瘤，考虑混合性胶质神经元肿瘤，相当于 WHO Ⅰ级；在混合性胶质神经元肿瘤中，首先考虑 DNT（胚胎发育不良性神经上皮肿瘤）；然后是考虑Ⅱ级的 DNT，即 RGNT（菊形团形成型胶质神经元肿瘤）；最后是考虑 PGNT（乳头状胶质神经元肿瘤），无论从 HE 还是免疫组化很难确切地定位在某个肿瘤上。

2. **影像学解读** 患者影像学上支持 DNT（胚胎发育不良性神经上皮肿瘤），典型的 DNT 一般是表浅的，该患者病灶在深部，虽然少见但是曾经有类似在深部的病例。

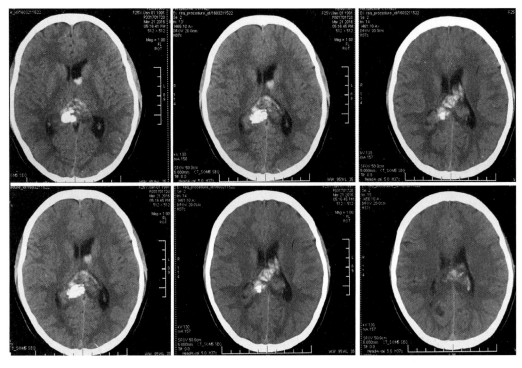

图 22-1 2016-3-21 头 CT 提示胼胝体混杂密度占位，考虑肿瘤伴出血可能大

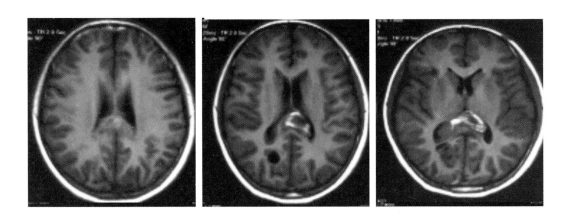

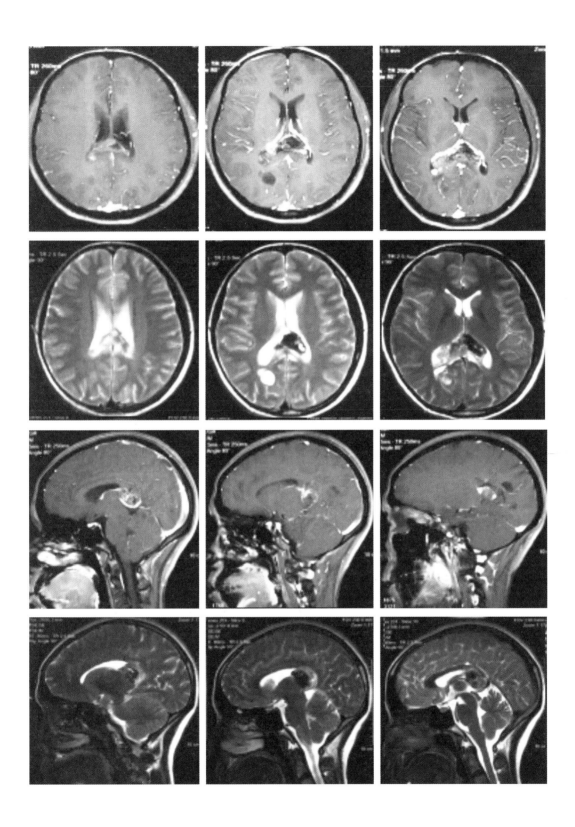

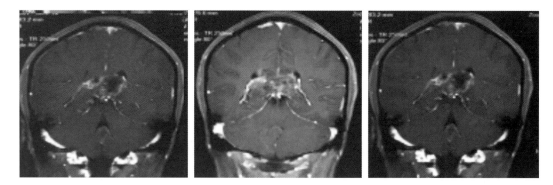

图 22-2 2016-3-25 头 MR 提示胼胝体压部及右顶叶见囊实性病灶，实性部分呈稍长 T_1、稍长 T_2 信号，增强扫描可见散在点片状强化，考虑胼胝体压部及右顶叶异常信号合并出血

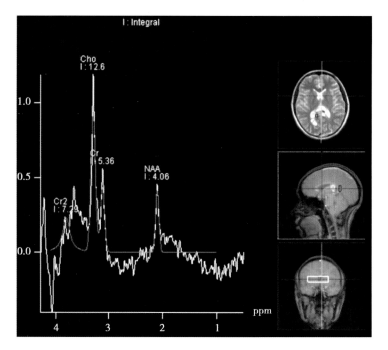

图 22-3 2016-4-1 头 MRS 提示胼胝体压部占位，
NAA 波峰明显降低，Cho 峰明显升高，Cho/NAA 最高比值 3.09

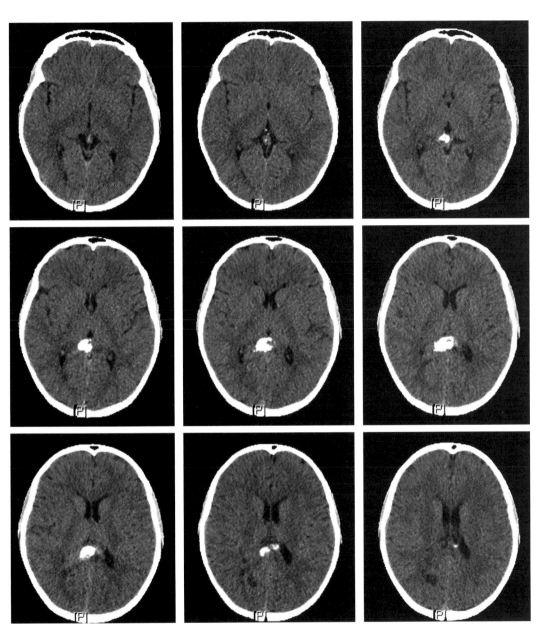

图 22-4　2016-6-12 头 CT 提示血肿明显吸收

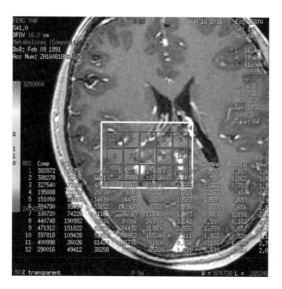

图 22-5　2016-8-18 MRS 提示肿瘤病灶 Cho/NAA 最高比值 6.19

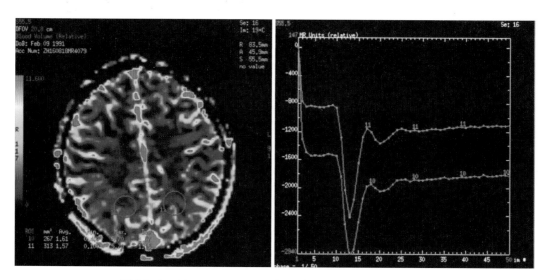

图 22-6　2016-8-18 rCBV 提示病灶血流灌注较对侧下降

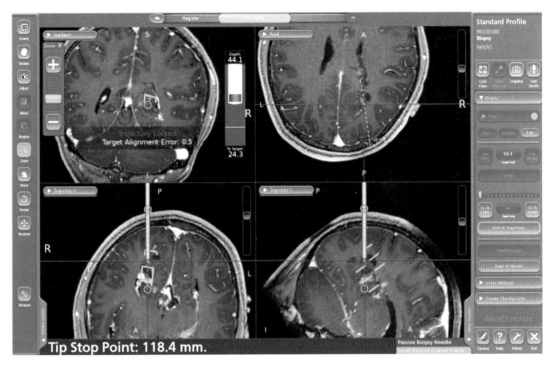

图 22-7　术中导航截图，提示活检到达靶向区域

三、关于治疗

该患者目前没有症状，是不伴有癫痫的混合性胶质神经元肿瘤，低级别胶质瘤通常自然病史较长。该患者的病灶较深，手术有风险，可能会出现枕叶偏盲，建议随访半年至一年时间，观察自然史，若病灶进行性增大，考虑两种方案，一是手术切除，二是进行放疗。

四、治疗过程

患者本次神经外科入院后积极完善相关术前检查，已行穿刺活检术，目前患者术后恢复可，待安排下一步治疗。

五、鉴别诊断

患者目前病理诊断明确。

六、结局和预后评估

患者目前脑穿刺术后，待神经外科出院后安排后续随访治疗，预后正在随访。

七、专家点评

混合性胶质神经元肿瘤多见于年轻人，自然病程长，主要临床症状表现为癫痫间断性发作，部分为难治性癫痫。临床决策焦点在于是否早期手术干预。支持早期手术的理由，主要是担心肿瘤以 2~4mm/ 年的速度膨胀性生长，早期手术可以较小的神经功能损失为代价，换来长期的生存获益。不支持早期手术的理由主要基于肿瘤的生物学特性较为温和，患者可以长期带瘤生存。这样，症状负荷就成为决定性因素了。

（作者：阿卜杜米吉提·艾拜杜拉　审稿人：吴劲松）

病例 23

中枢神经系统胚胎性肿瘤

一、病例介绍

患者，男性，9岁，因"双眼上翻伴意识丧失3次"入院。患者于2016年11月、2016年12月及2017年1月无明显诱因下出现突发双眼上翻，继而出现意识丧失，呼之不应，无明显肢体抽搐，伴口吐白沫，约10分钟后患者恢复意识。患者恢复意识后无明显头痛，无明显恶心呕吐，无言语及肢体活动障碍等不适主诉。患者回忆发作前无明显味觉及嗅觉改变。整个病程中，患者无明显头痛，无四肢无力等表现。患者体格和智力发育正常。患者于2017年1月就诊我院查头CT提示右侧额叶及基底节稍高密度占位（图23-1），进一步查头MR提示左侧额叶及基底节弥漫性病变（图23-2），PWI提示病灶跟对侧相比呈稍高灌注（图23-3），进一步行头颅MRS提示病灶Cho/NAA最高值为24（图23-4）。目前患者为进一步治疗就诊我科。患者入院查体：体温平，神清，精神科，查体配合，双瞳等大等圆，对光反射灵敏，余脑神经检查未见明显异常。四肢肌张力可，左侧肢体肌力Ⅳ+，右侧肢体肌力正常，腱反射正常，病理反射未引出。患者行走稳，闭目难立征阴性。患者入院后积极完善相关检查，术前血常规及肝肾功能未见明显异常，患者排除手术禁忌后行穿刺活检术，正式病理未出，待正式病理回报确定下一步治疗。

二、讨论目的

1. 患者目前诊断？
2. 下一步治疗？

三、诊治建议

依据患者目前影像学资料和病理结果，诊断不明确，待患者正式病理结果确定下一步治疗。

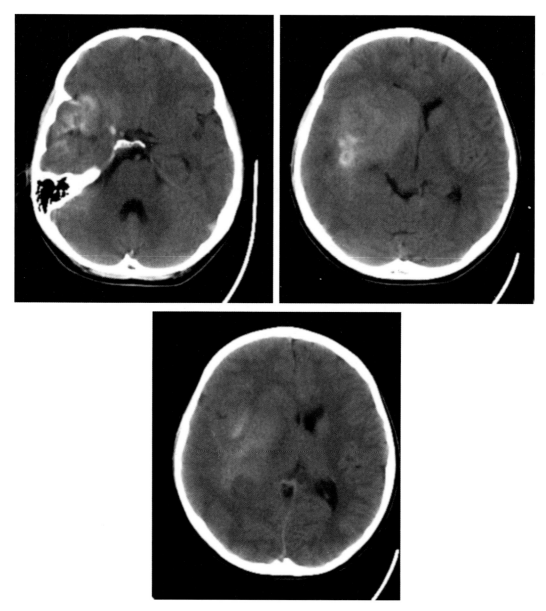

图 23-1 头颅 CT

患者术前头 CT 提示右侧额颞叶及基底节弥漫性稍高密度病灶，边界不清

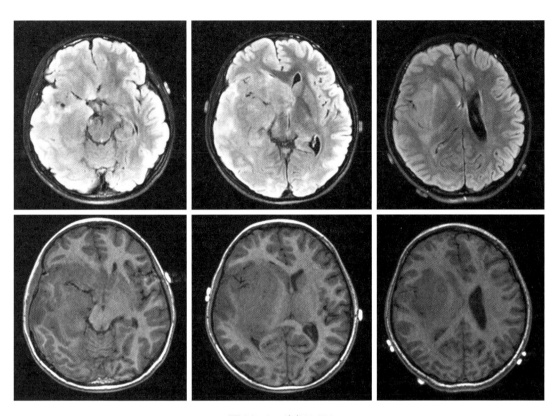

图 23-2　头颅 MRI

患者头颅 MRI 平扫提示右侧额颞叶弥漫性病变，T_1 上表现为稍低信号

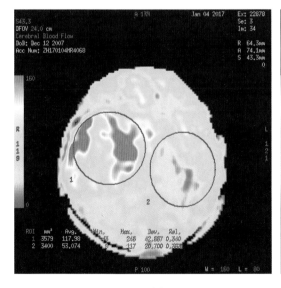

图 23-3　头颅 PWI

头灌注影像提示病灶较对侧正常组织，rCBF 明显升高

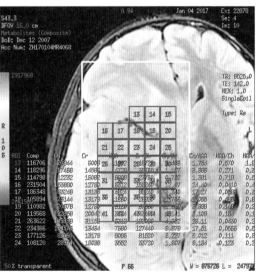

图 23-4　头颅 MRS

头 MRS 提示病灶 Cho/NAA 比值明显升高，最高值为 24

四、治疗过程

患者目前穿刺术后，待正式病理结果确定下一步治疗。

五、鉴别诊断

1. **高级别胶质瘤**　颅内高级别胶质瘤儿童少见，通常病程较短，起病较急。高级别胶质瘤患者中癫痫较低级别胶质瘤少见，可伴有颅内压升高症状。影像学上高级别胶质瘤呈混合信号，T_1W 低信号，T_2W 高信号，一般不均匀强化或环形强化。本病例中，患者以三次癫痫起病，患者头 CT、MRI、MRS 等影像检查结果支持胶质瘤诊断，但患者目前的临床表现为颅内肿瘤占位的非特异性症状，因此需有待进一步检查及病理诊断与其他颅内占位疾病相鉴别。

2. **幕上原始神经外胚层肿瘤**　是一组由未分化或者分化不良的原始神经上皮细胞来源的肿瘤，主要发病人群为儿童及青少年。其主要累及大脑半球，也可发生在脑干，脊髓及鞍上等位置。依据肿瘤内部是否存在钙化、囊变、坏死及出血，在 MRI 平扫上肿瘤可表现为不同的信号，肿瘤实性部分呈不均匀明显强化。依据患者目前病史影像学检查结果，该诊断不能除外，待正式病理结果明确。

3. **中枢神经系统感染**　患者常有发热、全身不适、肌痛、腹痛、腹泻等前驱症状，抑或有呼吸道、消化道、泌尿生殖系统等部位的前期感染病史。影响检查表现为小病灶伴明显灶周水肿，典型为环形强化，脓肿壁规则，但有时病灶中央坏死液化不完全，容易与胶质瘤混淆，本例患者以癫痫起病，伴有恶心呕吐的颅高压症状，但患者发病以来无发热、病程较长，脑膜刺激征（−），脑脊液细胞数不高，EEG 正常，血常规及 HIV 化验均无异常。故暂时不优先考虑中枢感染可能。

4. **生殖细胞来源肿瘤**　生殖细胞来源肿瘤在颅内肿瘤中发病较少，常见于青少年及儿童。颅内畸胎瘤通常位于中线部位，所以常无明显脑定位体征。多数患者以颅内压增高为首发症状，表现为头痛、恶心、呕吐，眼科检查可见双侧视神经盘水肿，同时因肿瘤生长，可伴有梗阻性脑积水出现。影像学检查可表现为在 CT 上有边界清楚的类圆形病灶，在 MRI 上 T_1W 常为等或稍低信号，T_2W 上为稍高信号，增强后明显强化。依据该患者病史及影像学检查结果，暂不考虑该诊断。

六、结局和预后评估

患者术后病理（图 23-5）HE 提示细胞密度很高，血管比较丰富，核浆比例相当高，有核异型，有散在钙化，还有一些略微成聚星团排列考虑恶性肿瘤。免疫组化 CD99 阳性，CD99 是考虑 PNET（即：中枢神经胚胎性肿瘤）的指标，但不是非常特异性；GFAP 阳性；Ki-67 相当高，局部 10% 以上，确定是恶性肿瘤。最终病理结果回报：（右颞）中枢神经系统胚胎性肿瘤（NOS）。患者出院后转放疗科，积极完善相关辅助检查，于 2017 年 1 月 9 日起行局部放疗，具体方案为：54Gy/30Fx。患者于开始放疗后 25 天复查头 MR 提示病灶较放疗之前明显缩小，遂继续行放疗。患者于放疗结束前（放疗第 44 天）再次复查头 MR 提示病灶较之前相比，右侧额叶病灶稍有进展，但是右侧丘脑及右侧颞叶病灶明显缩小，脑水肿及中线移位明显好转（图 23-6）。患者出院后转回当地继续行替莫唑胺化疗。化疗期间患者一般状况可，自述左上肢肌力稍差，无明显头痛等不适主诉。目前正在进行第 5 周期化疗，并等待下一次随访。

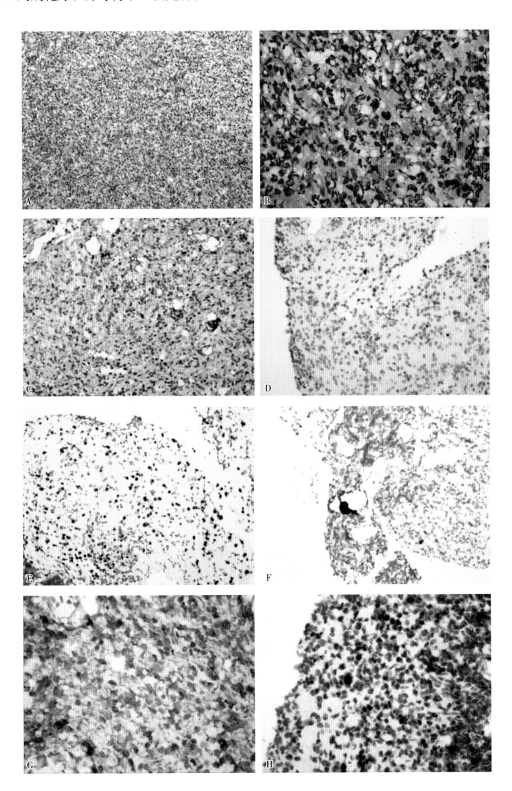

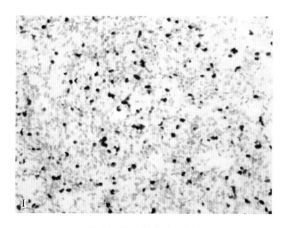

图 23-5　患者术后病理

　　A. 放大 100 倍，瘤细胞片状分布，密度较高；B. 放大 400 倍，瘤细胞异型明显，见核分裂象；C. 放大 200 倍，瘤细胞部分呈 GFAP 阳性表达；D. 放大 200 倍，瘤细胞少量呈 NeuN 核阳性表达；E. 放大 200 倍，瘤细胞呈 P53 核阳性表达；F. 放大 200 倍，瘤细胞少量呈 Syn（synaptophysin 突触素）胞质阳性表达；G. 放大 400 倍，瘤细胞呈 CD99 胞膜阳性表达；H. 放大 400 倍，瘤细胞呈 INI-1 核阳性表达；I. 放大 400 倍，瘤细胞呈 Ki-67 指数高表达

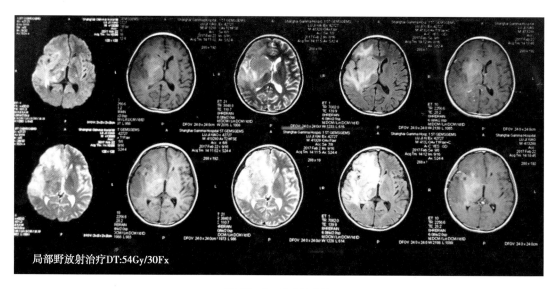

图 23-6　头颅 MRI

　　患者头颅 MR 提示病灶较之前相比，右侧额叶病灶稍有进展，但是右侧丘脑及右侧颞叶病灶明显缩小，脑水肿及中线移位明显好转

七、专家点评

2007 年 WHO 中枢神经系统肿瘤分类中，按照组织病理学不同，中枢神经系统胚胎性肿瘤可以分为髓母细胞瘤、中枢神经系统神经外胚层肿瘤（PNET）及不典型畸胎瘤 / 横纹肌样瘤。在新的 2016 年 WHO 中枢神经系统肿瘤分类指南中，在增加了分子指标将髓母细胞瘤进一步分型的同时，还撤销了"PNET"的诊断。在组织病理学上排除了其他胚胎性肿瘤，例如中枢神经系统伴有多层细胞菊形团的胚胎性肿瘤（embryonal tumor with multilayered rosettes）、中枢神经系统神经母细胞瘤（CNS Neuroblastoma）、中枢神经系统神经节母细胞瘤（CNS ganglioneuroblastoma），及髓上皮瘤（medulloepithelioma）后，即可诊断为中枢神经系统胚胎性肿瘤，NOS（CNS embryonal tumor，NOS）。因此，中枢神经系统胚胎性肿瘤，NOS 是一个排除性诊断。其肿瘤细胞来源于神经外胚层，但是组织病理或者分子病理特征上却不能归类于上述特定的肿瘤亚组。组织病理学上，中枢神经系统胚胎性肿瘤，NOS 表现为分化较差的神经上皮细胞，但是其分化特征也可表现为神经元性（neuronal）、肌原性（myogenic）、星形细胞性（astrocytic）或者黑色素细胞性（melanocytic）。因此在免疫组化上既可表达胶质细胞分化蛋白（如 GFAP），也可表达神经元分化蛋白（如 NeuN、NFP 等），但是其中分化较差区域仍占主导。中枢神经系统胚胎性肿瘤，NOS 是个排除性诊断，因此针对这一亚组肿瘤预后及流行病学研究还不明确。但是中枢神经系统胚胎性肿瘤，包括髓母细胞瘤等，是儿童常见的中枢神经系统恶性肿瘤，其临床进展快，通常还会伴有脑脊膜播散，预后差，因此 WHO 组织病理分级中，中枢神经系统胚胎性肿瘤（包括 NOS 亚组）对应 WHO Ⅳ级。

（作者：阿卜杜米吉提·艾拜杜拉　审稿人：吴劲松）

病 例 24

促纤维增生／结节型髓母细胞瘤

一、病例介绍

患者，男性，19岁，因"头痛头晕3个月，下肢乏力1个月"入院。患者自3个月前因无明显诱发因素出现头晕、头痛等症状于我院就诊。当时一般情况可，神清，四肢肌力Ⅴ级，病理征阴性。头颅CT平扫和MRI平扫＋增强示"右额、右小脑表面、小脑蚓部、左小脑脑桥臂、胼胝体膝部等处多发占位（图24-1），性质待定"。建议家属手术切除其中一个较为表浅的右额病灶，以明确病理性质，但家属考虑患者年纪轻，无特殊症状，没影响生活，拒绝行手术治疗，遂定期随访。1个月前患者出现下肢乏力，同时伴有腰背部疼痛。查体示双下肢肌力约Ⅳ级，病理征阴性，无深、浅感觉障碍。随即复查头颅及脊髓MRI，提示"颅内多发占位同前，但右额叶病灶较前增大，同时脊髓C2~T11见多发增强病灶（图24-2）"。后颅病灶磁共振波谱（MRS）分析示Cho/NAA比值1.5~1.9（图24-3）。考虑到颅内多发病灶的鉴别，查寄生虫血清学抗体示"曼氏裂头蚴弱阳性"；全身PET-CT扫描提示"颅内多发稍高密度影（右额、左桥臂、小脑半球、小脑引部、胼胝体膝部），FDG代谢欠均匀（部分代谢高），T9椎管内局灶性FDG代谢增高（图24-4）。在排除脱髓鞘疾病基础上，考虑肿瘤性病变，未见颅外FDG代谢异常增高灶。"考虑患者的临床症状呈进行性加重，结合上述影像学表现，考虑胶质瘤伴多发播散可能性大，建议患者手术切除一个病灶明确病理性质。2014年8月5日于全麻下行"右侧额叶病灶切除"，术中发现肿瘤较片子所见更大，皮质即可见肿瘤，肿瘤质韧，血供较丰富，边界不清，病灶跨越脑沟累及相邻脑皮质，做右额病灶全切除。考虑到患者为颅内多发恶性病灶，术中影响脑沟间血管，术后可能会出现脑水肿，遂行去骨瓣减压术。术后CT提示右侧额叶病灶全切除。病理诊断"考虑促纤维增生／结节型髓母细胞瘤（WHO Ⅳ级）"（图24-5）。

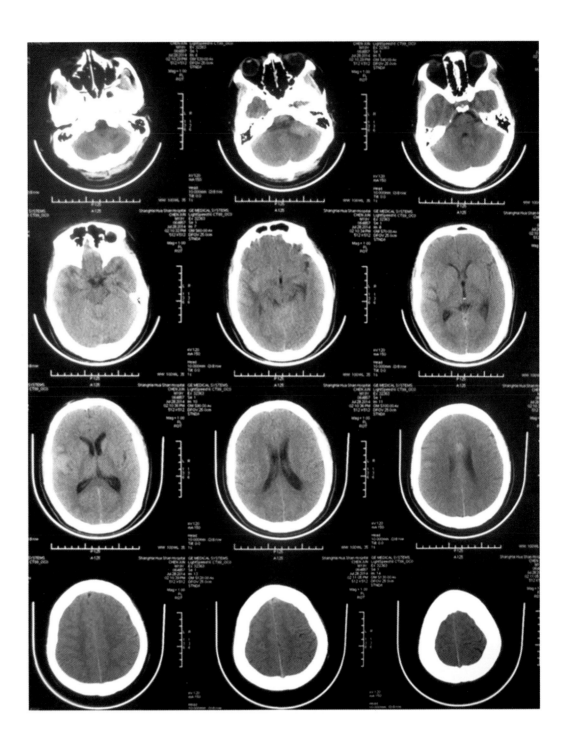

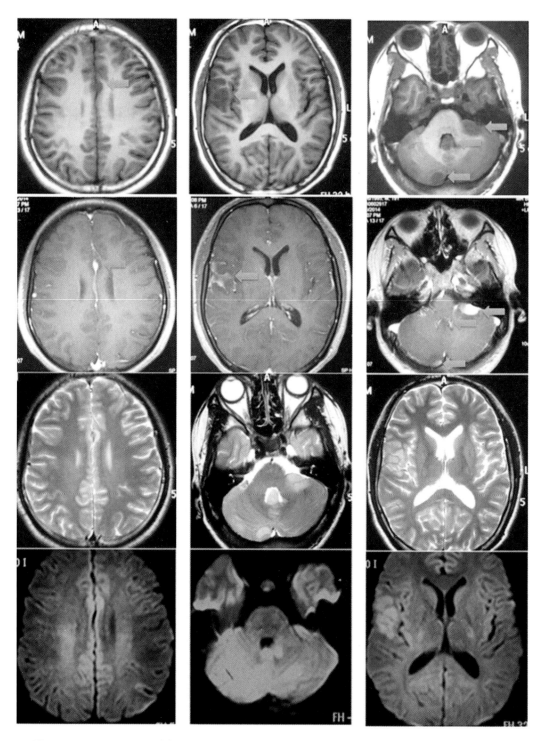

图 24-1 2014-6-27 头颅 CT 提示颅内多发占位，MRI 提示右额、右小脑表面、小脑蚓部、左小脑脑桥臂、胼胝体膝部等处多发病灶，T_1 呈低信号，T_2 高信号，增强后病灶均匀强化

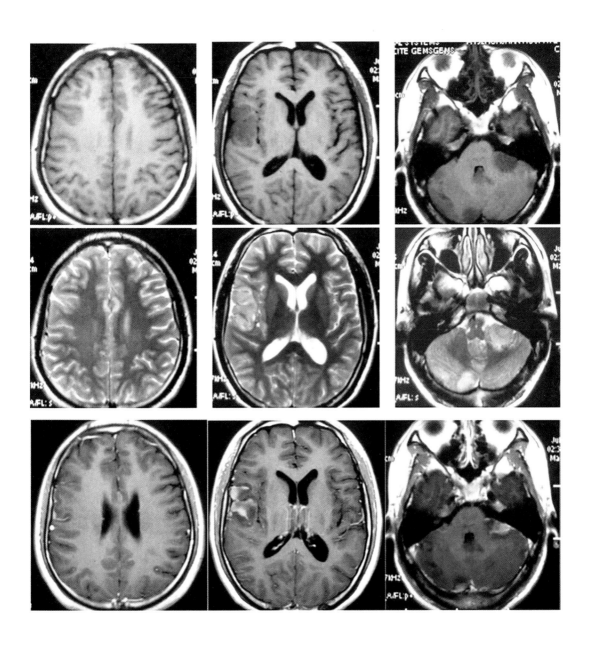

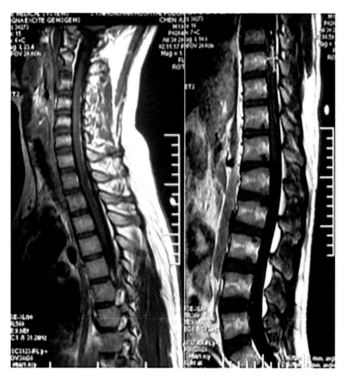

图 24-2 2014-7-31 复查头颅 MRI 提示颅内多发占位，
并且右侧额叶病灶增大。同时脊髓 MRI 提示 C2~T11 见多发增强病灶

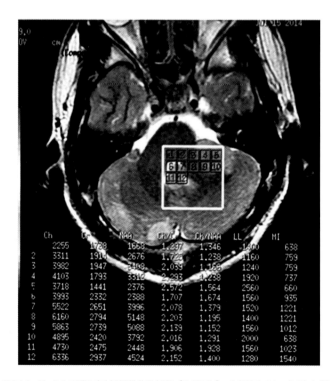

图 24-3 2014-7-31 后颅病灶磁共振波谱（MRS）分析示 Cho/NAA 比值 1.5~1.9

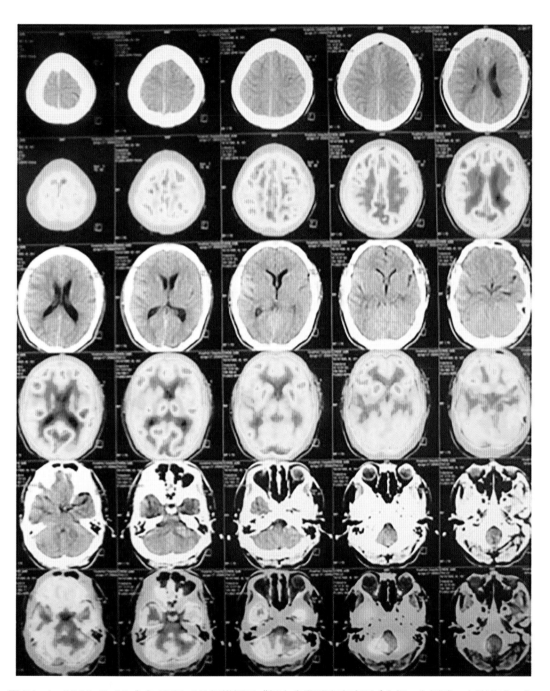

图 24-4　2014-7-29 全身 PET-CT 扫描提示"颅内多发稍高密度影（右额、左桥臂、小脑半球、小脑蚓部、胼胝体膝部），FDG 代谢欠均匀（部分代谢高），T9 椎管内局灶性 FDG 代谢增高。在排除脱髓鞘疾病基础上，考虑肿瘤性病变，未见颅外 FDG 代谢异常增高灶

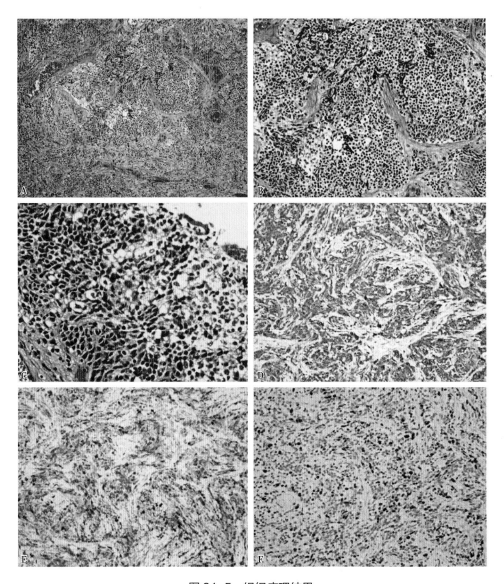

图 24-5　组织病理结果

A. 放大 100 倍，瘤细胞巢团状分布，密度较高；B. 放大 200 倍，瘤细胞体积较大，核浆比例大；C. 放大 400 倍，瘤细胞部分呈菊心团样排列，核异型明显，染色质浓集；D. 放大 200 倍，瘤细胞呈 Synaptophysin（突触素）胞质阳性表达；E. 放大 200 倍，瘤细胞呈 NeuN 核阳性表达；F. 放大 200 倍，瘤细胞呈 Ki-67 增殖指数高表达

二、讨论目的

1. 颅内多发病灶的诊断与鉴别诊断。
2. 该病例的进一步诊疗措施。

三、诊治建议

经华山医院胶质瘤 MDT 团队讨论，建议患者行全脑全脊髓放疗及参考高危髓母细胞

瘤化疗方案化疗。

四、治疗过程

考虑到患者近一个月病情进展快，术前已发现颅内幕上、幕下及脊髓多发转移性病灶，病理免疫组化 MIB-1 高达 20%，建议术后 2 周即开始放疗。放射剂量：颅内病灶 55.8 Gy；脊髓可见病 45Gy；全脑，颈，胸腰骶髓 37.8Gy。2014 年 10 月 15 日放疗中复查头颅及脊髓 MRI 示病灶明显缩小（图 24-6），患者临床症状有好转，可于搀扶下行走。放疗期间因血象偏低而未行化疗。放疗结束后两个月，血象经对症支持治疗而恢复正常，即开始每月一次的六疗程顺铂＋长春新碱＋依托泊苷（VP16）化疗，六次化疗后 2015 年 8 月复查增强磁共振显示颅内病灶完全消失，胸髓处尚有少许残留病灶，建议继续化疗随访。

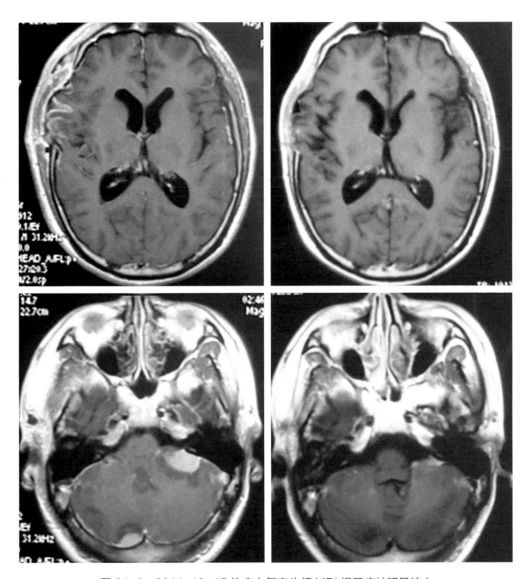

图 24-6　2014-10-15 放疗中复查头颅 MRI 提示病灶明显缩小

五、鉴别诊断

该病例为颅内多发病灶，经手术切除右额较表浅的病灶，病理证实为"促纤维增生／结节型髓母细胞瘤（WHO Ⅳ级）"。颅内多发病灶的诊断与鉴别诊断，通常应考虑如下疾病：

1. **转移瘤**　多有原发病灶的表现，最常见为胸部肿瘤转移所致，肺部 CT 可有阳性发现，全身 PET–CT 多数可发现颅外原发病灶。转移瘤病灶部位以大脑中动脉供血区等血运较丰富区域为主，易发生在灰质和白质交界处，以额、颞、顶叶多见。本例颅内病灶的影像学表现不像典型转移瘤征象，且全身 PET–CT 未见颅外原发病灶，可基本排除颅内转移瘤可能。

2. **多发胶质瘤**　多发胶质瘤可在颅内幕上或幕下多发部位先后出现多个病灶，每个病灶的影像学表现可以不一致，有的增强可见明显强化，有的可以不强化。CT 通常表现为等低密度占位，伴出血时表现为高密度或者混杂密度占位。在 MRI 上，高级别胶质瘤通常表现为 T_1 等信号或者低信号，T_2 高信号，增强呈均匀或不均匀强化。部分病例可见明显的瘤周水肿带，MRS 多数 Cho/NAA 比值升高。该例病例影像学表现不排除多发胶质瘤可能或胶质瘤多发转移，如果不手术明确病理诊断，很难鉴别。

3. **寄生虫病**　脑寄生虫病多有疫区流行病史，磁共振上多数表现为肉芽肿样病变，血清学有相关寄生虫抗体阳性。本例血清学实验提示"曼氏裂头蚴弱阳性"，但追问病史无流行病学特点，影像学特点与寄生虫肉芽肿不符，不考虑寄生虫病灶。

六、治疗原则与基于分子生物学标记物的个体化诊疗策略

该病例病理形态，HE 染色，部分区域见多形性瘤细胞和丰富的网状纤维围绕，部分区域见无网状纤维的结节样苍白岛结构；免疫组织化学分析：瘤细胞呈 NeuN、Syn 弥漫阳性表达，INA、GFAP 和 P53 均有少量阳性表达，Olig2 和 B–catenin 阴性表达，MIB–1 标记增殖指数约 20%，病理诊断"考虑促纤维增生／结节型髓母细胞瘤（WHO Ⅳ级）（图24–5），伴脑脊髓播散"。

髓母细胞瘤（medulloblastoma，MB）属于儿童颅内肿瘤中最常见的神经上皮来源恶性肿瘤，多起源于小脑蚓部或四脑室顶部。根据 WHO 中枢神经肿瘤病理学分类可归为五型组织学分型：经典型髓母细胞瘤（classic medulloblastoma，CMB），促纤维增生／结节型髓母细胞瘤（desmoplastic/nodular variant of medulloblastoma，DMB），髓母细胞瘤伴广泛结节（medulloblastoma with extensive nodularity，MBEN），间变型髓母细胞瘤（anaplastic medulloblastoma，AMB）及大细胞型髓母细胞瘤（large cell medulloblastoma，LCMB）。其中促纤维增生／结节型髓母细胞瘤（DMB）主要发生于青年人及成人患者，而相比于经典型髓母细胞瘤，DMB 的患者预后较好。根据我们大宗病例回顾性研究报道：华山髓母细胞瘤五年总生存率：总体 52%；儿童 48%；成人 63%。各种组织学分型存在着不同的放化疗效果。

髓母细胞瘤的治疗方案以手术及放化疗综合治疗为主。该病的绝大部分研究基于儿童，且缺乏随机研究。根据 NCCN 指南和中国中枢神经系统胶质瘤诊断和治疗指南，髓母细胞瘤在辅助治疗前应根据复发的危险度分层，以选择辅助治疗。一般风险组需同时具备：年龄 ≥ 3 岁，术中肿瘤残留 <1.5cm²，无蛛网膜下隙无播散，无中枢外血源转移（M0）；

高风险组只需满足下列其中一项即为高风险：年龄 <3 岁；术后肿瘤残留 >1.5cm^2；任何肿瘤远处播散和转移证据，所以此人为高风险组。高风险组强烈推荐全脑全脊髓放疗（CSI）联合化疗，CSI 剂量 36Gy，病灶及后颅加量至 55.8Gy，常用化疗药物有 CCNU（洛莫司汀）、长春新碱、丙卡巴肼、顺铂和依托铂苷（VP16）等。大多数研究认为术后放疗加化疗与单纯手术加放疗相比，前者能显著提升肿瘤完全缓解率和患者中位生存期。如进一步分子分型，对治疗会有更多的益处。

本病例包含多个高危复发因素（幕上幕下多处病灶、无法全切肿瘤，脊髓蛛网膜下隙结节状种植转移等），应给予全脑全脊髓放疗及化疗。因此在术后两周即给予 CSI。因放疗期间血象偏低，放疗同时未予化疗。经对症及支持治疗，放疗结束两个月后血象恢复正常，即开始每月一次的六疗程顺铂 + 长春新碱 + 依托泊苷（VP16）化疗，六次化疗后复查增强磁共振显示颅内病灶完全消失，胸髓处尚有少许残留病灶，建议继续化疗随访。

本例幕上、幕下均有病灶，病理报告为髓母细胞瘤，但手术中切除的病灶为幕上病灶，病理是否可以诊断为幕上原始神经外胚层肿瘤（primitive neuroectodermal tumor，PNET）？幕上 PNET 与小脑髓母、松果体区母细胞瘤，病理形态和免疫表型相同，单靠病理很难鉴别，主要根据原始病灶位于何处做出综合诊断。如果患者原始病灶位于小脑，之后出现远处转移或蛛网膜下隙转移，则诊断为髓母细胞瘤为宜；如果原始病灶在幕上，之后出现小脑和蛛网膜下隙转移，则诊断为幕上 PNET 为宜；对就诊时发现幕上、幕下均有病灶，很难鉴别原始病灶来源于幕上或幕下时，病理诊断可以诊断为"原始神经外胚层肿瘤"。

虽然原始性神经外胚肿瘤（PNET）在组织学上与髓母细胞瘤难以鉴别，但预后却明显不如后者，同时 PNET 在基因表达上其独特性，治疗原则与高危型髓母细胞瘤类似。本例虽然病理诊断为髓母细胞瘤，但根据复发危险度分层属于高风险组，故术后及早行 CSI 及放疗后化疗，即使诊断为幕上 PNET，治疗方案也与高风险组髓母细胞瘤相似。本例手术后结合 CSI 加化疗，化疗六疗程后幕上幕下肿瘤完全消失，仅胸髓处少许残留，患者恢复正常生活，疗效较满意。该例在发现幕上、幕下病灶后对手术犹豫不决，到椎管内出现转移才手术，一定程度上影响了疗效。如果在发现病灶后及时手术，在椎管内转移之前即行 CSI 加化疗，或许就没有目前的胸髓处少许残留病灶。

七、结局及预后评估

经过全脑全脊髓放疗及六疗程顺铂 + 长春新碱 + 依托泊苷（VP16）化疗，六次化疗后 2015 年 8 月复查增强磁共振显示颅内病灶完全消失，胸髓处尚有少许残留病灶，短期治疗效果良好。由于患者术前已经右颅内及椎管内多发转移，且病理 MIB-1 标记增殖指数约 20%，尽管经过全脑全脊髓放疗加化疗，短期疗效明显，但长期预后较差。

八、专家点评

此例为颅内多发病灶的诊断与鉴别诊断及治疗。患者就诊时影像学表现为幕上、幕下多发病灶，鉴别诊断需考虑多发胶质瘤、颅内多发转移瘤、脱髓鞘病变、肉芽肿病灶等，PET-CT 未发现颅外病灶，基本排除转移瘤，虽然寄生虫血清学检查示"曼氏裂头蚴弱阳性"，但无流行病学病史，影像学上表现倾向于胶质瘤伴多处播散可能大。此类病例，往往在缺乏病理诊断情况下被推荐做放疗或伽马刀治疗，或放疗后按胶质瘤给予替莫唑胺化疗，由于没有手术病理支持，治疗是不科学和盲目的。此例手术后病理诊断为髓母细胞瘤，风险分层为高风险组，术后及时给予 CSI 加髓母细胞瘤的化疗方案，经放疗后六次化疗复查，颅内病灶完全消失，椎管内病灶仅存一处小病灶，患者恢复正常生活，疗效满意。因此对需要放疗和化疗的怀疑恶性肿瘤的患者，强调手术后明确病理性质的重要性。

髓母细胞瘤分子分型：按分子遗传学变异将 MB 分为 WNT 活化型、SHH 活化 /TP53 突变型、SHH 活化 /TP53 野生型及非 WNT/ 非 SHH 活化型，后者又被分为第 3 组和第 4 组两个分子亚型，并比较了它们的特征及异同点（表 24-1，表 24-2）。MB 绝大多数为散发病例，极少数 MB 可因特定基因种系突变而作为家族性腺瘤性息肉病（APC）、Li-Fraumeni 综合征（TP53）或痣样基底细胞癌综合征（PTCH1、SUFU）的组成部分出现；在不同分子分型的 MB 中，β-catenin、GAB1 及 YAP1 蛋白的表达与否和亚细胞定位有明显差异，故在不能做相应分子检测时，这三种蛋白的免疫组织化学检测对初步确定 MB 的分子分型有重要参考价值。

髓母细胞瘤，NOS 的定义：①位于第四脑室或小脑的胚胎性神经上皮肿瘤（表达部分神经上皮起源肿瘤标志物）；②因组织太少或人工假象不能确定其组织、细胞及分子遗传学分型；③需排除小细胞型胶质母细胞瘤、ETMR 及 AT/RT 方可诊断；④对于可确定组织学分型，但未做分子检测者应按组织学分型诊断，不能归入"髓母细胞瘤，NOS"。

表 24-1 髓母细胞瘤不同分子分型的特征及异同点比较

项目	分子分型				
	WNT 活化型	SHH 活化型		非 WNT/ 非 SHH 活化型	
		TP53 突变	TP53 野生	第 3 组	第 4 组
好发年龄	儿童	儿童	婴儿 / 成人	婴儿 / 儿童	所有年龄
男：女	1：2	1：1	1：1	2：1	3：1
肿瘤细胞常见拷贝数改变	第 6 号染色体单体	MYCN 和 GLI2 扩增及 17p 丢失	PTCH1 缺失及 10q 丢失	MYC 扩增及 17q 等臂染色体	NMYC 扩增及 17q 等臂染色体
肿瘤细胞常见基因改变	CTNNB1 突变	TP53 突变	PTCH1 突变	PVT1-MYC 融合及 GFI1/GFI1B 增强子劫持活化	KDM6A 突变及 GFI1/GFI1B 增强子劫持活化
	DDX3X 突变		SMO 突变（成人）		
	TP53 突变		SUFU 突变（婴儿）		
			TERT 启动子突变		
基因种系突变	APC	TP53	PTCH1、SUFU	阴性	阴性

续表

项目	分子分型				
	WNT 活化型	SHH 活化型		非 WNT/ 非 SHH 活化型	
		TP53 突变	TP53 野生	第 3 组	第 4 组
β –catenin	核强阳性	质阳性	质阳性	质阳性	质阳性
GAB1	阴性	阳性	阳性	阴性	阴性
YAP1	阳性	阳性	阳性	阴性	阴性

表 24-2 髓母细胞瘤分子分型与组织学分型和预后的对应关系

分子分型	对应组织学分型	预后
WNT 活化型	经典型（几乎为所有病例）	转移风险低
	大细胞 / 间变型（极其罕见）	临床病理意义尚不确定
SHH 活化 /TP53 突变型	经典型（少见）	转移风险高
	大细胞 / 间变型（占绝大多数）	主要见于 7~17 岁儿童，转移风险高
	促纤维增生 / 结节型（极其罕见）	临床病理意义尚不确定
SHH 活化 /TP53 野生型	经典型（少见）	中等转移风险
	大细胞 / 间变型（少见）	临床病理意义尚不确定
	促纤维增生 / 结节型（占多数）	主要见于婴儿和成人，在婴儿转移风险低
	广泛结节型（少见）	发生于婴儿，转移风险低
非 WNT/ 非 SHH 活化型		
第 3 组	经典型（常见）	中等转移风险
	大细胞 / 间变型（常见）	转移风险高
第 4 组	经典型（几乎为所有病例）	中等转移风险
	大细胞 / 间变型（罕见）	临床病理意义尚不确定

（作者：陈峻叡　陈宏　程海霞　审稿人：秦智勇）

参考文献

［1］ Zhang ZY，Xu J，Ren Y，et al.Medulloblastoma in China：Clinicopathologic Analyses of SHH，WNT，and Non–SHH/WNT Molecular Subgroups Reveal Different Therapeutic.PLoS One，2014，V9N6：e99490.

［2］ Rutkowski S，von Hoff K，Emser A，et al.Survival and prognostic factors of early childhood medulloblastoma：an international meta-analysis.J Clin Oncol，2010，28(33)：4961-4968.

［3］Chintagumpala M，Hassall T，Palmer S，et al.A pilot study of risk-adapted radiotherapy and chemotherapy in patients with supratentorial PNET.Neuro Oncol，2009，11(1)：33-40.

［4］Nowak J，Seidel C，Pietsch T，et al.Systematic comparison of MRI findings in pediatric ependymoblastoma with ependymoma and CNS primitive neuroectodermal tumor not otherwise specified.Neuro Oncol，2015，17(8)：1157-1165.

［5］《中国中枢神经系统胶质瘤诊断和治疗指南》编写组.中国中枢神经系统胶质瘤诊断和治疗指南(2012).中华医学杂志，2013，93(31)：2418-2448.

［6］Picard D，Miller S，Hawkins CE，et al.Markers of survival and metastatic potential in childhood CNS primitive neuro-ectodermal brain tumours：an integrative genomic analysis.Lancet Oncol，2012，13(8)：838-848.

［7］Samkari A，Hwang E，Packer RJ.Medulloblastoma/Primitive neuroectodermal tumor and germ cell tumors：the uncommon but potentially curable primary brain tumors.Hematology/oncology clinics of North America，2012，26(4)：881-895.

［8］中华医学会病理学分会脑神经病理学组.2016世界卫生组织中枢神经系统肿瘤分类第4版修订版胚胎性肿瘤部分介绍.中华病理学杂志，2017，46（7）：449-452.

病例 25

中枢神经系统胚胎性肿瘤

一、病例介绍

患者，女性，28 岁，"右额肿瘤术后 2 年，左侧肢体无力半个月"入院。

患者于 2014 年 8 月因"头痛 4 天，突发肢体抽搐伴意识不清 2 小时"入当地医院，行 CT 及 MRI 检查（图 25-1）提示右额占位，MRS 提示 Cho/NAA 增高（图 25-2），于 2014 年 8 月 26 日晚行手术切除，术顺，肉眼全切，术后患者恢复良好，未再出现癫痫。术后病理（图 25-3）请我院病理科会诊为"原始神经外胚层肿瘤 PNET，WHO IV级"。遂于 2014 年 10 月全上海伽玛医院行 6MV X 线全脑全脊髓放疗，36Gy/20Fx，局部病灶 IMRT 治疗加量 20Gy/10Fx，放疗 2 个月后出院（图 25-4、图 25-5）。于 2015 年 1 月开始行替莫唑胺（泰道）化疗，5/28 方案，300mg/d，6 个疗程。2015 年 9 月患者逐渐出现左手麻木，伴无力，进行性加重，继而无法抬起上臂，行走不稳。至伽玛医院复查头颅 MRI（图 25-6）提示"右侧额叶 T_1 低信号，T_2 高信号，病灶有混杂性强化，考虑肿瘤复发可能"。患者于 2015 年 9 月就诊我院后完善相关检查，于 2015 年 9 月 17 日我院全麻下行右额肿瘤切除术。术顺，术中行 iMRI 扫描证实肿瘤全切（图 25-7）。术后病理回报"原始神经外胚叶肿瘤（PNET）"。术后患者接受 6MV X 线全脑放疗，剂量 30Gy/15Fx，之后接受长春新碱 2mg 静脉注射 d1+ 依托泊苷 100mg d1~d3+ 顺铂 20mg 静脉滴注 d1~d3 治疗 5 次（图 25-8）。患者近 2 周来逐渐出现左侧肢体乏力，肌力逐渐减退，2016 年 6 月 10 日患者出现癫痫小发作 1 次，具体表现为左侧肢体及面部抽搐，期间患者意识清楚，持续 1 分钟，发作过后患者出现短暂失语，继而头痛恶心呕吐；2016 年 6 月 11 日患者复查头颅 MRI（江阴）提示右额占位，T_1 低信号，T_2 高信号，不均一强化（图 25-9）。回忆病程患者于 2016 年 1 月（原奥卡西平 300mg 每日 2 次，后加至每日 3 次）及 2016 年 3 月出现 2 次癫痫小发作，目前患者诉头痛及恶心呕吐，无言语障碍，伴头晕，左侧肢体肌力减退，行走困难，纳差，小便困难及尿失禁，现患者目前为进一步诊治收入我科。

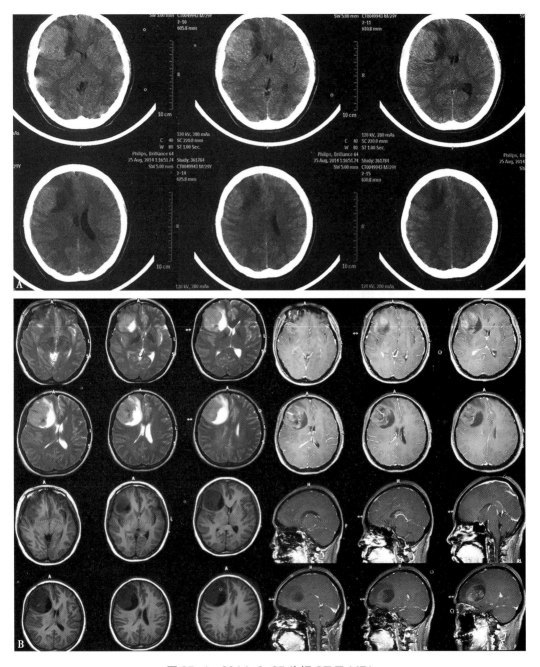

图 25-1 2014-8-25 头颅 CT 及 MRI

A. 头颅 CT 提示右侧额叶类圆形占位，中线略偏，占位效应明显。B. 头颅 MRI 提示右额占位，右侧额叶类圆形占位，部分囊变，实质部分 T_1 低信号，T_2 稍高信号。占位效应明显，周围见水肿带，增强后不均匀强化

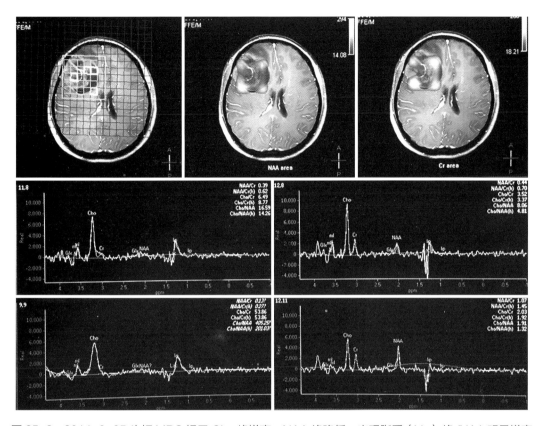

图 25-2 2014-8-25 头颅 MRS 提示 Cho 峰增高，NAA 峰降低，出现脂质（Lip）峰 /NAA 明显增高

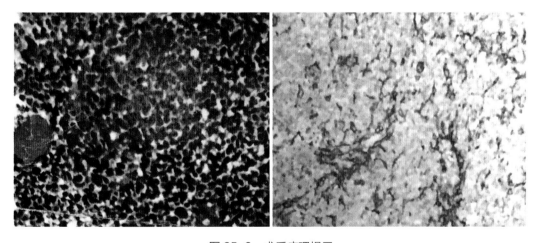

图 25-3 术后病理提示

　　镜检：镜下见瘤细胞片状分布，密度较高，核有异型，见核分裂象。多灶性坏死。免疫组化：本院 GFAP 部分（＋），Olig2（－），Nestin 部分（＋）。诊断："原始神经外胚层肿瘤 PNET，WHO Ⅳ 级"

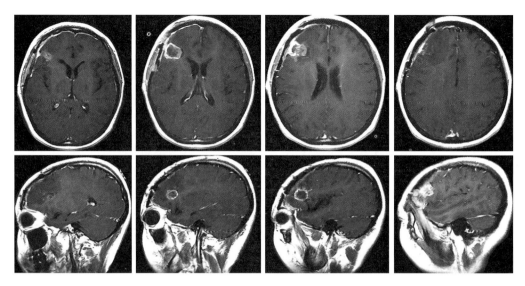

图 25-4 2014-12 伽玛医院头颅 MRI 提示肿瘤切除术后改变，未见明显异常

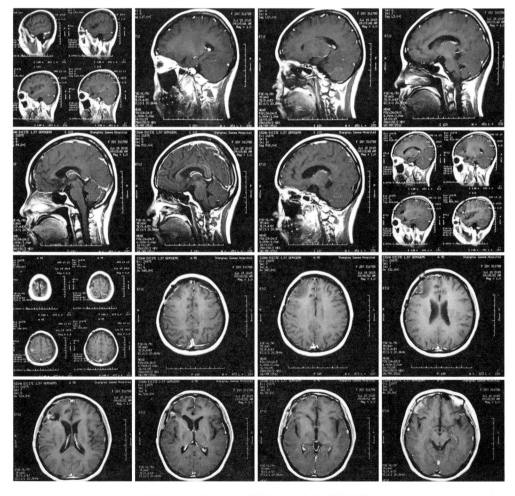

图 25-5 2015-7 头颅 MRI 未见明显异常

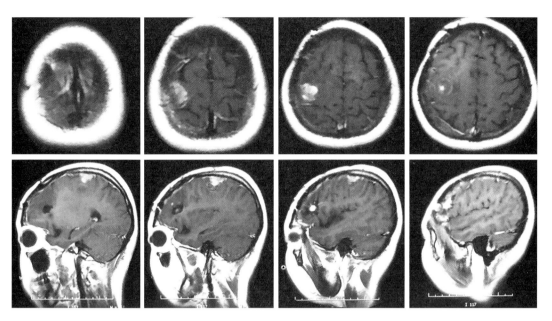

图 25-6　2015-9 随访头颅 MRI，右侧额叶 T_1 混杂信号，不均一强化，考虑肿瘤复发可能

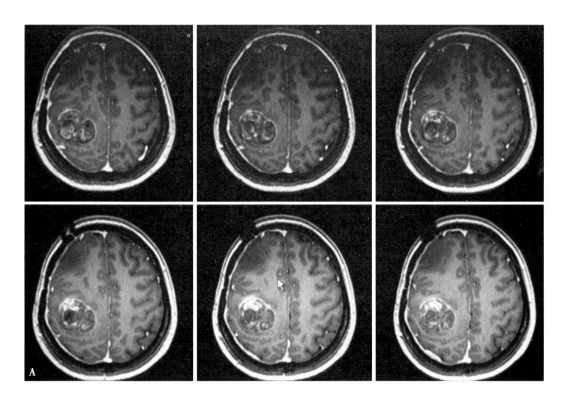

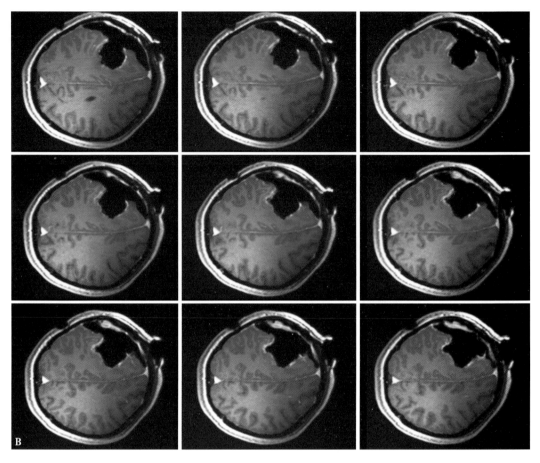

图 25-7　A. 2015-9-16 术前头颅 MRI，右侧额叶增强 MRI 提示混杂性强化，
较前（图 25-6）明显增大；B. 2015-9-17 术中磁共振，证实肿瘤全切

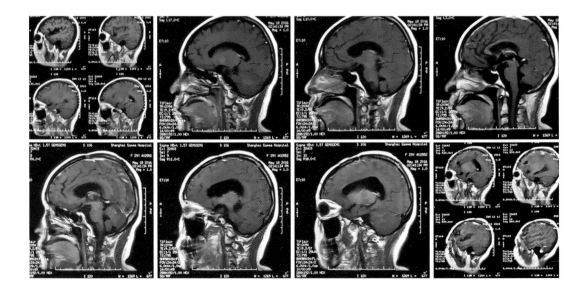

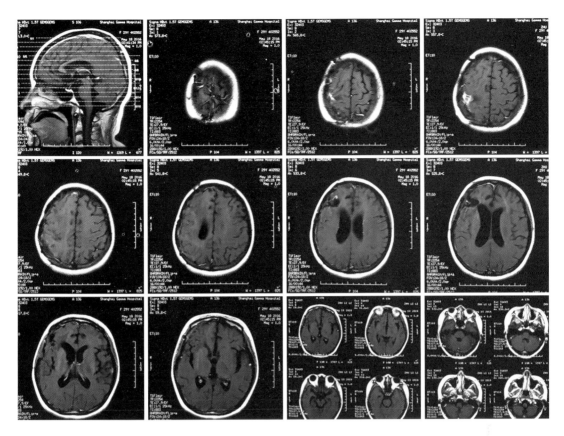

图 25-8　2016-5-18 随访头颅 MRI，肿瘤切除术后改变，未见明显异常

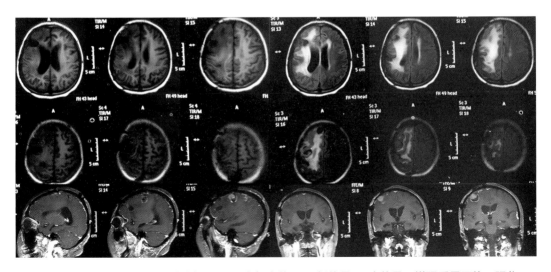

图 25-9　2016-6-11 随访头颅 MRI，右额占位，T$_1$ 低信号 T$_2$ 高信号，增强后见不均一强化

二、诊治过程

入院查体，GCS15，神清，应答切题。未扪及皮肤浅表肿大淋巴结。脑神经检查未见异常，右侧肢体肌力肌张力正常，左侧肢体肩关节Ⅲ级；肘关节Ⅲ级；腕关节Ⅲ级；指关

节Ⅲ级；髋Ⅲ级；膝Ⅲ级；踝Ⅲ级；趾Ⅱ级；肌张力差，病理征（−）。余查体未见异常。入院后各项实验室检查未见明显异常。复查全脊髓 MRI 平扫 + 增强未见明显异常（图 25-10）。MDT 讨论后建议行化疗治疗，方案为安维汀 300mg 静脉滴注 d1/ 静脉滴注大于 90 分钟，每两周一次；替莫唑胺 300mg/d，5/28 天。同时予奥卡西平控制癫痫（每天三次，早中晚各 300mg-300mg-600mg 口服）。患者无明显化疗不适主诉，癫痫症状得以控制，查体同前，予以出院。

　　临床诊断：中枢型神经外胚叶肿瘤（PNET）。

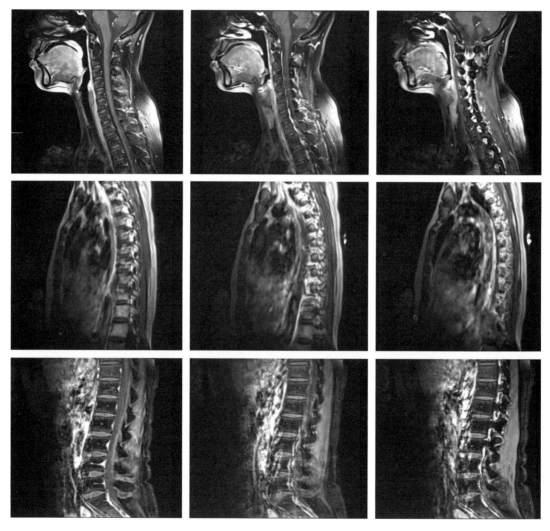

图 25-10　2016-6 全脊髓 MRI，颈、胸、腰髓 MRI 增强未见异常，腰椎轻度退变

三、治疗后随访及建议

　　1. 出院 2 周后再次行安维汀化疗（方案 NS100ml，安维汀 300mg 静脉滴注 d1/ 静脉滴注大于 90 分钟）；出院后行替莫唑胺口服化疗（方案替莫唑胺 300mg/d（口服，28 天为一疗程，吃 5 天停 23 天，服药期间注意缩放肝肾功能）。

2. 出院后继续服用奥卡西平抗癫痫治疗，切勿随意停药。

3. 神经外科随访至 2017 年 8 月，持续给予安维汀每两周一次 + 替莫唑胺口服化疗每月五天。复查头 MRI 提示：右额以及右顶叶两个病灶缓慢增大，T_1 等高混杂信号，T_2 高信号，提示病灶内积聚慢性血性液体，轻中度占位效应。患者生活部分自理。

四、讨论

本病例诊断为中枢型原始神经外胚叶肿瘤（PNET），原始神经外胚层肿瘤是一组具有多向分化潜能的罕见小圆细胞肿瘤，可发生于中枢神经系统神经上皮细胞及外周间叶组织。各个年龄段的人均可发病，但以儿童及青少年多见，男性多于女性。该病具有恶性程度高、病程短、进展快、有转移倾向、误诊率高、预后差等特点。PNET 分为中枢型 PNET（central PNET，cPNET）和外周型 PNET（peripheral PNET，pPNET）。2000 年及 2007 年修订的 WHO 中枢神经系统肿瘤分类中将 cPNET 列为胚胎性肿瘤。

临床表现：cPNET 发病率低，约占颅内肿瘤的 3.3%，好发于 10 岁以下的儿童，主要发生于幕上。其临床表现无明显特异性，可表现为肿瘤占位所引起的头痛、恶心、呕吐、视力障碍等颅内高压症状，亦可见偏瘫、癫痫、共济失调等症状；发生在椎管内时可表现为局部疼痛、强迫体位、乏力、肌力减弱、浅深感觉障碍、束带感、行走不稳、神经根痛、括约肌功能障碍（如大小便失禁）等。

影像学表现：cPNET 在 CT 上可表现为混杂等低密度，边界较清楚，常无钙化影，肿瘤内部可见囊变、坏死，增强后可见不同程度的混杂强化。在 MRI 上表现为 T_1WI 平扫多呈等或低、T_2WI 多呈混杂高信号的实性肿物，肿物呈类圆形或浅分叶状，肿块较大，占位效应明显，肿物周围无水肿或水肿程度轻；FLAIR 序列上多呈等或高信号；扩散加权成像（DWI）多呈高信号，增强后可见肿物明显不均匀蜂窝状强化，肿瘤内可见囊变、坏死及出血。磁共振波谱（MRS）表现为胆碱（Cho）峰升高，N – 乙酰天门冬氨酸（NAA）峰降低，出现脂质（Lip）峰。部分病例可见颅内多发病灶或椎管内转移灶。

治疗和预后：手术切除加辅助放化疗为其主要治疗方法。肿瘤切除越完全其预后越好，术后放疗亦可提高其生存率，但对于 2 岁以下的患儿，考虑到放疗对其中枢神经系统发育的不良影响及会诱发其他肿瘤等，应慎用或暂不放疗。但椎管内发生 PNET 时应给予预防性放疗。发生于椎管内的 cPENT 要采用全脊柱加头颅方式的放疗以防脑脊液转移。辅助化疗方案有 CAV 法（环磷酰胺 + 多柔比星 + 长春新碱）、CAVD 法（环磷酰胺 + 多柔比星 + 长春新碱 + 放线菌素 D）、大剂量顺铂、异环磷酰胺加二巯基乙醇硫酸钠等。挽救治疗也可以采用安维汀 + 替莫唑胺联合方案。PNET 预后不理想，多数患者在确诊后 2~3 年内死亡，其中 1 年内死亡的病例占多数，肿瘤已发生转移的患者平均生存时间不到 6 个月。本病例随访近四年，存活至 2018 年 6 月过世，前三年保存部分生活自理能力。

五、专家点评

2007 年 WHO 中枢神经系统肿瘤分类中，按照组织病理学不同，中枢神经系统胚胎性肿瘤可以分为髓母细胞瘤、中枢神经系统神经外胚层肿瘤（PNET）及不典型畸胎瘤 / 横纹肌样瘤。在新的 2016 年 WHO 中枢神经系统肿瘤分类指南中，在增加了分子指标将髓母细胞瘤进一步分型的同时，还撤销了 "PNET" 的诊断。在组织病理学上排除了其他胚胎性肿瘤，例如中枢神经系统伴有多层细胞菊形团的胚胎性肿瘤（embryonal tumor with multilayered rosettes）、中枢神经系统神经母细胞瘤（CNS neuroblastoma）、中枢神经系统神经节母细胞瘤（CNS ganglioneuroblastoma）及髓上皮瘤（medulloepithelioma）后，即可诊断为中枢神经系统胚胎性肿瘤（CNS embryonal tumor，NOS）。因此，中枢神经系统胚胎性肿瘤是一个排除性诊断。其肿瘤细胞来源于神经外胚层，但是组织病理或者分子病理特征上却不能归类于上述特定的肿瘤亚组。组织病理学上，中枢神经系统胚胎性肿瘤表现为分化较差的神经上皮细胞，但是其分化特征也可表现为神经元性（neuronal）、肌原性（myogenic）、星形细胞性（astrocytic）或者黑色素细胞性（melanocytic）。因此在免疫组化上既可表达胶质细胞分化蛋白（如 GFAP），也可表达神经元分化蛋白（如 NeuN、NFP 等），但是其中分化较差区域仍占主导。中枢神经系统胚胎性肿瘤，NOS 是个排除性诊断，因此针对这一亚组肿瘤预后及流行病学研究还不明确。但是中枢神经系统胚胎性肿瘤，包括髓母细胞瘤等，是儿童常见的中枢神经系统恶性肿瘤，其临床进展快，通常还会伴有脑脊膜播散，预后差，因此 WHO 组织病理分级中，中枢神经系统胚胎性肿瘤（包括 NOS 亚组）对应 WHO Ⅳ级。

（作者：章捷　审稿人：盛晓芳）

病 例 26

间变性脑膜瘤

一、病例介绍

患者，男性，45 岁，2010 年因头痛于医院检查发现右额占位，后行开颅肿瘤切除术（图 26-1），术后诊断为不典型脑膜瘤（WHO Ⅱ级）（图 26-5 A~C），术后患者恢复好，行放疗。2012 年患者随访头颅 MRI 提示肿瘤复发，遂于 2012 年 11 月于我院行开颅肿瘤切除术（图 26-2），术后病理提示不典型脑膜瘤（WHO Ⅱ级）（图 26-5 D~G），术后患者于伽玛医院行放射治疗后（50% 等计量曲线，中心 30Gy，周围 15Gy），患者病情稳定。2013 年 3 月患者无明显诱因下出现癫痫小发作 1 次，于当地医院就诊提示肿瘤复发，后行抗癫痫治疗症状控制稳定。2013 年底患者开始出现左侧肢体无力，复查头颅 MRI 提示肿瘤增长迅速，收入我科行肿瘤切除术（图 26-3，图 26-5H~I），术顺，后出院。术后复查 MR 提示大脑镰后部小圆形肿瘤残留，再次予以伽马刀治疗。出院后患者仍出现肢体无力，2014 年 2 月、7 月行头颅 MRI 见脑膜瘤复发。遂于 2014 年 8 月再次行分期脑膜瘤切除术（图 26-4）。

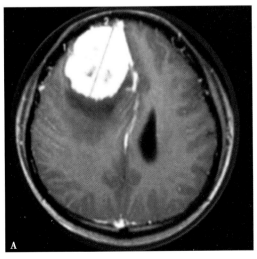
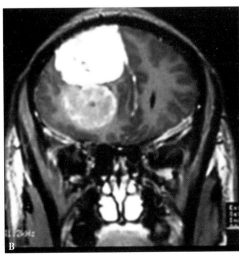

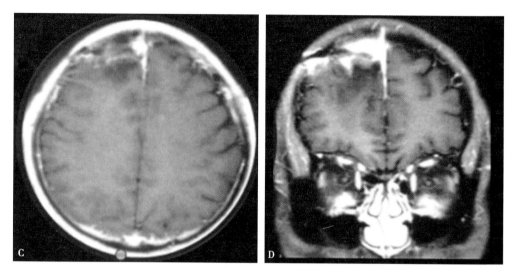

图 26-1　第一次手术前（A、B）后（C、D）

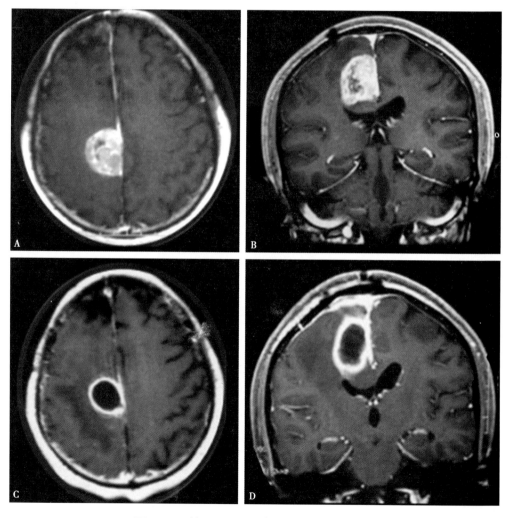

图 26-2　第二次手术前（A、B）后（C、D）

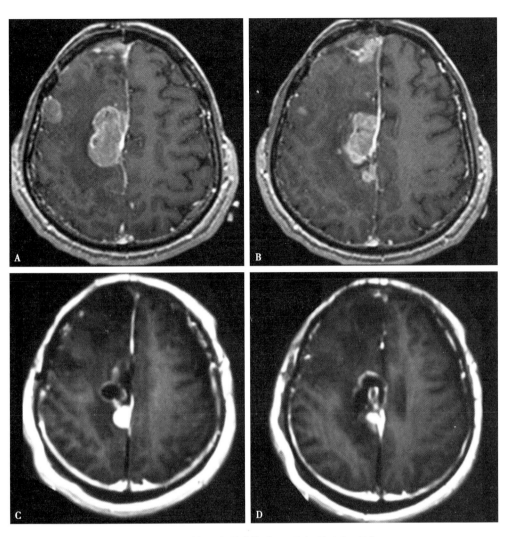

图 26-3 第三次手术前（A、B）后（C、D）

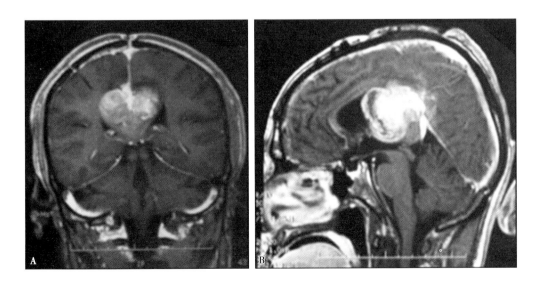

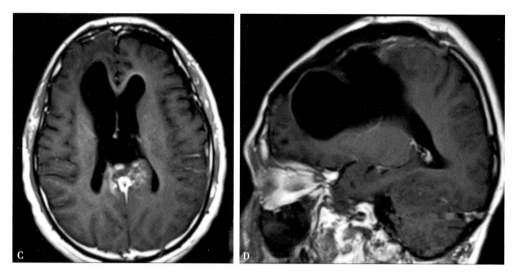

图 26-4　第四次手术前（A、B）后（C、D）

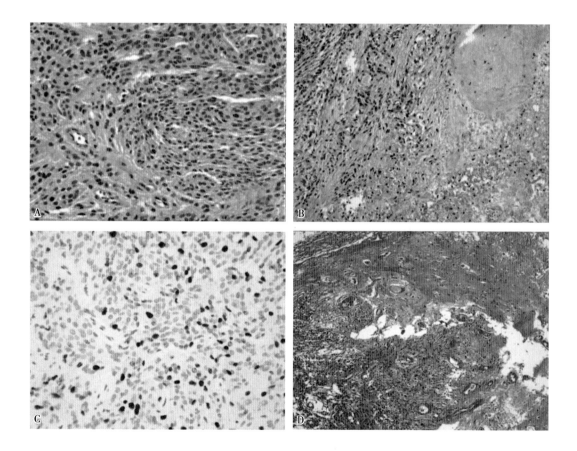

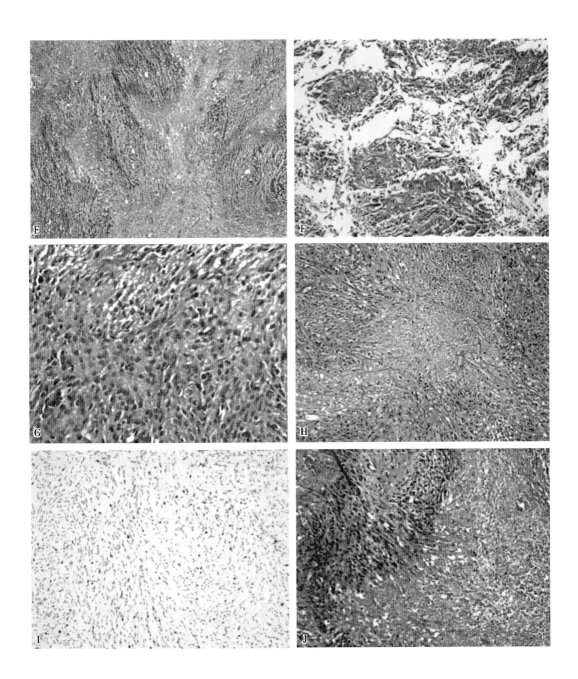

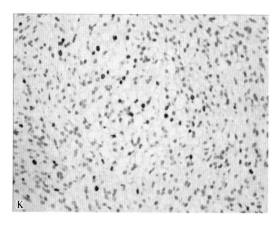

图 26-5　四次手术病理

　　A~C. 第一次手术病理结果。A. 放大 400 倍，瘤细胞束状分布，见核分裂象；B. 放大 200 倍，片状坏死；C. 放大 400 倍，Ki-67 表达指数 8%，较高。D~G. 第二次手术病理结果。D. 放大 100 倍，肿瘤浸润脑组织；E. 放大 100 倍，肿瘤内见多灶性坏死；F. 放大 200 倍，部分区域，肿瘤呈乳头状排列；G. 放大 400 倍，肿瘤细胞内见丰富核分裂象。H、I. 第三次手术病理结果。H. 放大 200 倍，肿瘤内见片状坏死；I. 放大 200 倍，Ki-67 表达指数 10%，较高。J、K. 第四次手术病理结果。J. 放大 400 倍，肿瘤组织中见大片坏死；K. 放大 400 倍，Ki-67 表达指数较高

二、讨论目的

诊断和进一步治疗。

三、诊治建议

病理诊断为间变性脑膜瘤（WHO Ⅲ）伴大片坏死和放疗后改变（图 26-5 J~K）。

对于不典型脑膜瘤（WHO Ⅲ）或者间变性脑膜瘤（WHO Ⅲ），术后有肿瘤残留，放疗不敏感的，可以行化疗。但是本例虽然肿瘤已多次达 Simpson Ⅱ类切除，但依据迅速复发，且该肿瘤对放疗不敏感，所以尝试可按照有肿瘤残留的病例进行化疗。

四、治疗过程

患者入院后行右额入路肿瘤切除术，术中见肿瘤血供异常丰富，予以分块切除，将大脑镰右侧肿瘤切除后，停止手术，2 周后二期手术，经左额入路，将肿瘤全切除。术顺，患者恢复可，顺利出院。病理诊为间变性脑膜瘤（WHO Ⅲ）。

五、鉴别诊断

复发非典型脑膜瘤，无特殊鉴别。

六、结局和预后评估

该患者初次手术后病理诊断为不典型脑膜瘤（WHO Ⅱ级），其为低度恶性脑膜瘤，术后有复发倾向。因此，首次手术后需要进行放疗。该患者首次手术后曾实施了放疗，但肿瘤还是复发。再次手术，短时间内再次复发。对于这样多次复发，且放疗（外放疗以及伽

马刀）多次均不敏感的病例，可以尝试化疗。该患者第四次手术后，生活依然可以自理。家属对于化疗有顾虑，遂服用中药调理。一年后肿瘤再次复发，病灶沿大脑镰和天幕播散。患者生活质量迅速下降。患者本人以及家属放弃治疗，半年后离世。

七、专家点评

此患者为多次复发脑膜瘤，其治疗过程中存在一定的瑕疵。患者首次手术后明确诊断，术后需常规放射治疗，放疗靶区应包括肿瘤脑膜附着区和脑膜伪征外 2cm 的范围，治疗剂量应在 50~56Gy。首次术后外院的放疗范围和剂量具体不详，复发后的伽马刀治疗也有不妥。从复发的部位上看脑膜瘤术后放疗靶区的范围应足够大，剂量应足。肿瘤反复复发升级为恶性，预后恶劣。对复发脑膜瘤单纯手术无法根治肿瘤，还需要提高综合治疗的技术和对肿瘤的认识，通过总结促进对恶性脑膜瘤的研究，以提高患者的生存。

（作者：邱天明　审稿人：盛晓芳　陈宏）

不典型脑膜瘤（WHO II级）伴原发性中枢神经系统淋巴瘤（弥漫大 B 细胞型）

一、病例介绍

患者，男性，80岁，因"发现左额占位 5 年，进行性失语 1 月余"入院。患者于 5 年前体检时发现左额占位（图 27-1），T_1 等信号 T_2 等信号，未进一步行增强检查。患者外院就诊考虑患者脑膜瘤可能大，结合患者年龄建议保守治疗密切随访。患者之后未定期就诊复查头颅 MRI。患者自 1 个月前开始出现言语迟缓，主要表现为言语表达困难，无言语理解障碍，进行性加重，伴右侧肢体肌力进行性减退，左侧肢体肌力未受影响。患者就诊外院后进一步查头颅 MRI 提示左额多发病灶，浅部病灶明显均匀强化，考虑患者既往病史考虑脑膜瘤可能大；深部病灶不均匀强化，伴坏死，高级别胶质瘤不能除外（图 27-2）。患者进一步查头颅 FDG-PET 提示左额浅部病灶放射性摄取值轻度增高，SUV 值最大 8.9，结合病史，考虑颅内原发低代谢肿瘤（脑膜瘤可能大）；左额深部侧脑室上方病灶放射性摄取异常增高，SUV 最大值 21.6，考虑脑内原发恶性肿瘤可能大，体部 PET 显像未见 FDG 代谢明显异常增高（图 27-3）。患者入院后积极完善相关检查，排除手术禁忌后行左额浅部病灶切除 + 深部病灶活检术，术中冷冻结果提示左额浅部病灶为脑膜瘤，深部病灶为小圆细胞恶性肿瘤。

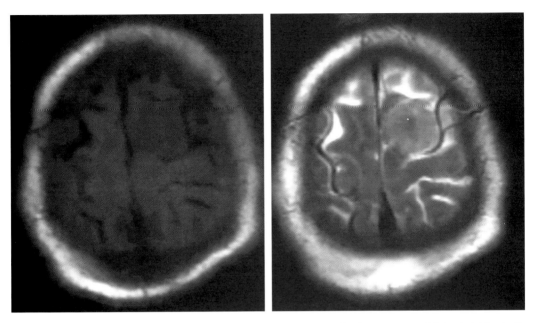

图 27-1　患者 2012 年头颅 MRI 平扫提示左额病灶，T_1 等信号（左），T_2 等信号（右），未行增强扫描

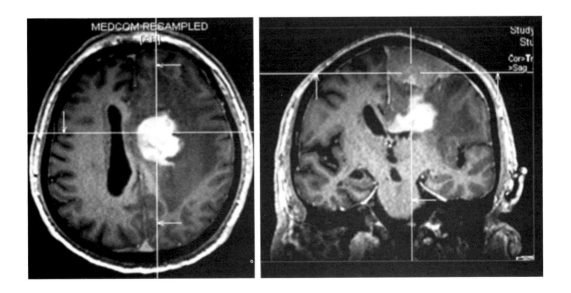

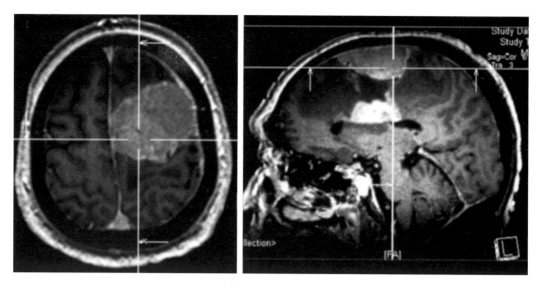

图 27-2 患者 2017 年复查头颅 MRI 增强提示左额多发病灶，
浅部病灶明显均匀强化；深部病灶不均匀强化，伴坏死

查体：患者神志清，精神可，言语表达差，查体配合欠佳；脑神经检查阴性；右侧肢体肌力Ⅲ级，左侧肢体肌力正常，肌张力正常，右侧病理征阳性，行走不稳，向右侧偏斜倾倒；闭目难立征（+），左侧指鼻试验、快复动作、跟膝胫试验不能配合。

二、讨论目的

该患者诊断及下一步治疗？

三、诊治建议

患者老年男性，头颅 MRI 提示左额深浅两个病灶，结合患者目前影像学检查及术中冷冻结果，患者诊断基本明确，待正式病理报告确定下一步治疗。

四、治疗过程

目前患者术后康复中，正式病理结果未出，待正式病理结果确定下一步治疗。

五、鉴别诊断

该患者颅内病灶需要跟以下疾病相鉴别：

1. **高级别胶质瘤** 随着年龄的增加，恶性胶质瘤的发病率也增加，一半以上的恶性胶质瘤患者年龄大于 65 周岁。而恶性胶质瘤中，以胶质母细胞瘤（WHO Ⅳ）最为常见。胶质母细胞瘤患者根据肿瘤部位和大小的不同，临床表现差异较大。部分患者无症状或者通常表现为记忆力减退、轻度头晕及乏力等症状，部分功能区胶质瘤患者还可以表现为一侧肢体肌力减退或者失语等相应功能缺损表现，癫痫症状较低级别胶质瘤少见。部分肿瘤发生出现出血卒中时可以表现为急性剧烈头痛等脑出血表现。在 CT 上根据肿瘤实质性情况的不同，高级别胶质瘤可表现为低密或者等密度病灶。在 MR 影像上通常表现为 T_1 等或者低信号，T_2 高信号，而根据肿瘤血 - 脑脊液屏障破坏程度的不同，肿瘤通常可以表现为不规则或者花环状强化，伴有坏死和囊变，边界不清，瘤周水肿较少见。在 FDG-PET 中高级别胶质瘤通常表现为放射性物质的异常高摄取，但是 FDG-PET 通常不能用来鉴别诊断恶性程度相近的脑转移瘤和恶性胶质瘤。该患者老年男性，临床上逐渐出现失语及功能障碍等症状，额叶深部病灶在 MRI 成不均匀明显强化，并且 FDG-PET 显示为颅内原发的恶性肿瘤，因此恶性胶质瘤可能依然大，需要进一步病理明确。

2. **原发性中枢神经系统淋巴瘤** 中枢神经系统淋巴瘤是一种原发于中枢神经系统的罕见的节外非霍奇金淋巴瘤，肿瘤可以原发于脑、脊髓、软脑膜或者眼，并且不伴有全身其他部位的浸润。大多数患者起病较急，病程较短，通常表现为头痛、头晕及四肢乏力等非典型症状。在 CT 上，中枢神经系统淋巴瘤通常表现为等密度或者稍高密度影；在 MRI 影像上则表现为 T_1 等低信号，T_2 高信号；在增强图像上则表现为代表性的均匀一致的团块结节状强化，坏死和囊变少见；并且肿瘤的占位程度与瘤周水肿，与肿瘤的大小不成比例。在 FDG-PET-CT 上中枢神经系统淋巴瘤病灶的 SUV_{max} 值一般在 14~22 之间，表现为放射性摄取异常增高的病灶。与此同时在 MRS 上中枢神经系统淋巴瘤通常还可以有特异性的大脂质峰出现。该患者一侧肢体肌力减退和失语起病，MRI 提示病灶强化明显，与此同时 SUV 值最高为 21.6，需要考虑中枢神经系统淋巴瘤的可能性，具体诊断待病理确诊核实。

3. **脑转移瘤** 脑转移瘤是临床上最常见的颅内肿瘤，15%~30% 的肿瘤患者会发生脑转移。脑转移瘤的组织来源中。44% 为肺，10% 为乳腺，7% 为肾脏来源，10% 的颅内转移瘤不能确定其原发病灶。脑转移瘤通常是血行转移至脑，因此位于灰白质交接处多见。80% 的转移瘤位于幕上。除了原发病灶相关的临床症状，脑转移瘤患者通常可有头痛、恶心呕吐等颅内压增高的症状和由于肿瘤压迫产生的相关功能障碍。CT 检查中，单发的颅内转移瘤病灶通产表现为类圆形或者圆形，高密度或者混杂密度的病灶。在 MRI 检查中脑转移瘤通常表现为多发或者单个病灶，灰白交界处多见，病灶边界比较清楚；T_1 等或者低信号，T_2 高信号；部分黑色素瘤，因黑色素的顺磁效应呈现出 T_1 高信号，增强图像上病灶成结节状或者环状强化；瘤周水肿较严重，而坏死和囊变范围较小。脑转移瘤在 FDG-PET 表现为异常的放射性摄取病灶，但是因受其分辨率的影响，可能会遗漏较小的颅内转移病灶，但是有助于患者原发病灶的定位。在本病例中，患者老年男性，MRI 提示病灶位于左额深部侧脑室上方的白质深部，FDG-PET 检查中体部未见放射性异常摄取病灶，因此该诊断可以暂不考虑。

六、结局和预后评估

患者术后病理结果回报：（左额）不典型脑膜瘤（WHO Ⅱ级），免疫组化：EMA（＋），VIM（＋），stat6（－），PR（＋），Ki-67（5%＋），GFAP（－）；（左额深部）恶性 B 细胞淋巴瘤，免疫组化：CD20（＋），CD79a（＋），Bcl2（＋），Bcl6（部分＋），CD3（－），Ki-67（70%＋），PAX-5（＋），CD10（－）。患者左额脑膜瘤和原发性中枢神经系统淋巴瘤（弥漫大 B 细胞型）诊断明确。患者术后一般状况可，遂先予甲泼尼龙激素治疗。患者术后复查头颅 MRI 提示淋巴瘤病灶较之前明显缩小（图 27-4），继续予激素治疗，拟康复后转血液科行后续治疗。患者于术后第 11 天出现便血，停用激素并予支持对症处理后患者便血症状不能控制，反复消化道出血，于术后 3 周因"多脏器功能衰竭及消化道出血"宣告死亡。

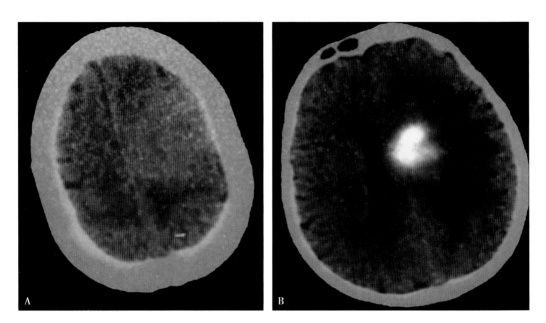

图 27-3　患者头 FDG-PET 提示左额浅部病灶放射性摄取值轻度增高，SUV 值最大 8.9（A），
左额深部侧脑室上方病灶放射性摄取异常增高，SUV 最大值 21.6（B）

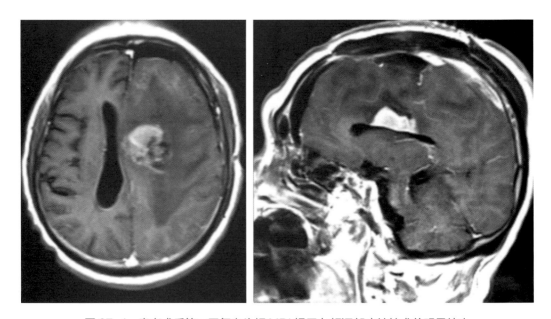

图 27-4　患者术后第二天复查头颅 MRI 提示左额深部病灶较术前明显缩小

七、专家点评

　　肿瘤学临床诊断大多基于"一元论"原则，但是部分患者可以同时伴发两种不同性质的肿瘤。本病例系老年患者，影像学显示两个病灶具有不同的影像特征和生物学特征，最

终病例确诊为"不典型脑膜瘤（WHO Ⅱ级）伴原发性中枢神经系统淋巴瘤（弥漫大 B 细胞型）"。由于老年患者脑膜瘤和淋巴瘤都是好发年龄，因此两种不同性质的肿瘤同时伴发也是可能的。治疗原则是首先针对危及生命的恶性淋巴瘤。该患者拟首先采用激素缓解临床症状，再决定下一步的对因治疗。遗憾的是患者出现严重的皮质醇激素相关并发症，以至于最后死于下消化道出血。

（作者：阿卜杜米吉提·艾拜杜拉　审稿人：初曙光）

病例 28

高分化软骨肉瘤

一、病例介绍

患者，男性，36 岁，因"走路不稳并加重半年，发作性视物模糊 3~5 天"入院。半年前开始出现走路不稳并加重；半个月前患者开始出现双上肢及口腔黏膜麻木，麻木感为持续性，不伴肌力障碍；3~5 天前患者开始出现发作性视物模糊，多在看电视时出现，每次持续 1 小时后自行缓解。查体未见感觉障碍，右侧角膜反射迟钝，走路不稳，闭目难立征阳性。

二、术前影像学检查

头颅 CT 及 MRI 示右侧中后颅窝占位性病变。头颅 CT 骨窗（图 28-1A）显示病灶内多发不规则钙化，内侧压迫鞍旁骨质致其变薄。MRI T_1（图 28-1B）低信号，T_2（图 28-1C）高信号。术前拟诊骨源性肿瘤（偏良性）可能。

三、诊治过程

入院完善各项术前准备后行开颅肿瘤切除术，肿瘤达部分切除。术后患者恢复较好，无明显神经功能缺失。术后第一天 CT（图 28-2）示肿瘤部分切除。术后病理可见骨小梁（图 28-3），病理报告为高分化软骨肉瘤。

四、最终诊断

高分化软骨肉瘤。

五、诊治建议

以放射治疗为主要辅助治疗手段。

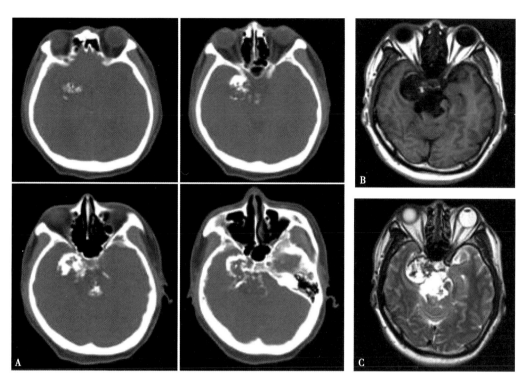

图 28-1 术前影像学检查

A. CT 可见明显钙化；B. T_1 低信号；C. T_2 高信号

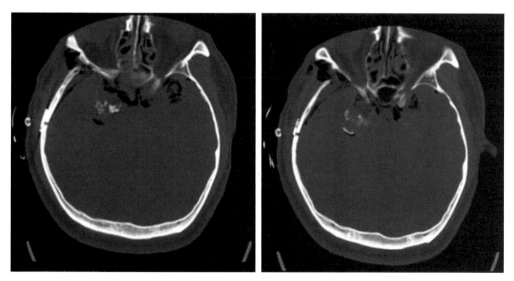

图 28-2 术后第一天 CT。CT 可见肿瘤达大部切除

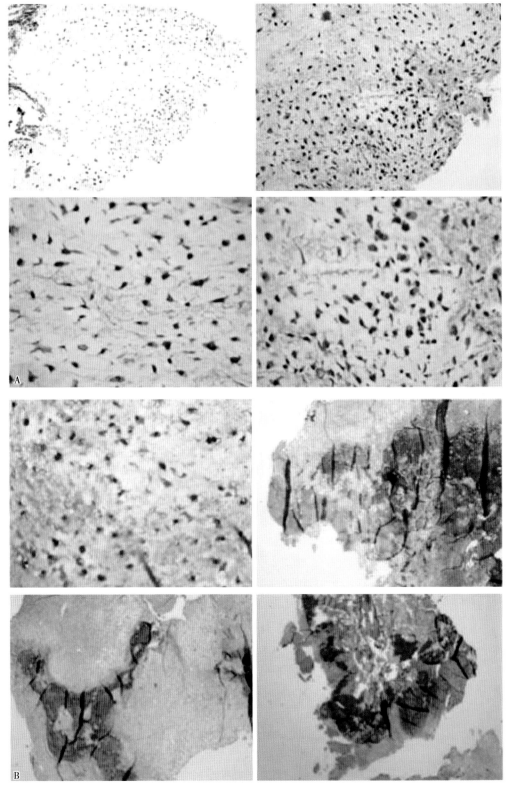

图 28-3 术后病理可见骨小梁成分

A. 低倍镜；B. 高倍镜

六、讨论

颅底软骨肉瘤是一种少见的、生长缓慢、但有潜在致死性的肿瘤。年发病率为 0.03/10 万，约占所有颅底肿瘤的 6%。多位于鞍旁结合部，起源于胚胎残余的软骨细胞，生长缓慢，好发于青壮年，女性多于男性。病理上分为 3 级（1 级高分化，2 级中等，3 级低分化）。手术所见：肿瘤多位于硬膜外，呈灰白色或淡红色的半透明蘑菇状，质地较硬韧，也可伴有质软的胶冻黏液。局部骨质可受侵蚀破坏。高分化软骨肉瘤为偏良性肿瘤，对周围骨质往往是以推压性生长为主。镜下见：肿瘤组织主要由分化好的软骨细胞伴骨化、纤维组织、黏液成分构成。恶性软骨肉瘤软骨细胞大小不一，核大红染，毛细血管内皮细胞增生等改变。

从影像学表现上看，本例患者术前骨窗位 CT 提示肿瘤呈压迫性生长，而不是侵袭性生长，所以影像学支持肿瘤为高分化或者偏良性病变可能。

七、专家点评

颅底近中线骨源性肿瘤常见软骨黏液样纤维瘤、软骨肉瘤和脊索瘤等，最需要鉴别的是脊索瘤和软骨肉瘤，因为二者预后不同。文献报告脊索瘤更多见表现为以斜坡为中心生长，DWI 弥散受限更多，增强后不强化或不均匀强化。软骨肉瘤多偏于一侧，呈不均匀强化或实质性强化。分化差时，T_2 信号减低。本例影像学：病灶占据中、后颅窝偏侧，CT 提示肿瘤呈压迫性生长为主，而不是骨质破坏，MRI T_2 呈高信号。综合影像学表现，考虑软骨黏液样纤维瘤或高分化的软骨肉瘤可能大。最终病理亦证实为高分化软骨肉瘤。

治疗上首选手术切除，但由于肿瘤多位于颅底，邻近重要的解剖结构，且累及范围广、质地较硬，故多数难达到全切除，易复发。三维适形放疗或立体定向放射外科治疗可作为术后的辅助治疗。特别是近年来出现的质子/重离子放射治疗显示出较好的疗效，其中质子放疗 5 年和 10 年的肿瘤局部控制率分别达到 98% 和 94%。

（作者：龚秀　审稿人：梁晓华　庄冬晓）

参考文献

[1] Jiang B，Veeravagu A，Feroze AH，et al. CyberKnife radiosurgery for the management of skull base and spinal chondrosarcomas. J Neurooncol，2013，114：209-218.

[2] Amichetti M，Amelio D，Cianchetti M，et al. A systematic review of proton therapy in the treatment of chondrosarcoma of the skull base. Neurosurg Rev，2010，33（2）：155,165.

[3] Matthew Crocker，Robert Corns，Istvan Bodi，et al. Chondromyxoid Fibroma of the Skull Base Invading the Occipitocervical Junction：Report of a Unique Case and Discussion. SKULL BASE，2010，20（2）：101-104.

[4] LOI CFEUVRET，GEORGES NOE ̈L，VALENTIN CALUGARU，et al. Chondromyxoid fibroma of the skull base：Differential diagnosis and radiotherapy：Two case reports and areview of the literature. Acta Oncologica，2005，44：545-553.

[5] Yeom KW，Lober RM，Mobley BC，et al. Diffusion-Weighted MRI：Distinction of Skull Base Chordoma from Chondrosarcoma. AJNR Am J Neuroradiol，2013，34（5）：1056-1061.

病例 **29**

间叶性软骨肉瘤

一、病例介绍

患者，女性，32 岁，因"头痛三年，加重半个月"入院。

患者自 2013 年开始间断出现头痛，以顶枕部明显，疼痛可自行缓解，未重视。2016 年 5 月在与家人争吵后，再次出现头痛，且不能缓解。在当地医院行头颅 CT 发现窦汇区占位，伴有钙化（图 29-1）。2016 年 7 月辗转至华山医院就诊，2016 年 7 月 2 日行头颅 MRI（增强）：枕部窦汇处占位，明显强化（图 29-2）。

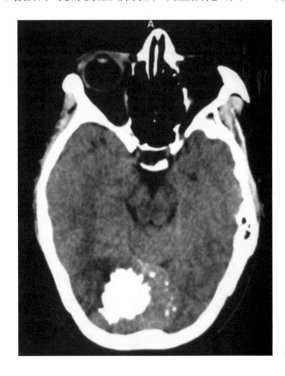

图 29-1　术前头颅 CT

　　CT 示窦汇区稍高密度肿块，边界清楚，内见大片强化

214

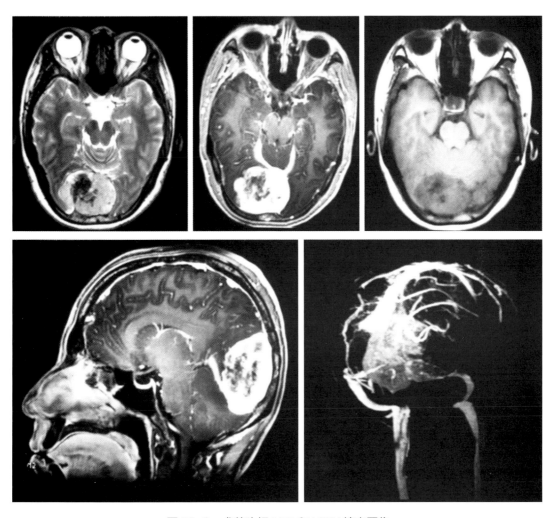

图 29-2　术前头颅 MRI 和 MRV 检查图像

MRI 提示窦汇区占位，T_1、T_2、DWI 均表现为混杂信号，增强后可见明显不均匀强化，未见明显"脑膜拖尾征"。MRV 提示窦汇不能显示，上矢状窦下端和两侧横窦均受压，部分显影

二、诊治过程

患者入住华山医院（普陀分院）于 2016 年 7 月 13 日行窦汇肿瘤手术切除术，术中肿瘤有少量残留，术后患者无头晕头痛，无视物模糊等不适。术后 CT（图 29-3）及 MRI（图 29-4）均提示肿瘤少量残留。华山医院病理为（窦汇）间叶性软骨肉瘤，进一步请复旦大学肿瘤医院病理会诊：仍为间叶性软骨肉瘤。

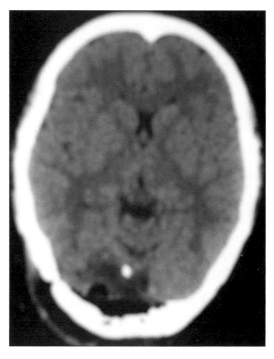

图 29-3 术后 CT 示窦汇区术后改变，仍可见少量钙化影

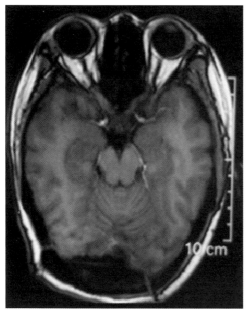
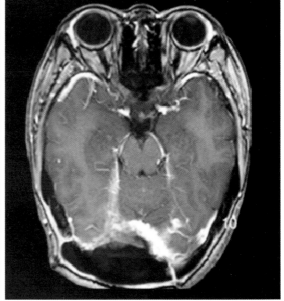

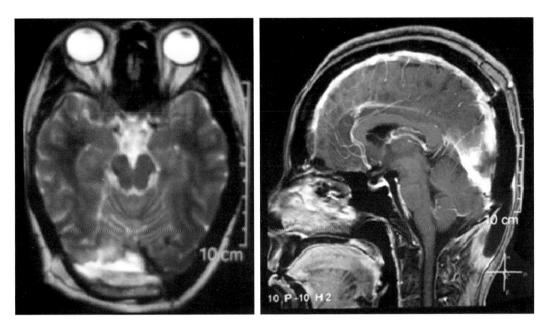

图 29-4　术后头颅 MRI

MRI 提示后颅窝术后改变，窦汇和右侧横窦显示不清

三、诊治手术病理

组织病理结果见图 29-5。

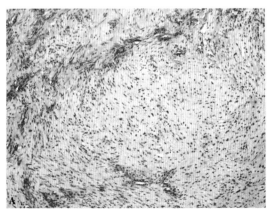
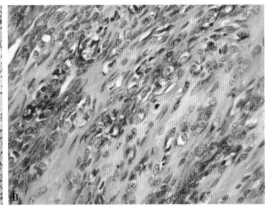

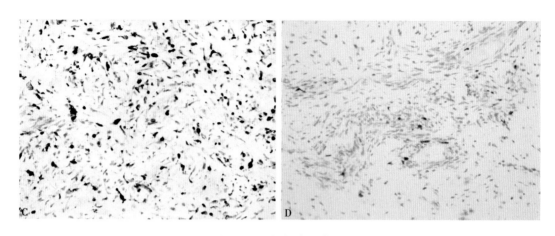

图 29-5　组织病理结果

A. 低倍：梭形瘤细胞密集排列，席纹状，其间夹杂软骨成分，后者核有异型，可见双核；B. 高倍：瘤细胞异型性大，核染色质浓集，见核分裂象；C. S100 阳性表达；D. Ki-67 指数 8%。肿瘤由两种成分组成，高分化的软骨肉瘤成分和低分化间叶性肿瘤成分相互交错组成

四、最终诊断

（窦汇）间叶性软骨肉瘤（MC）。

五、诊治建议

肿瘤有残留，且恶性程度高，建议进一步行放化疗。

六、讨论

间叶性软骨肉瘤（mesenchymal chondrosarcoma，MC）是一种少见的具有双态分化的恶性肿瘤：由原始间叶细胞和夹杂在其间分化良好的软骨岛构成。发病年龄较轻，多见于20~30 岁青年患者；多发生于骨组织，但仍有 22%~50% 的 MC 可来源于骨外软组织。发生于中枢神经系统罕见（EMC），占原发颅内肿瘤的 0.16%，肿瘤多位于幕上，最多见于前额叶，通常附着于硬膜。EMC 的组织学起源目前尚不明确，一些学者认为它可能起源于脑膜的胚胎软骨残留、硬膜的纤维母细胞瘤或脑膜间充质干细胞。影像学检查显示病变与一般软骨肉瘤无明显差异，钙化有时很突出，部分病变境界清楚并带有硬化性边缘，术前有时难与脑膜瘤、经典型软骨肉瘤、血管周细胞瘤区分。对于 MC 的治疗目前仍存在很大争议，但依靠手术彻底切除肿瘤，达到广泛的外科切除边界仍被认为是金标准。但对于位于中枢的 MC，手术彻底切除有时很难做到。术后是否需辅助放化疗，争论不一。部分学者认为目前没有明确的证据支持全身治疗或放疗有效。但大部分学者认为 MC 高度恶性，有较高的局部复发和远处转移率，推荐对于无法手术或手术边界不充分的 MC 患者进行辅助化疗和局部放疗。MC 预后较差，5 年生存率在 50% 左右。该患者肿瘤位于窦汇，术中有少量残留。综合以上情况，推荐对该患者术后辅助局部放疗，局部放疗结束后再行辅助全身化疗。

七、专家点评

对于非常早期的间叶性软骨肉瘤，应以力求局部彻底的手术切除以达到根治；对于病变进展但仍然比较局限时，往往需要包括局部放疗在内的综合治疗。尽管如此，该肿瘤治疗效果仍然不理想。事实上，包括间叶性软骨肉瘤在内的软骨肉瘤一直以来就是一类难治性恶性肿瘤，极富有研究价值。就放疗而言，放疗在软骨肉瘤的综合治疗中多为术后辅助性治疗，较少单独应用作为根治性治疗手段。近年来，尽管放疗技术不断改进，但软骨肉瘤的术后放疗效果未能明显改善。如何提高软骨肉瘤术后放疗效果呢？这需要我们在多个层面理解放疗在软骨肉瘤治疗中的价值和临床实践经验，包括放疗目的、不同放射线选择及其射线特征、放射剂量分布、放疗与肿瘤及正常器官相互作用等。目前公认有两种策略可以增强放疗的效果，一是大幅度增加肿瘤组织接受的放疗剂量；二是提高肿瘤组织对放射线的反应。前者与放疗技术有关，如采用放射外科技术和质子治疗技术以提高放疗的物理剂量，也可以采用影像引导放疗以提高放疗的精准性；后者则应从放射生物学着手，如采用放射增敏剂和高 LET 射线来提高射线对肿瘤的生物学效应。目前看来，重离子放疗技术具有较好的放射生物学效应，有可能会提高软骨肉瘤的放疗敏感性，值得开展临床试验深入研究。

（作者：倪春霞　审稿人：汪洋）

病例 **30**

右中颅底高分化软骨肉瘤

一、病例介绍

患者，女性，29 岁，间断头痛伴右侧眼睑下垂 2 月余入院。

患者于 2014 年 9 月 15 日出现突发头痛伴恶心呕吐，伴双眼复视，就诊外院查头 CT 诊断蛛网膜下隙出血，当地医院住院对症支持治疗后患者头痛及复视症状消失，患者具体诊疗过程不能回忆。2014 年 9 月 16 日患者进一步查头颅 MRI 提示鞍上区占位，T_1 低信号 T_2 高信号，明显均匀强化，外院建议定期随访。患者于 2 个月前开始出现右眼睑下垂及行走不稳，就诊我院。头颅 MRI 提示：鞍上可见异常信号肿块影，T_1WI 低信号，T_2WI 高信号，增强后混杂增强信号，CT 提示病灶钙化（图 30-1）。回忆本次病程，患者无明显头痛及恶心呕吐，无复视，无四肢活动障碍。

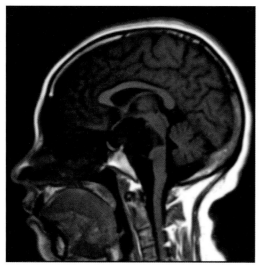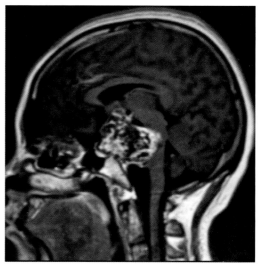

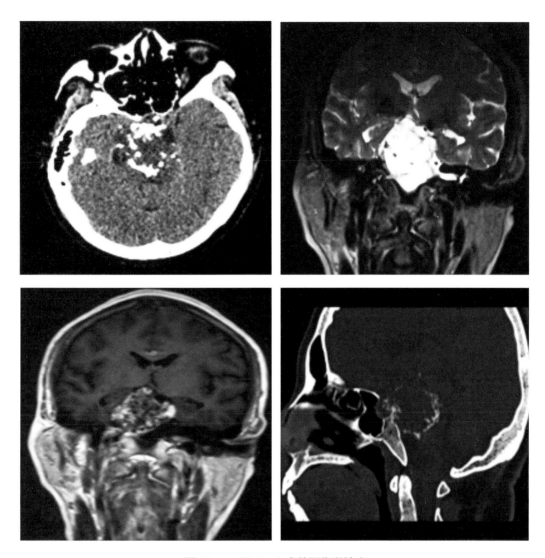

图 30-1　2015-2 术前影像学检查

鞍上可见异常信号肿块影，MR T_1WI 低信号，T_2WI 高信号，增强后混杂增强信号，CT 提示病灶钙化

体检：神清，精神可，双侧动眼神经及展神经麻痹，右侧为甚，右侧面瘫，感觉减退，左上肢肌力Ⅳ＋，右上肢肌力Ⅳ，左下肢肌力Ⅴ，右下肢肌力Ⅴ－，双侧腱反射亢进，左侧病理征阳性，右侧未引出，走路不稳，指鼻准，Romberg 征（＋）。

既往史：5 年前重症肌无力（眼肌型）病史。

二、讨论目的

1. 目前诊断？

2. 手术后下一步治疗方案？

三、诊治建议

根据患者目前病史及影像学资料考虑软骨黏液样纤维瘤，建议下一步行放疗。

四、治疗过程

患者入院后积极完善相关检查，行肿瘤切除术，手术肿瘤部分切除，目前患者术后康复中。

五、鉴别诊断

患者目前主要的鉴别诊断如下：

1. **脊索瘤**　脊索瘤是局部的侵袭性或恶性肿瘤，主要好发于 50~60 岁的中老年，以颅底蝶枕和骶尾部最常见。脊索瘤生长缓慢，在出现症状前，往往已患病 5 年以上。脊索瘤的生长虽然缓慢，且很少发生远处转移（晚期可转移），但其局部破坏性很强，CT 可以表现出颅底骨质破坏明显，该患者颅底 CT 未见明显骨质破坏，暂不考虑该诊断。

2. **软骨肉瘤**　软骨肉瘤起源于软骨或软骨结缔组织，是一种常见的恶性肿瘤，发病率仅次于骨肉瘤。肿瘤细胞形成软骨，而不形成骨。根据肿瘤发生的部位，软骨肉瘤可分为中央型和周围型；根据肿瘤起源又可分为原发性软骨肉瘤和继发性软骨肉瘤，瘤软骨钙化是最基本且具有特征性的表现。依据患者影像学检查，暂不能确立该诊断，待正式病理诊断明确。

六、治疗原则与基于分子生物学标记物的个体化诊疗策略

手术治疗；术后根据正式组织病理诊断结果辅以放疗。

七、结局和预后评估

患者术后病理回报：（右中颅底）高分化软骨肉瘤。患者外科病房出院后就诊放疗中心行放疗，予 6MV X 线局部野 IMRT 放疗 DT：54.75Gy/26Fx（图 30-2），病程中予对症支持治疗。患者放疗前后（图 30-3、图 30-4）病灶缩小。患者随访至 2017 年 8 月，病灶稳定，症状同前。

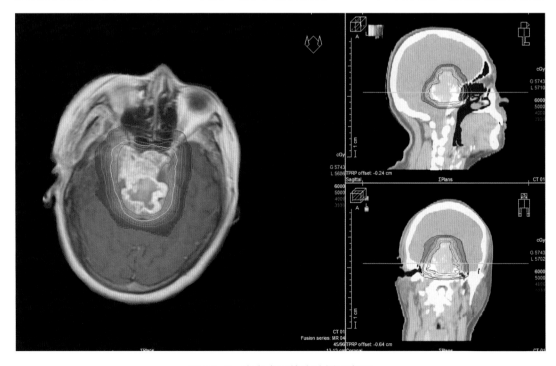

图 30-2　患者术后放疗计划示意图

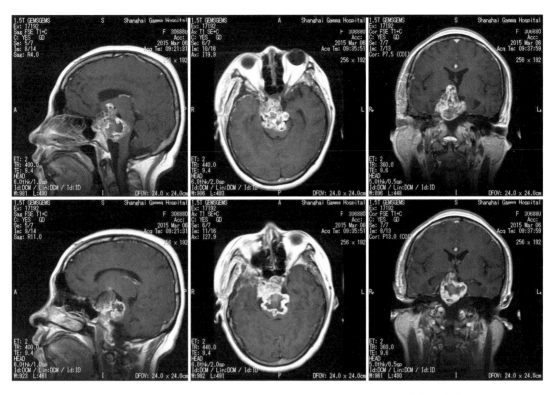

图 30-3　2015-3 患者术后接受放疗前 MRI，提示鞍上区肿瘤术后改变

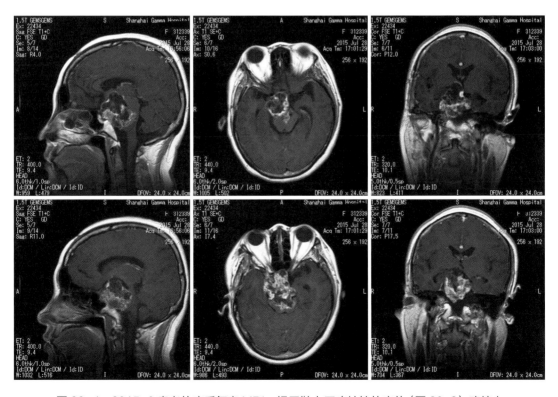

图 30-4　2015-6 患者放疗后复查 MRI，提示鞍上区病灶较放疗前（图 30-2）略缩小

八、专家点评

斜坡及鞍上区肿瘤中，依据患者入院 MRI 怀疑脊索瘤可能，但是根据患者入院 CT 提示肿瘤钙化明显，颅底骨质无明显破坏，考虑软骨黏液纤维瘤可能；考虑患者肿瘤部分切除，术后长期随访仍有复发可能，结合患者肿瘤生长部位，复发手术难度较大，遂建议术后行放疗，控制肿瘤生长。骨源性肿瘤的放疗剂量高于传统的颅内肿瘤，为了减少对周围脑神经以及脑组织的放射性损伤，推荐采用三维适形技术以及调强技术。新型的质子放疗 – 重离子技术尤其适合于颅底骨源性肿瘤的放疗，提高疗效，降低放射性损伤的几率和程度。

（作者：阿卜杜米吉提·艾拜杜拉　审稿人：初曙光）

黑 色 素 瘤

一、病例介绍

患者，男性，27 岁，"反复抽搐发作伴意识障碍半年余"入院。

患者 2015 年 7 月 25 日因"抽搐 3 次伴意识障碍"，就诊当地医院，CT 示左颞叶高密度灶，为进一步明确诊治于 2015 年 8 月入华山医院神经外科。查头颅 CT 示左颞叶高密度灶。MRI 示左颞占位，T_1 高信号，T_2 稍低信号，增强后强化明显，考虑黑色素病变可能（图 31-1）。于 2015 年 9 月 2 日行开颅肿瘤活检术，术中见左颞软脑膜下片状黑色物质（图 31-2）。术后病理，低倍镜：蛛网膜下隙，软膜，脑组织内见黑色素沉积。高倍：瘤细胞片状或围绕血管乳头状分布。胞质见黑色素沉积或透亮，核有异型，核仁清。免疫组织化学染色：CK 示胞质阳性。HMB45 示胞质阳性（图 31-3）。病理诊断为：中间分化型黑色素细胞瘤。

术后仅口服丙戊酸钠预防癫痫，未行放化疗及其他治疗。

2015 年 11 月患者在家中出现抽搐发作、伴意识模糊及双下肢无力，发作后出现幻听、幻视及精神异常；再次于华山医院就诊，复查头颅 MRI 示：左颞叶 T_1 高信号，T_2 稍低信号病灶，增强后有明显强化伴脑膜及脊膜弥漫性强化和水肿（图 31-4），诊断为：中枢神经系统多发黑色素细胞瘤伴急性脑功能障碍。收入院并给予脱水降颅压等对症处理，好转后出院和随访中。2016 年 2 月患者再次出现抽搐发作及意识障碍，同时伴视力下降，幻听幻视及精神症状较前加重。2016 年 2 月 23 日外院复查 MRI 示左颞叶异常信号灶伴脑膜弥漫性强化增多，脑积水（图 31-5），给予脱水对症治疗后转入我院进一步治疗。

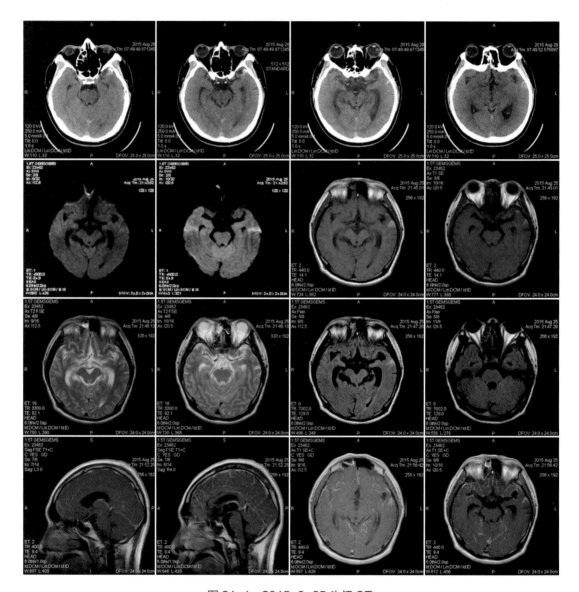

图 31-1 2015-8-25 头颅 CT

左侧颞叶可见一边界清楚的高密度灶。头颅 MRI 示：左侧颞叶可见不规则形异常信号灶，T_1WI 高信号，T_2WI 等信号，DWI 呈稍低信号，增强呈轻度强化，脑膜见弥漫性强化

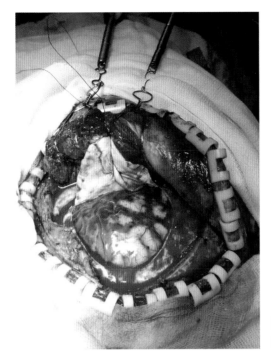

图 31-2　术中所见左颞
软脑膜下片状黑色物质

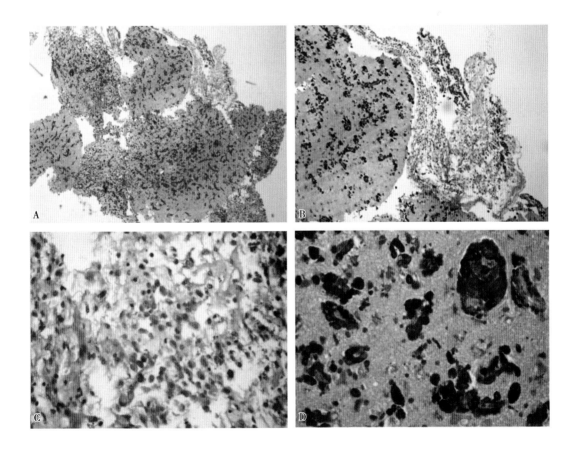

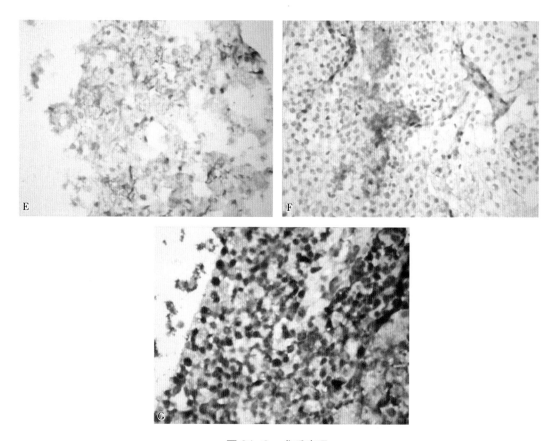

图 31-3 术后病理

A. 放大 40 倍,黑色素细胞弥漫分布在脑组织和蛛网膜下隙;B. 放大 100 倍,蛛网膜下隙内见黑色素瘤细胞灶性分布;C. 放大 400 倍,瘤细胞核浆比例大,核仁清,核有异型;D. 放大 400 倍,黑色素瘤细胞浸润脑组织;E. 放大 400 倍,瘤细胞呈 CK 部分阳性;F. 放大 400 倍,瘤细胞呈 HMB45 部分阳性;G. 放大 400 倍,瘤细胞呈 S100 弥漫强阳性

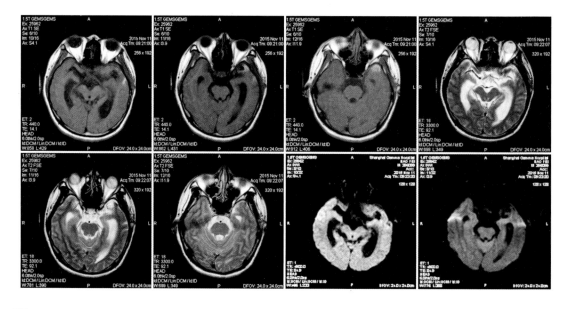

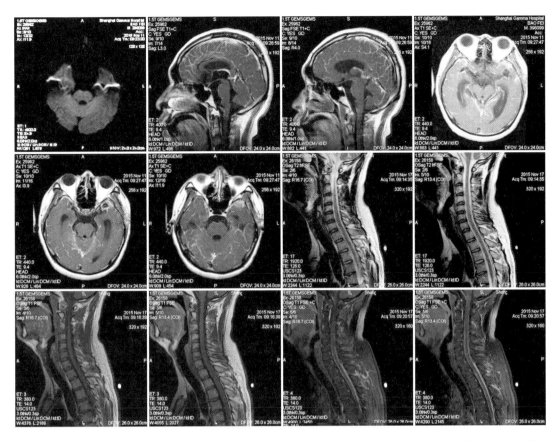

图 31-4　2015-11 头 MRI 示：左侧颞叶呈术后改变，可见不规则异常信号，T_1WI 高信号，T_2WI 等信号，DWI 呈稍低信号，增强呈轻度强化，脑膜见弥漫性强化（较 2015-8-25 范围增多增大）。2015-11-11 颈髓 MRI 示：颈胸髓软脊膜弥漫增厚，T_1WI 等信号，T_2WI 等信号，增强扫描后病变软脊膜明显均匀强化

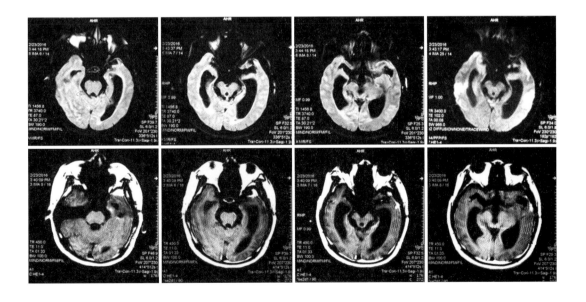

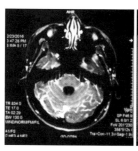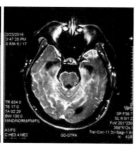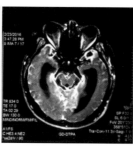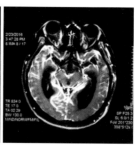

图 31-5　2016-2-23 头 MRI

对比 2015-11-11 脑膜弥漫性强化，范围增多增大

二、诊治过程

入院后查体：全身皮肤未见黑痣。余内科查体无殊。神经系统查体：意识模糊，胡言乱语，查体不合作，双眼视力减退，双侧瞳孔等大，直径 3.0mm，直接、间接对光反应迟钝，颈软，双上肢及双下肢肌力Ⅳ级，肌张力正常，腱反射 +，双侧病理征阴性。入院后血常规、血生化未见异常，2016-3-11 腰穿：压力 =310mmH$_2$O，常规：外观清，WBC 3×10^6/L，RBC 36×10^6/L，潘氏试验（+）；生化：GLU 3.4mmol/L，氯化物 103mmol/L↓，蛋白定量 5880mg/L↑，脱落细胞未见恶性细胞。2016 年 3 月 12 日华山医院脑肿瘤多学科 MDT 讨论意见：①诊断明确。②建议行 PET-CT 检查排除颅外病变。③原发中枢病变建议给予全中枢放疗。④同时检测 B-RAF、PD-1 等基因筛选合适的靶向药物。后续 PET-CT 排除了中枢外病变。准备给予放疗，其目的为控制病变的快速增长。随后患者病情恶化，出现失听，精神错乱进一步加重，不能配合做 CT 定位和复位，无法完成后续放疗，与患者家属沟通后家属放弃治疗，自动出院。

三、讨论

1. **原发中枢神经系统黑色素瘤**　是一种罕见的疾病，占所有黑色素瘤的 1%，在脑肿瘤中仅占 0.07%。主要起源神经嵴的软脑膜黑色素细胞，病灶常位于鞍区、小脑、桥小脑角及松果体区等。瘤内血供丰富，易侵犯血管并引起瘤内出血和广泛血行性播散转移，预后极差。单发的原发性颅内黑色素瘤平均生存期为 20.7 个月，如果发生软脑膜播散平均生存期为 6.7 个月，而颅内转移性黑色素瘤生存期仅为 3~6 个月。区分原发性和转移性颅内黑色素瘤对治疗策略和判断预后很重要。此病具有特征性的影像学表现：CT 平扫常表现为边界清楚的高密度灶；MRI 表现上可分为 4 种类型，其特征稍有不同：①黑色素型，T$_1$WI 高信号，T$_2$WI 低信号，质子密度加权像等或高信号；②非黑色素型，T$_1$WI 低或等信号，T$_2$WI 和质子密度加权像等或高信号；③混合型，表现为一种混杂的信号；④出血型，表现为不同阶段的出血的影像学改变。

2. **病理诊断**　原发的中枢神经系统的黑色素细胞肿瘤，起源脑膜的黑色素细胞，弥漫或局限，良性或恶性。该组肿瘤包括：①弥漫黑色素细胞增生症和黑色素瘤病；②黑色素细胞瘤；③恶性黑色素瘤。

弥漫黑色素细胞增生症和黑色素瘤病，与神经皮肤黑色素增生症，与儿童斑痣性错构瘤病密切相关，常见于 2 岁以内。病变位于幕上和幕下的脑膜，及浅表脑实质。

黑色素细胞瘤细胞学温和。孤立，不侵犯周围结构。呈束状，血管中心性或片状排列。梭形或椭圆形细胞，不同含量的黑色素，可见肿瘤性巨噬细胞。核椭圆或豆状，核仁小。细胞异型或核分裂罕见（<1/10HPF）。若出现浸润脑组织，核分裂活动增高，诊断中间型黑色素细胞肿瘤。

恶性脑膜黑色素瘤的组织学图像与身体其他地方相似。间变的梭形或上皮细胞，排列成疏松的巢状，束状或片状，胞质含不同的黑色素。大细胞，核浆比例高。核怪异，大量核分裂，核仁明显，异型。与黑色素细胞瘤相比，异型性明显，细胞密度高，浸润组织或凝固性坏死。

大多数良性或恶性的黑色素细胞病变，在肿瘤细胞内或细胞间质，黑色素巨噬细胞中都可以发现黑色素颗粒。偶尔有些原发的黑色素瘤不能找到黑色素，需电镜和免疫组化诊断。

大多数肿瘤阳性表达 HMB45 或 Melan-A，也对 S-100 呈阳性反应。Vimentine 和 NSE 表达不一。GFAP，NF，CK，EMA 阴性反应。Ki-67：黑色素细胞瘤 <1%~2%，原发黑色素瘤 >8%。

3. 治疗 由于该病发病率极低，目前尚无统一治疗标准。原发中枢神经系统的黑色素瘤孤立病灶可以首选手术切除。而有脑脊液弥漫播散时，无法手术完全切除，需综合治疗，包括化疗、靶向治疗、生物治疗及放疗等。放射治疗包括立体定向放疗或全脑放疗，可抑制肿瘤的增长，缓解症状，配合化疗和免疫治疗以改善预后。Lee 等应用全脑放疗（30Gy/10Fx）联合 BRAF 抑制剂治疗脊膜转移的黑色素瘤获得了 18 个月的长期稳定。Rades 等人的建议即使完全切除者也需行术后放疗。新近一些研究表明，对于中枢神经系统黑色素瘤行全脑放射治疗加立体定向放射治疗，临床疗效好于单独的全脑放疗或单独局部放疗。放疗联合化疗（如替莫唑胺、MTX 等）或免疫治疗（如 Nivolumab）可进一步提高疾病控制率。目前常用的、有效的化疗药物是达卡巴嗪，治疗反应率为 16%~20%。其他如替莫唑胺、福莫司汀、紫杉醇、白蛋白紫杉醇或紫杉醇 + 卡铂等可用于治疗中枢神经系统黑色素瘤，有一定疗效。生物治疗如高剂量的 IL-2 和干扰素可以提高疾病控制率，延长生存期，但副作用较重。近年来新药 PD-1 单抗或 CTLA-4 单抗用于黑色素瘤的治疗，取得了较好的疗效。CheckMate 067 研究对比了单药 CTLA-4（Ipilimumab）、单药 PD-1（Nivolumab）和两药联合治疗初治的 III 期和 IV 期的黑色素瘤。Ipilimumab 单药组中位无进展生存期 2.9 个月，Nivolumab 单药组中位无进展生存期 6.9 个月，两药联合组中位无进展生存期 11.5 个月。目前 NCCN 推荐 Nivolumab 和 Ipilimumab 用于治疗 BRAF V600E 野生型的晚期黑色素瘤（I 类证据）。

四、专家点评

原发中枢神经系统黑色素瘤是一种罕见的疾病，本例患者是多学科（神经内科、神经外科、神经影像科、检验科和病理科）合作明确诊断。从这个病例的诊断过程中展示了典型的影像学特征，经过外科手术活检取得病理的证实；复习了该病的病理诊断和特征，从治疗上解析该病治疗新进展和对该患者进行了合理的治疗方案。该患者预后极差，后续需肿瘤内科和放疗科治疗，以期改善预后。

（作者：陈淑　党雪菲　审稿人：盛晓芳）

病例 32

抢救成功的中枢神经系统淋巴瘤 1 例

一、病例介绍

患者，男性，47 岁，右利手。主诉："思睡、记忆力下降 3 个月"。

现病史：患者 3 个月前（2016-1）无明显诱因情况下出现整天思睡，伴记忆力下降，当时无头痛、无肢体活动障碍。当地医院增强头颅 MRI 提示"颅内多发信号改变及异常强化"，拟诊"颅内病灶待查，脱髓鞘？血管炎？肿瘤？"（图 32-1），收住入院。腰穿脑脊液蛋白与细胞轻度升高，免疫球蛋白指数 0.47，抗酸染色、墨汁染色无殊，寡克隆带均阴性；血清 AQP-4 抗体、副肿瘤抗体谱均阴性。血清抗核抗体谱、血管炎系列亦未见异常。入院拟"中枢脱髓鞘病"，一周后开始给甲泼尼龙 1000mg×3 天，每三天减半量，糖皮质激素减为泼尼松 15mg 时（2016-3），患者再发思睡，伴乏力感，行走时感双腿发软，全头部稍感胀痛。再次入院予以甲泼尼龙冲击治疗，每三天减半量。治疗后患者病情再次明显好转。第二次入院腰穿均无殊。脑脊液细胞学检查：淋巴细胞为主性。头颅 MRI 提示脑内多发信号较之前强化明显（图 32-2）。为明确诊断拟行脑活检术再次收治入院。

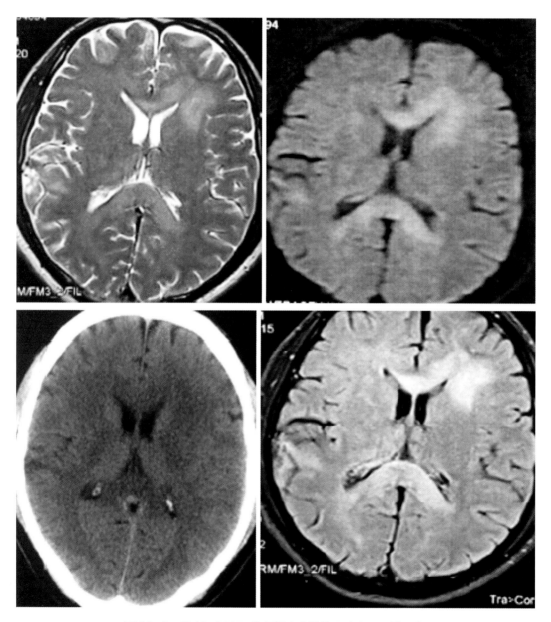

图 32-1　2016-1 MRI 发现颅内多发信号改变及异常强化

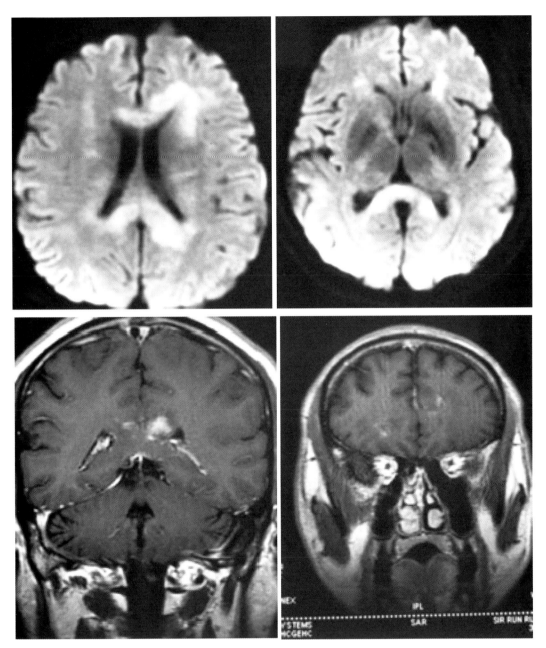

图 32-2　2016-3 激素减量后复查头颅 MRI
脑内多发信号改变及异常强化，左侧胼胝体压部、两侧额叶及基底节区强化较前明显

婚育史：已婚，有 1 儿 1 女，儿子患血小板无力综合征，女儿 13 岁时发现 1 型糖尿病，妻子体健。

家族史：父亲患肺癌可能，已故。母亲脑卒中。有 3 个哥哥，二哥患血小板减少，脾脏切除，一个姐姐体健。

个人史：无殊。

入院时体格检查：内科查体无殊。神经系统检查：神志清，反应稍迟钝，查体时明显坐立不安，定向力正常，计算力正常，双侧额纹对称，双眼向上视稍差，双眼辐辏运动差，双侧鼻唇沟对称，伸舌居中，颈软，四肢肌力肌张力正常，四肢腱反射活跃，右侧巴氏征阳性，未触及明显浅表淋巴结。

入院后相关化验检查结果：

血常规正常，谷丙转氨酶139U/L，AQP-4抗体、神经元相关抗体谱、抗核抗体1：320+、中性粒细胞胞浆抗体、疱疹病毒抗体等均为阴性结果。甲状腺功能、血氨正常。HIV抗体-，RPR，TPPA-。

腰穿压力90mmH$_2$O。脑脊液常规：潘氏试验（+），白细胞22×10^6/L，脑脊液蛋白709.2mg/L。IgG指数0.47，寡克隆区带阴性。脑脊液抗酸染色、墨汁染色无殊。腰穿脱落细胞学检查无阳性发现。

VEP+SEP提示：双侧VEP异常，双下肢SEP异常。

MMSE得分21分，MOCA得分14分。

脑电图：轻-中度异常。

血EB病毒DNA：1.3×10^{4}拷贝/L。

血HBV-DNA 2.04×10^{3}拷贝/ml。

全身浅表淋巴结彩超：双侧颈部、右侧腹股沟、双侧腋下均多发淋巴结可及。

心脏彩超声：轻度三尖瓣、二尖瓣反流。

骨髓穿刺示：粒细胞增生性骨髓象。

胸部增强CT：左上叶小肺气囊，双下肺纤维灶，两肺尖胸膜增厚；肝叶异常强化灶。

腹部增强CT：肝内血管瘤考虑，右肝小囊肿，胆囊底部增厚，胆囊炎或腺肌征，前列腺钙化。

头颅MR灌注成像：脑内病灶相对高灌注（图32-3）。

头颅MRS病灶区域可见胆碱峰，脂质峰。Cho/NAA最高2.4（图32-4）。

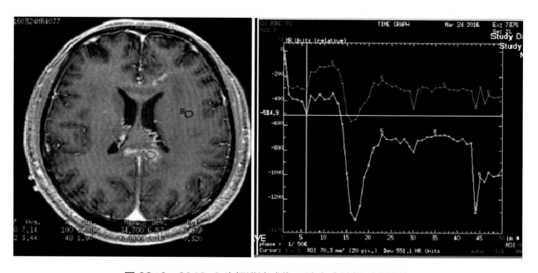

图32-3 2016-3头颅灌注成像：脑内病灶相对高灌注

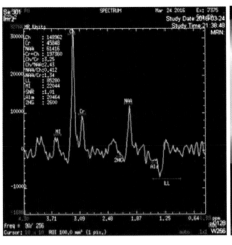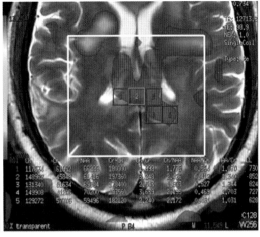

图 32-4　2016-3 头颅 MRS 病灶区域可见胆碱峰，脂质峰。Cho/NAA 最高 2.4

二、诊断及鉴别诊断

1. **定位诊断**　患者以嗜睡、记忆力下降定位于颅内深部核团及脑干网状上行激活系统，烦躁不安考虑额叶白质受累出现脱抑制现象，眼球活动异常定位于中脑，病理征阳性及腱反射亢进提示双侧锥体束受累。综合考虑颅内多发病灶累及白质为主，部分灰质。

2. **定性诊断**　患者起病隐匿，以月进展。结合定位诊断，首先考虑肿瘤性病变。结合激素治疗反应，原发性中枢神经系统淋巴瘤首先考虑。

3. **鉴别诊断**　需要与中枢神经系统血管炎和病毒性脑炎鉴别：前者常见于中年以上患者，常常可以发现免疫相关的异常实验室依据，病灶有梗死特点，相对起病较快，与该患者表现不符。后者任何年龄均可发病，常有发热、全身不适、肌痛、腹痛、腹泻等前驱症状，表现为精神行为异常、癫痫发作、意识障碍和早期局灶性神经系统损害体征。本例患者虽然脑脊液表现和脑电图表现与此相似，但病程过长，起病过于隐匿。与该病特点不符。

三、诊疗经过

患者入院后，完善术前准备和讨论，于 2016 年 3 月 25 日全麻下行病灶穿刺活检术（图 32-5）。术后病理提示"胼胝体弥漫大 B 细胞淋巴瘤"，免疫酶标结果（图 32-6）：CD79（+），Ki-67（80%+），CD20（+），CD3（散在 +），CD2（散在 +），CD10（－），Bcl-10（+），Bcl-6（+）。患者随即转入肿瘤科拟进一步化疗，但在转入后患者出现呼吸衰竭，经积极抢救情况持续恶化，患者家属决定自动出院。但主管医生并未放弃，经过与患者家属积极沟通后同意在当地进行治疗，同时联系我院放疗科制定抢救方案。当地医院于 2016 年 4 月 13 日替莫唑胺 300mg/d 口服 5 天，患者情况改善不理想。在我院放疗科指导下 2016 年 4 月 18 日开始抢救性放疗，方案为 1.8Gy×20 次，每天一次，每周五次。治疗第二天拔除气管插管，5 次后患者全身情况和意识明显好转。2016 年 5 月 16 日放疗 20 次后患者进一步好转，可行走。2016 年 5 月 17 日加放两次后遂转上级医院行化疗。化疗方案为 R-MTX 方案（利妥昔单抗 600mg d0，MTX 6.3g d1），目前化疗方案已经完成。患者目前情况良好，家属对治疗结果满意。在我院血液科随访，制订下一步方案。

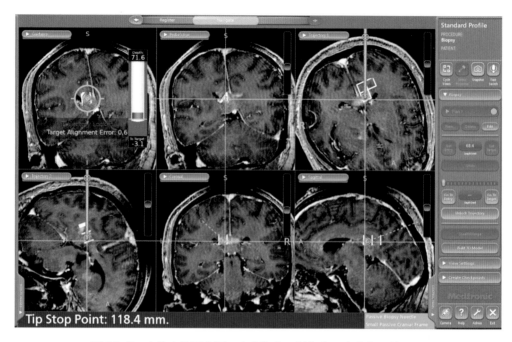

图 32-5 立体定性示意图，十字靶心区域指向即为穿刺活检区域

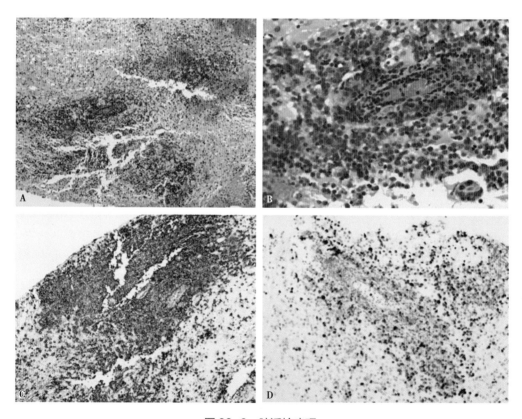

图 32-6 脑活检病理

A. HE×100；B. HE×400，可见大量恶性细胞浸润，沿血管渗出；C. CD20 染色强阳性，提示细胞 B 细胞来源；D. MIB-1 增殖指数，核阳性表达（图中褐色为阳性），提示细胞增殖活跃

四、讨论

原发性中枢神经系统淋巴瘤（primary central nervous system lymphoma，PCNSL）是指原发于脑、脊髓、眼或软脑膜的淋巴瘤，大多数（>90%）原发中枢神经系统淋巴瘤组织学与弥漫大 B 细胞淋巴瘤相同。发于 50~70 岁者，起病至就诊时间多在 2~3 个月以内。PCNSL 患者常见表现为意识障碍和行为的改变（比较难早期察觉）、颅内压增高如头痛、恶心呕吐及视神经盘水肿以及局部压迫症状，包括癫痫发作、行走不稳、言语模糊以及偏瘫。临床表现多样，起病隐匿，有"鬼瘤"之称。该疾病的复杂性，成为神经肿瘤中最具争议的疾病之一。

PCNSL 治疗前要经过组织病理学确认，其活检应在立体定向或导航引导下进行穿刺。一般不建议在活检前使用类固醇激素。虽然类固醇可迅速改善症状，但会影响疾病的病理学特征，影响诊断。对于活检前已经使用类固醇的患者，推荐连续影像学监测提示肿块增大时再次活检。除此之外脑活检之前还需要进行的检查有 HIV 检测，眼部检查（检眼镜裂隙灯检查）和腰椎穿刺。HIV 感染使淋巴瘤发生的机会大大增加，脑脊液或玻璃体液中若发现有恶性细胞，临床和影像学检查高度考虑为 PCNSL，可能不需要再行立体定位脑活检来确诊。与中枢神经系统同为"免疫豁免区域"的睾丸也需要排查，睾丸 B 超对于男性患者十分重要，尤其大于 60 岁的患者。睾丸活检比脑活检相对安全可行。

PCNSL 的治疗分为手术、放疗、化疗、自体干细胞移植等。为了迅速降低颅内压，对于颅内大肿块和出现脑疝急性症状的患者可手术治疗；传统的化疗方案（CHOP 方案）不推荐用于 PCNSL 的治疗；化疗方案中应包括大剂量甲氨蝶呤（>3g/m^2），因为大剂量甲氨蝶呤可以透过血 – 脑脊液屏障。大剂量甲氨蝶呤联合其他化疗药物如阿糖胞苷、利妥昔单抗等，可提高缓解率。全脑放疗（whole brain radiotherapy，WBRT）、大剂量甲氨蝶呤和联合疗法对患者有较大的神经毒性作用；大剂量甲氨蝶呤化疗后进行巩固 WBRT 仍有争议，目前认为可以延长无进展生存期（progression free survival，PFS），但会增加化疗的神经毒性。大剂量化疗联合自体造血干细胞移植治疗复发难治 PCNSL 有效，但有年龄限制。

本例患者是 MDT（multiple decipline treatment，MDT）合作治疗成功的例子，患者病情转危为安；该病例对我们的启示作用在于：首先是需要建立规范的诊疗常规，本例患者外院前后两次使用激素，对之后的诊断有一定的影响。对于临床怀疑 PCNSL 避免激素治疗，为有助于明确诊断的病理学检查创造条件。当然，PCNSL 患者若停用激素症状容易迅速进展，需要临床医生分秒必争安排活检计划，制定合理规范流程非常重要，为患者争取时间。我们 MDT 小组也参考 2016 NCCN 中枢神经系统肿瘤指南制定诊治流程，将术前 PET-CT、睾丸 B 超、玻璃体检查等也一并列入，以图表的方式展现，提高效率。

此外，本例患者明确诊断后病情加重无法耐受化疗，医生选择进行挽救治疗（salvage therapy）也让人印象深刻。MDT 小组果断采取挽救 WBRT，结合化疗将患者从死亡线拉回来。MDT 核心就是多学科诊治模式，通过神经内外科、病理科、影像科、放疗科、肿瘤科等科室合作将患者的诊断治疗进行全方位的计划和安排，各科取长补短，互相支援。这种方式功不可没，正因为 MDT 小组与患者家属多次沟通，建立深厚的信任才有后面的良好依从性，主管医生体现出"永不放弃"的决心深深感动了患者家属。临床上挽救治疗的方案需要个体化制定，无法一概而论。患者的年龄、身体状况、并发症、病灶部位、治疗的可行性都需要被列入考虑范围。

五、专家点评

细心的读者可能在本文开头发现这例患者有着复杂的家族史：儿子患血小板无力综合征，女儿 13 岁时发现 1 型糖尿病，父亲患肺癌可能，母亲脑卒中。二哥患血小板减少，似乎其中有着某种联系。我们也会继续探索这之间的关联。

（作者：俞海　审稿人：陈向军）

参考文献

[1] Khê Hoang-Xuan, Eric Bessell, Jacoline Bromberg, et al. Diagnosis and treatment of primary CNS lymphoma in immunocompetent patients : guidelines from the European Association for Neuro-Oncology. The Lancet Oncology, 2015, 16 (7) : e322-e332.

[2] Jonas Zacher, Benjamin Kasenda, Andreas Engert, et al. The role of additional radiotherapy for primary central nervous system lymphoma. Cochrane Database of systematic reviews, 2014, 6 : CD009211.

[3] Hao Xie, Manmeet SA, David MP. The Cleveland Clinic Experience With Primary Central Nervous System Lymphoma. Am J Clin oncol, 2015, 38 (2) : 140-146.

[4] Tracy T. Batchelor, Yi-Bin Chen, Otto Rapalino, et al. A 51-Year-Old Woman with Headache, Cognitive Impairment, and Weakness. N Engl J Med, 2015, 373 : 367-377.

[5] AJ Ferreri, E Marturano. Primary CNS lymphoma. Best Practice & Research Clinical Haematology, 2012, 25 (1) : 119-130.

病例 33

不典型中枢神经系统淋巴瘤 1 例

一、病例介绍

患者，男性，64 岁，右利手，农民。

主诉：头痛 1 个半月，记忆力减退 1 个月。

现病史：患者于 2015 年 5 月 23 日无明显诱因出现头昏不适。当天夜间突然出现头痛，为双侧颞部剧烈针刺样痛，伴乏力不能行走，休息后有所好转。次日自行开车至当地医院查头颅 CT 平扫未见明显异常（图 33-1），EEG 示脑电图正常范围。住院予活血对症等处理后头昏好转出院，仍觉乏力、思睡。2015 年 6 月上旬出现午后低热、畏寒，浑身酸痛，思睡，渐出现不认识路和家人，记忆力减退，不记得上一餐所吃东西，不能自己开车，看电视不会用遥控器换台。2015 年 6 月 10 日至某医院查头颅 MR 示左侧侧脑室旁片状异常信号，增强后无明显强化（图 33-2）。外院以"病毒性脑膜脑炎"，予阿昔洛韦抗病毒、地塞米松 10mg 抗炎及脱水降颅压等治疗，病情好转出院，仍觉头昏乏力。2015 年 6 月 28 日患者出现随地小便，有发热，T 38.2℃，至当地医院住院继续使用地塞米松 10mg 静脉滴注每日一次等治疗。2015 年 6 月 30 日复查头颅 MRI 示颅内病灶较前扩大，为进一步诊治，来我院门诊，拟"颅内多发病变性质待查"收住院。既往史：无殊。个人史：饮白酒 30 余年，每天 7~8 两。不吸烟。

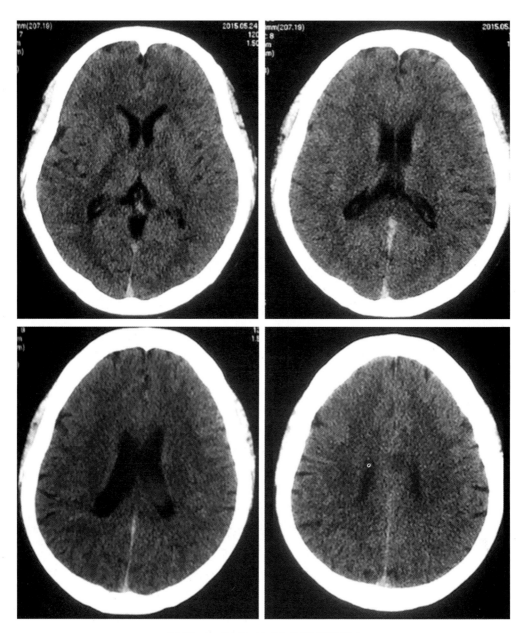

图 33-1 2015-5-20 头颅 CT 平扫

未见明显异常

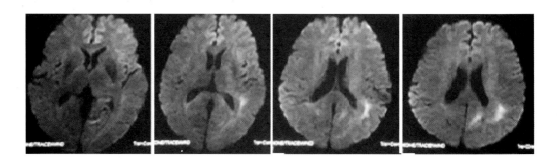

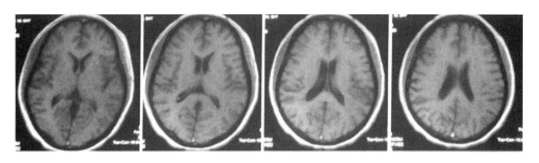

图 33-2 2015-6-10 头颅 MRI 平扫 + 增强

左侧侧脑室旁片状异常信号，增强后无明显强化

入院时体格检查：内科查体无殊。神经系统查体：神清，短时记忆减退，100-7=93，-7=84，时间、地点定向力减退，脑神经阴性，颈软，四肢肌力、肌张力正常，腱反射 +，左侧掌颌反射 +，右侧 Chaddock 征（+），Babinski 征（-）。双侧针痛觉对称正常，共济运动可。

入院后完善相关化验检查：自身抗体、自免脑抗体谱（血、脑脊液）：均阴性。AQP-4IgG 阴性。甲状腺功能：促甲状腺素受体抗体：<0.300IU/L，T3、T4、FT3 ↓。神经元抗原谱：CV2.1（++），其余阴性。EBV-DNA：3×10^3。入院后第一次腰穿（7.3）：压力 130mmH$_2$O，CSF 常规、生化：正常。IgG Index 0.54，血清和 CSF 均可见 OB。

二、诊疗经过

患者，男性，64 岁，亚急性起病，头痛 1 个半月，记忆力减退 1 个月，神经系统查体：神清，短时记忆力、计算力、时间、地点定向力减退，脑神经阴性，颈软，四肢肌力正常，腱反射 +，右侧 Chaddock 征（+）。头颅磁共振可见左侧颞顶枕近皮质及左侧脑室枕角旁片状异常信号影，病灶未见强化（图 33-3）。诊断首先考虑炎性病变可能大。患者在入院后予激素冲击治疗（甲泼尼龙 1g 静脉滴注，每日一次，每 3 天减半），并予丙种球蛋白 0.4g/（kg·d），冲击 5 天。治疗过程中，患者认知功能进行性下降，淡漠，少动懒言，小便时有失禁。因神经元抗原谱：CV2.1（++），为排除自身免疫性脑炎行 PET 检查提示大脑皮质及小脑皮质 FDG 代谢弥漫性减低，双侧壳核及丘脑（右侧丘脑明显）及胼胝体压部 FDG 代谢相对增高，考虑良性改变（图 33-4）。复查磁共振可见颅内病灶有进行性增大的趋势，但始终未见病灶有强化，诊断陷入困境。2015 年 7 月 22 日复查腰穿：颅压大于 300mmH$_2$O，常规、生化：均正常。脑脊液脱落细胞提示脑脊液中可见一些体积较大、胞质蓝染、具有核分裂象、有核仁的细胞，背景可见大量转化型淋巴细胞，考虑淋巴造血组织来源的肿瘤细胞（图 33-6）。2015 年 7 月 17 日（图 33-5）和 7 月 23 日（图 33-7）复查头颅磁共振提示病灶范围较前明显增大，胼胝体压部、左侧颞叶和右侧基底节区强化病灶（图 33-5）。结合脑脊液考虑淋巴瘤可能大。治疗上加强脱水，在家属积极配合下请神经外科导航下以右侧胼胝体为穿刺位点行穿刺活检术（图 33-8），石蜡切片病理结果为恶性 B 细胞淋巴瘤，免疫酶标结果：CD3（-），Ki-67（30%+），C-myc（+），L26（+），PAX-5（+），Bcl-6（+），MUM1（+），CD10（-）（图 33-9）。转入血液科治疗，因患者病理提示 c-myc 和 bcl-6 双表达，故预后欠佳。转入血液科后，考虑患者当时一般状况差，昏迷状态，呼吸、心率快，复查头颅 MRI 提示中脑、左侧海马、胼胝体压部、双侧基底节区病灶强化病灶，符合 PCNSL 影像学表现（图 33-10）。给予了 MTX 4g d1+Dex 15mg d1~d3 化疗，次日，患者出现双瞳不等大，双侧对光反射迟钝，予对症处理后症状无好转，并出现双侧瞳孔散大，光反射消失，第三天出现呼吸循环衰竭，家属要求自动出院。

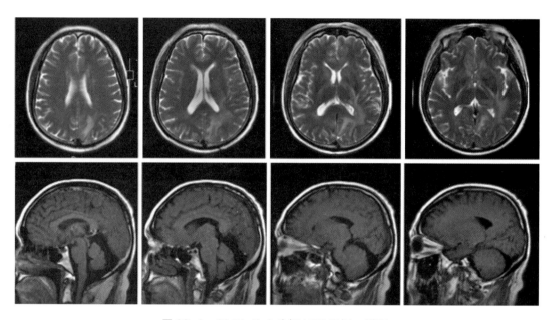

图 33-3　2015-7-8 头颅 MRI 平扫 + 增强

左侧颞顶枕近皮质及左侧脑室枕角旁片状异常信号影，病灶未见强化

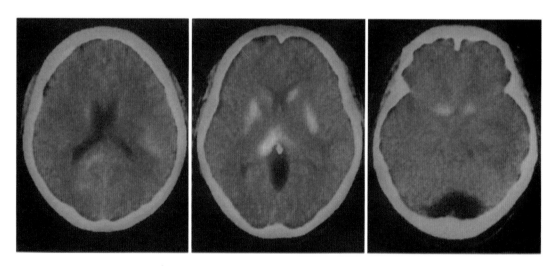

图 33-4　PET

提示：左侧颞顶枕近皮质及左侧脑室枕角旁片状稍低密度影未见 FDG 代谢异常增高；大脑皮质及小脑皮质 FDG 代谢弥漫性减低，双侧壳核及丘脑（右侧丘脑明显）及胼胝体压部 FDG 代谢相对增高，考虑良性改变

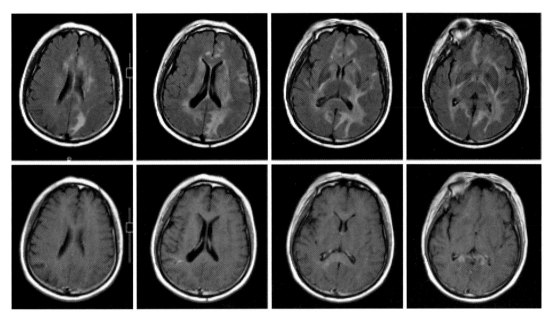

图33-5　2015-7-17头颅MRI增强
病灶范围较前明显增大，胼胝体压部、左侧颞叶和右侧基底节区强化病灶

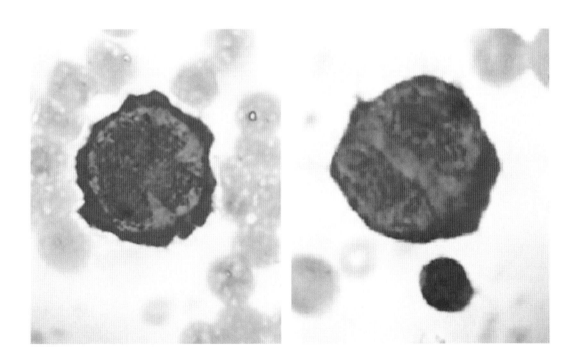

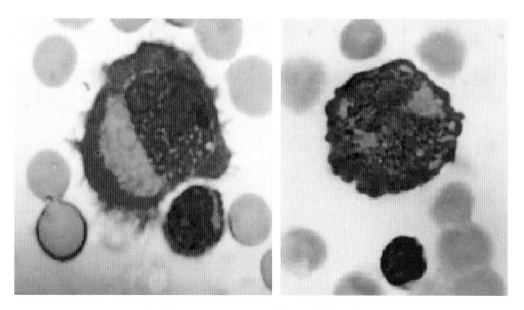

图 33-6　2015-7-22 脑脊液脱落细胞检查

800 转 / 分，离心涂片，瑞氏染色，100，镜下可见少量异型细胞，该类异型细胞胞体较大，直径 28~30μm，胞质丰富，色蓝，胞核呈多形性，染色质疏松，可见核仁，并可见其分裂型

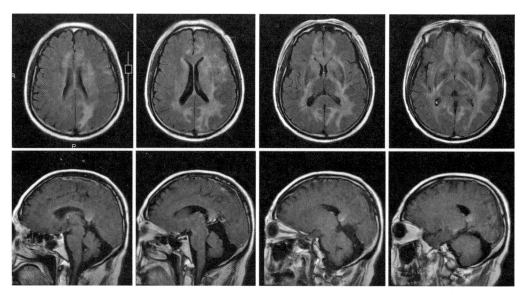

图 33-7　2015-7-23 头颅 MRI 平扫＋增强

病灶范围较前明显增大，胼胝体压部、左侧颞叶和右侧基底节区强化病灶

三、讨论

原发性中枢神经系统淋巴瘤（PCNSL）是指原发于脑、脊髓、眼或软脑膜的淋巴瘤，大多数 PCNSL 为 B 细胞起源。PCNSL 占脑肿瘤的 3%，95% 以上为弥漫大 B 细胞淋巴瘤

（DLBCL）。好发于 50~70 岁者，起病至就诊时间多在 2~3 个月以内。PCNSL 患者主要表现为精神状态的改变、颅内压增高如头痛、恶心呕吐及视神经盘水肿以及局部压迫症状，包括癫痫、记忆力减退、行走不稳、视野障碍、言语模糊以及轻度偏瘫。

由于 PCNSL 是一种复杂而"狡猾"的肿瘤，早期诊断往往存在很大的困难，头颅影像学检查对于 PCNSL 临床诊断与鉴别诊断具有重要作用。PCNSL 的影像学检查具有一定特点，但影像学检查有其局限性，尤其不典型病例难以与其他颅内肿瘤及疾病相鉴别，对于影像学提示 PCNSL 患者，需行立体定向活检等检查进行确诊。

导航下穿刺活检术是明确诊断最有效的方法，有报道活检的敏感性在 90% 以上，值得注意的是，检查前尽量避免使用糖皮质激素以免降低检出率。

在某些情况下，由于病变的位置而无法进行活检。由于 PCNSL 是一种高侵袭性肿瘤，脑脊液细胞病理学等检查是 PCNSL 的辅助诊断措施之一。本项检查前要仔细评估，对于颅内压增高患者要慎重，腰椎穿刺可能导致脑疝等并发症。

四、本例患者的诊疗经验

1. 本例患者与以往看到的原发性中枢神经系统淋巴瘤不同，主要有以下几点：①患者的临床过程不典型，病程中对激素不敏感，第一次激素治疗后症状有好转，10 天后即加重，以后激素冲击治疗均未见症状减轻，反而加重，属原发激素耐药的中枢神经系统淋巴瘤。尚存疑的是：患者查 EBV-DNA：3×10^3，高于正常上限，是否 EB 病毒感染对患者激素敏感性有影响？②患者的影像学表现：早期将近 2 个月的时间颅内病灶进行性增加，但病灶始终未见强化。在入我院后半个月，即从发病起 2 个月后病灶开始出现胼胝体压部的部分强化，仍未见团块样、结节样典型淋巴瘤的强化病灶。之后短时间内病灶迅速进展，强化病灶在左侧颞叶、右侧基底节区内囊前肢及胼胝体压部均出现强化，才开始出现淋巴瘤的特征性改变。之后短期内病灶持续进展，显现了典型淋巴瘤的磁共振表现。③患者在病情迅速进展时行 18FDG-PET 示大脑皮质及小脑皮质 FDG 代谢弥漫性减低，与以往所见淋巴瘤亦有不同。以上几点提醒我们，对淋巴瘤的表现的认识还需我们对临床病例细致地观察和不断地总结。

2. 患者脑脊液脱落细胞的检测阳性加速了穿刺活检的决策时间，从而提示：脑脊液脱落细胞不一定能明确中枢神经系统肿瘤的病理类型，但脱落细胞阳性，一定能够明显缩短患者从就诊到明确诊断、转而进入肿瘤正规治疗的时间，这是非常有意义的。

3. 本例患者病灶多发，包括丘脑、胼胝体、颞叶等，并且在诊治过程中有动态变化，因此穿刺活检的靶点选择也是关键问题之一。多个靶点分别穿刺固然能提高阳性率，但同时也会增加出血、损伤等并发症概率。为兼顾穿刺阳性检出率和安全性，我们综合分析常规 MRI 及代谢 MRI 影像，最终选择常规 MRI 强化最明显、同时 MRS 提示 Cho/NAA 比值最高的感兴趣区作为导航下穿刺活检术的穿刺靶点，仅在一个靶点取材，最终得到明确诊断，术后没有相关并发症。

4. 患者治疗方案（放化疗）的选择。原发性中枢神经系统淋巴瘤治疗原则可选手术（包括活检）明确病理，术后首选化疗，化疗方案以大剂量 MTX 方案为主；MTX 方案化疗后，如缓解，之后可以用其他化疗方案巩固。也可用低剂量全脑放疗巩固，如未缓解，首选全脑放疗。如果患者有化疗禁忌证的，可采用全脑放疗。2015 年 NCCN 指南和 2014 年指南有一个很大不同：即：更强调化疗的作用和地位。2014 年，按患者 KPS 分成两组，KPS ≥ 40 和

KPS<40。简而言之：KPS ≥ 40 首选大剂量 MTX 方案，KPS<40 首选全脑放疗。2015 年，强调能做化疗的做化疗，KPS 不是拒绝化疗的理由，除非患者有化疗禁忌证。对于用了激素后一般情况仍很差，但没有化疗禁忌证的患者，可以行全脑放疗或以 MTX 方案化疗（无法耐受MTX 的，可以其他方案化疗）或最佳支持治疗等。当然还要考虑家属的意愿和医患沟通等。

5. 本例患者是在多学科（神经内科、神经外科、神经影像科、检验科和病理科）合作下明确诊断的，后续需要血液科和放疗科治疗。一个患者需要多个科室共同协作完成，本例患者是 MDT 诊疗模式一个很好的案例。

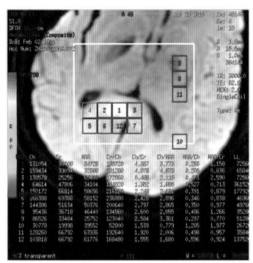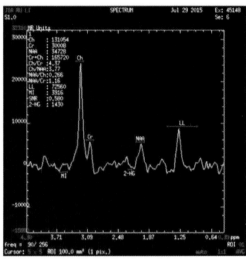

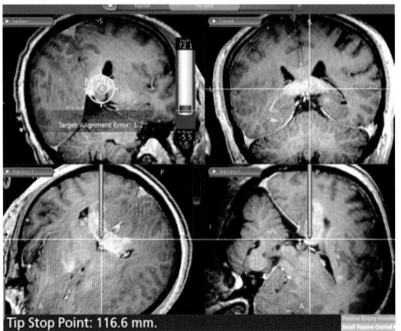

图 33-8　导航下穿刺活检术穿刺靶点的选择

选择常规 MRI 强化最明显、同时 MRS 提示 Cho/NAA 比值最高（4.879）的感兴趣区（胼胝体压部强化区域）作为导航下穿刺活检术的穿刺靶点，黄色十字架为穿刺针尖方位

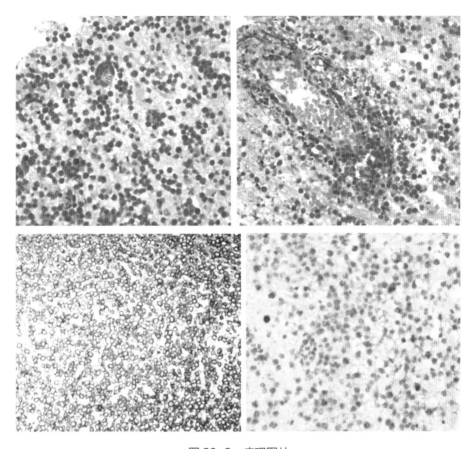

图 33-9　病理图片

　　瘤细胞片状分布，或围绕血管排列，核浆比例高，见核分裂象，伴灶性坏死。L26 示胞质阳性。MIB-1 高表达

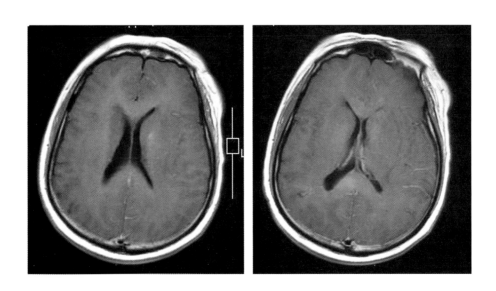

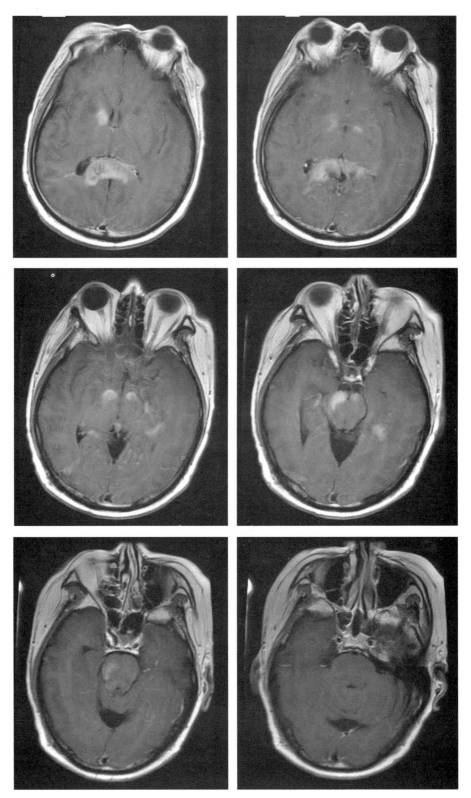

图 33-10　2015-8-11 头颅 MRI 增强

胼胝体压部、左侧颞叶和右侧基底节区强化结节病灶

五、专家点评

在 2015 年 10 月 23 日和 2015 年 10 月 24 日，华山脑胶质瘤 MDT 团队带本病例参加了 2015 年中国抗癌协会神经肿瘤专业委员会年会和第九届北京协和医院微创论坛的 MDT 讨论会，在两个会场，本病例引起了大家热烈的讨论，相关专家就患者的诊治问题提出了以下意见和建议：①建议在非创伤性检查中可以补充 PET- 蛋氨酸显像，PWI；②在病理诊断方面，有专家提出目前患者的病理需要鉴别淋巴瘤样肉芽肿，可以完善 IgH/IgK 基因重排，组织病理建议加做 EBER1 原位杂交以明确癌组织中是否有 EBV 感染。

（作者：赵桂宪　审稿人：吴劲松）

参考文献

[1] Menon MP, Nicolae A, Meeker H, et al. Primary CNS T-cell Lymphomas：A Clinical, Morphologic, Immunophenotypic, and Molecular Analysis. Am J Surg Pathol, 2015, 16. 2. [Epub ahead of print]

[2] AlexanderBaraniskin, Roland Schroers. Modern cerebrospinal fluid analyses forthe diagnosis of diffuse large B-cell lymphoma of the CNS. CNS Oncol, 2014, 3：77-85.

[3] Hoang-Xuan K, Bessell E, Bromberg J, et al. Diagnosis and treatment of primary CNS lymphoma in immunocompetent patients：guidelines from the European Association for Neuro-Oncology. Lancet Oncol, 2015, 16：e322-332.

[4] Önder E, Arıkök AT, Önder S, et al. Corticosteroid pre-treated primary CNS lymphoma：a detailed analysis of stereotactic biopsy findings and consideration of interobserver variability. Int J Clin Exp Pathol, 2015, 8：7798, 7808.

[5] Peery HE1, Day GS, Dunn S, et al. Anti-NMDA receptor encephalitis. The disorder, the diagnosis and the immunobiology. Autoimmun Rev, 2012, 11：863-872.

[6] Hashemian S, Ashrafzadeh F, Akhondian J, et al. Epstein-barr virus encephalitis：a case report. Iran J Child Neurol, 2015, 9：107-110.

原发中枢神经系统淋巴瘤

一、病例介绍

患者，男性，62岁，因"书写困难伴记忆力下降2周余"入院。患者2周前无明显诱因下开始出现记忆力下降，伴书写困难，言语含糊，主要表现为交流困难，记性变差，书写困难，同时伴讲话口吃不清，文不对题，无明显头晕、恶心呕吐，无四肢抽搐，无肢体活动障碍。2014年11月17日就诊外院查头CT示左颞低密度占位。进一步查头MRI示左颞占位，T_1等低信号 T_2 高信号，不均匀明显强化。现患者为进一步诊治收入我科。

二、讨论：诊断和鉴别诊断

1. **诊断**　患者，男性，62岁，因"书写困难伴记忆力下降2周余"入院。主要表现为交流困难，记性变差，书写困难，同时伴讲话口吃不清，文不对题。术前增强磁共振提示病灶呈现棉花团样强化，周边可见较明显水肿（图34-1）。rCBV显示病灶与对侧正常脑组织相比，未见明显的高灌注（图34-2）。MRS显示病灶的Cho/NAA比值明显升高（图34-3）。Ktrans图像显示病灶较患者相比，病灶血管的通透性明显增加（图34-4）。这些均提示病灶可能为中枢神经系统淋巴瘤。

2. **鉴别诊断**　需要与高级别胶质瘤以及转移瘤进行鉴别。

三、治疗过程

患者入院完善各项检查（血尿常规、生化、凝血、血型、乙肝标志物、RPR、HIV、胸片、心电图等）。并于2014年11月26日在全麻下行导航下穿刺活检术（图34-5），术中磁共振证实穿刺病灶成功（图34-6）。术中冷冻提示淋巴瘤可能。手术顺利，术后予预防应用抗生素、止血、脱水、激素冲击治疗。

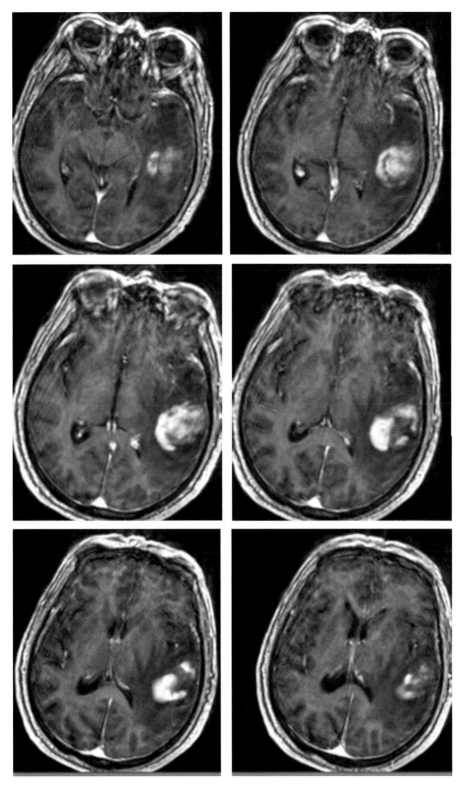

图 34-1 术前 MRI

术前磁共振显示病灶位于左侧颞叶，伴有棉花团样强化，周边可见较明显水肿

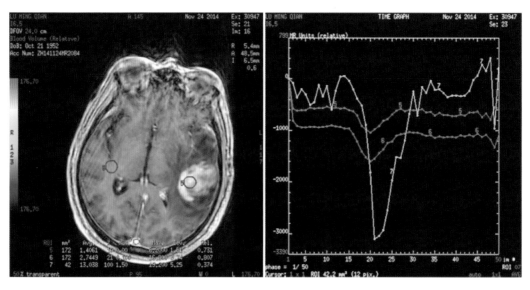

图 34-2 术前 PWI

术前 rCBV 显示病灶与对侧正常脑组织相比（上下两根紫色首剂通过曲线），未见明显的高灌注

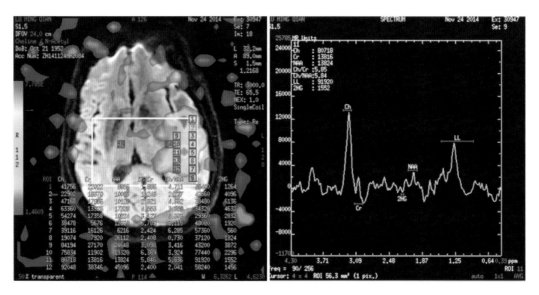

图 34-3 术前 MRS

MRS 显示病灶的 Cho/NAA 比值明显升高

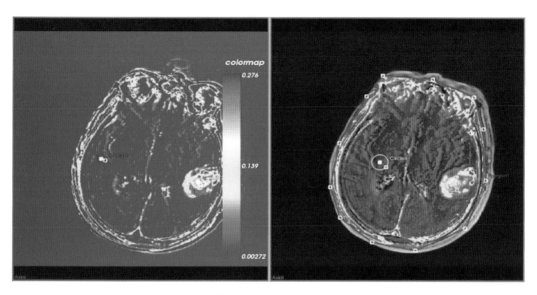

图 34-4　术前 Ktrans

图像显示病灶较患者相比，病灶血管的通透性明显增加

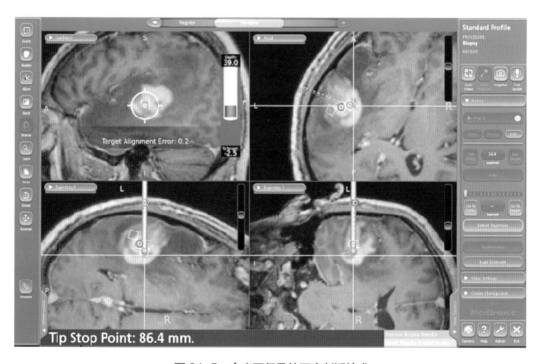

图 34-5　全麻下行导航下穿刺活检术

显示术中实时磁共振影像导航下精确定位病灶，穿刺得到病灶标本

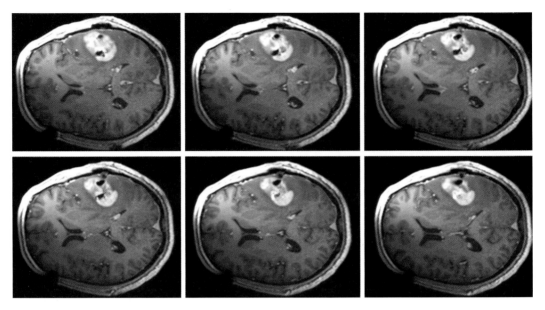

图 34-6 术中磁共振证实穿刺病灶成功

四、病理结果

淋巴瘤（弥漫大 B 细胞）（图 34-7、图 34-8）。

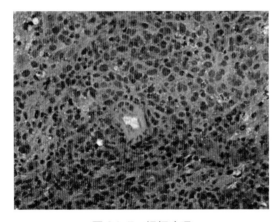

图 34-7 组织病理

F-40-3 瘤细胞以血管为中心排列

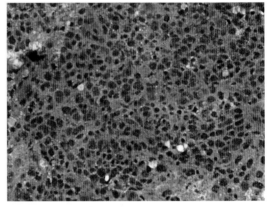

图 34-8 组织病理

瘤细胞核浆比例高，核异型性大，见核分裂象

五、诊治建议

1. 建议完善全身检查以及裂隙灯检查。

2. 到血液科进一步治疗。

针对以上建议患者完善了相关检查，结果如下：

（1）PET：禁食状态下，静脉注射 18F-FDG 行 PET-CT 显像，图像显示清晰。大脑各部显像清晰，左侧颞叶肿瘤穿刺术后，左侧颞叶见一不规则混杂高密度影放射性摄取异常增高，摄取范围约 3.3cm×2.3cm，SUV 最大值 12.4，其周围见片状低密度水肿，左侧侧脑室可见轻度受压，中线轻度右移。余大脑皮质放射性分布弥漫性减低。双侧基底节、丘脑、双侧小脑放射性分布弥漫性减低，余颅内未见明显放射性摄取异常增高灶。左侧颞叶混杂高密度影 FDG 代谢异常增高，结合病史，考虑颅内原发恶性病变所致，余全身 PET 显像未见 FDG 代谢异常增高灶。

（2）裂隙灯检查：眼底未见明显异常。

六、结局和预后评估

患者 2015 年 8 月底至血液科随访时，GCS 15 分，KPS100，患者最终的预后可能与其对于血液科的综合治疗敏感程度有关。随访至 2017 年 8 月，患者生活质量良好，KPS100。

七、专家点评

1. 原发性中枢神经系统淋巴瘤（弥漫大 B 细胞型）的组织病理学特征：肿瘤细胞围绕血管生长的方式，呈花篮状表现，没有丰富的血管及血管内皮增生。在肿瘤的中心，以细胞增殖为主，没有明显的血管。

2. 原发性中枢神经系统淋巴瘤的影像学特征：在 PWI CBV 上呈低灌注主要是由于肿瘤无明显血管生长，而在 T_1W 增强上的强化是由于造影剂的漏出，所以在 Ktrans 上可以表现为血管通透性增加。

3. 淋巴瘤有时可以表现为异质性。

4. 原发性中枢神经系统淋巴瘤（弥漫大 B 细胞型）的治疗以化疗为首要手段，可以转血液科安排进一步化疗方案。

5. 该患者是典型的原发性中枢神经系统淋巴瘤（弥漫大 B 细胞型），无论从影像学还是组织病理学都符合，全身 FDG-PET 以及眼底裂隙灯等检查排除系统性淋巴瘤颅内浸润。

（作者：邱天明　审稿人：吴劲松）

3 例脑脊液脱落细胞检测在中枢神经系统肿瘤性疾病中的价值

华山脑胶质瘤 MDT 团队前期发表 3 个病例报告，三例患者均是在脑脊液中发现脱落细胞后继而应用脑脊液脱落细胞行液基包埋或导航立体定向穿刺活检明确诊断的。首先让我们一起回顾一下 3 个病例。

一、病例介绍

病例 1：患者，男，58 岁，因"左侧面瘫 9 月余，左侧听力下降 3 个月，双下肢瘫痪 2 个月，大小便失禁 1 个月"入院。患者曾在外院五官科进行乳突入路面神经病变活检，病理见"较多淋巴样细胞及组织细胞浸润，局灶变性坏死，细胞量较少，无法确定炎性还是肿瘤性病变"。既往 18 岁时曾有淋巴结结核，并进行抗结核 1 年治疗。本次疾病过程中没有发热病史。入院以后行腰椎穿刺置管脑脊液外引流术，脑脊液常规白细胞 $2130 \times 10^6/L$，故腰穿置引流管 12 小时收集 100ml 脑脊液送脱落细胞学检查，送检脑脊液脱落细胞行液基包埋细胞：发现细胞块中可见异型细胞，结合涂片形态考虑为淋巴细胞增生性病变，非霍奇金淋巴瘤（B 细胞型，细胞中等大小）可能"。

病例 2：患者，男性，39 岁，因"头晕、复视、行走不稳 1 个月"而入院。患者查头颅 MRI 示脑干、右侧丘脑、右侧半卵圆中心多发异常信号。行 MRS 及 PWI 结果可见 rCBV 相对不高，多数病灶小于 1，最高处为 1.5，Cho/NAA 比值最高靶点为 0.96，并未明显提示肿瘤，但行脑脊液脱落细胞检查时发现异型细胞（图 35-1），考虑肿瘤细胞可能，提示患者恶性肿瘤可能大。尽管患者病程仅 1 个月，磁共振平扫 + 增强 +MRS 均提示肿瘤依据不足，但为争取治疗时机、明确肿瘤性质，行导航下穿刺活检术后明确诊断。结果术后病理提示为恶性肿瘤（弥漫性星形细胞瘤 WHO Ⅱ 级）（图 35-2）。但在穿刺前特别留取 15ml 脑脊液再次检测脱落细胞，结果未见脱落细胞。

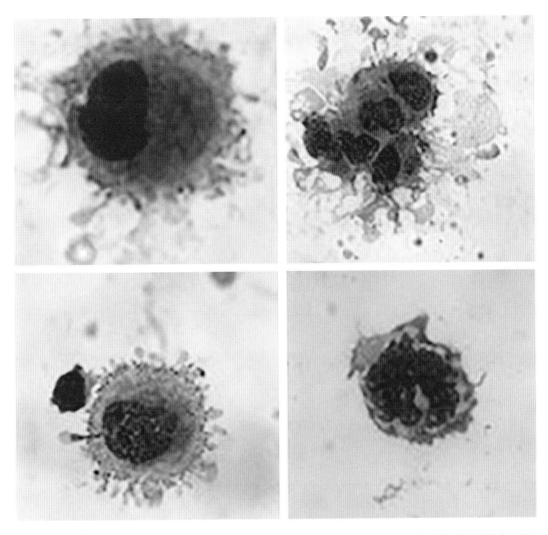

图 35-1　脑脊液脱落细胞检查 ×100，镜下所见少量散在或成小簇异型细胞，该类细胞胞体较大，胞质丰富，可见细小绒毛状突起，色淡红或淡紫红色，部分细胞胞内可见细小颗粒，胞核呈多形性，染色质疏松，可见核仁，并可见其核分裂型

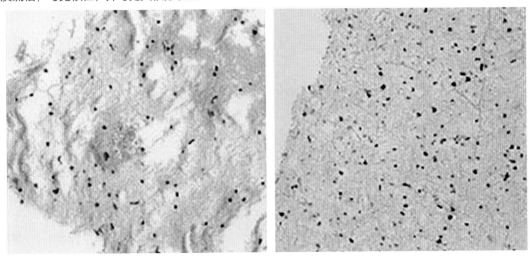

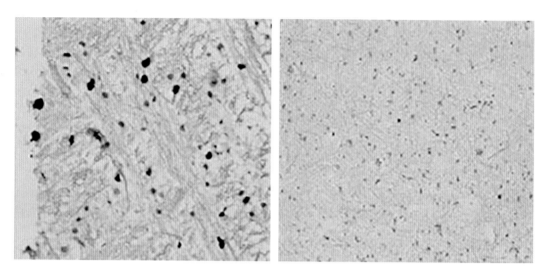

图 35-2　术后病理

　　HE 染色：少量瘤细胞散在分布，核有明显异型。免疫组织化学染色：Olig2 显示瘤细胞核阳性。P53 显示瘤细胞核阳性。MIB-1 显示增殖指数 1%

　　病例 3：患者，男性，64 岁，右利手。以"头痛 1 个半月，记忆力减退 1 个月"收住入院。患者多次查头颅 MRI 均提示左侧侧脑室旁片状异常信号，增强后无明显强化。PET 提示良性改变。按炎性病变治疗无效，病情仍进展。行腰穿查脑脊液脱落细胞提示肿瘤细胞（图 35-3）。故导航下行穿刺活检术明确诊断为恶性 B 细胞淋巴瘤（图 35-4）。

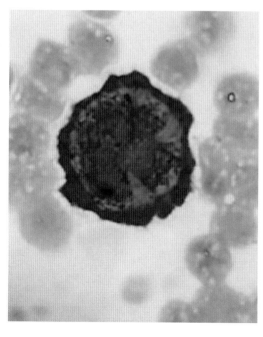
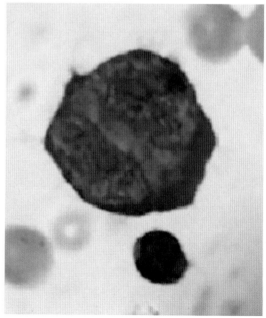

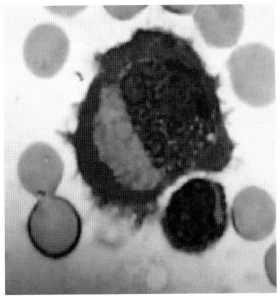
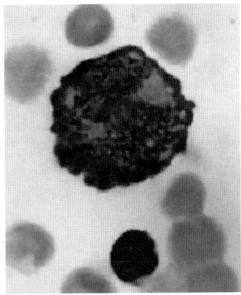

图 35-3　腰穿查脑脊液脱落细胞 ×100，镜下可见少量形态变异的幼稚样淋巴细胞，该类细胞胞体较大，直径约 28~30μm，胞质较丰富，色蓝，胞核呈多形性，染色质疏松，可见 1~3 个核仁，并可见其核分裂型

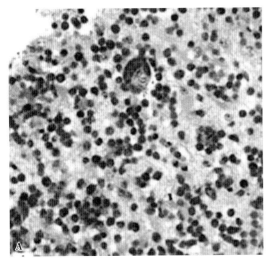
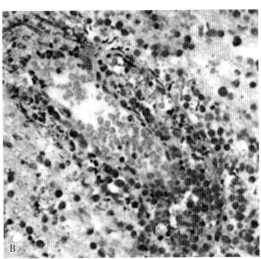

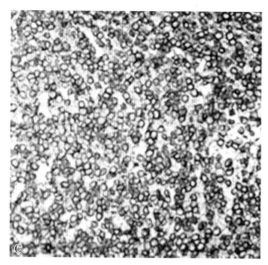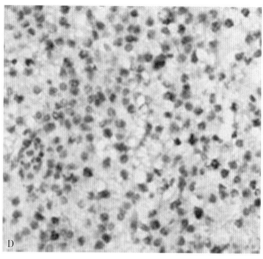

图 35-4   导航下行穿刺活检术

A、B.HE：瘤细胞片状分布，或围绕血管排列，核浆比例高，见核分裂象，伴灶性坏死；C：L26-20 胞质阳性；D：MIB-1 表达高

二、讨论

原发性中枢神经系统淋巴瘤（PCNSL）是一类少见的侵袭性非霍奇金淋巴瘤，占所有节外淋巴瘤的 4%~6%，占非霍奇金淋巴瘤 2%~3%。30%~40% 的患者可以继发脑膜播散。PCNSL 累及脑脊髓或脑室周围，常引起脑脊液成分变化，或致瘤细胞脱落进入脑脊液，约 50% 的患者脑脊液能检出肿瘤细胞。因此可以首先选择腰穿查找脱落细胞，有可能避免手术活检及可能导致的并发症。但需要依赖具有较高细胞学诊断经验的病理医师。

尽管胶质瘤早期出现脱落细胞不多见，但也有部分患者可以出现脱落细胞，如我们的此例患者，确为幸运，疾病早期即在脑脊液中发现脱落细胞，并借此行活检病理明确诊断。

由于脱落细胞属于游离细胞，不能像病理切片一样具有组织学结构和特点的信息，尤其脱落细胞对于实体肿瘤的诊断意义不及原发性中枢系统淋巴瘤或血液系统肿瘤明确。检测脑脊液中脱落细胞的价值在于如果脱落细胞阳性，可以据此进行流式细胞分析（注：对于流式细胞检查存在一定局限，要求其细胞数达到一定数量级）或导航下穿刺活检术明确诊断，明显缩短患者从就诊到明确诊断、转而进入肿瘤正规治疗的时间间隔，这是非常有价值的。

关于如何提高脑脊液脱落细胞的阳性检出率，有以下几个建议：

1. 脑脊液采集后迅速送检，减少路程中的运送时间，留取的脑脊液尽量选择第 1 管送检脱落细胞。

2. 留取的脑脊液至少需要 15ml，尽量多，比如病例 1 中的患者行腰穿置管持续引流采集了 100ml 脑脊液行石蜡包埋细胞获得确诊的。

3. 连续多次送检，多次送检可增加送检阳性率。如病例 2 中的患者首次脱落细胞检测阳性，在穿刺前特别留取 15ml 脑脊液再次检测脱落细胞，结果未见脱落细胞。

4. 邻近病变部位采取脑脊液。

如何提高脑脊液脱落细胞组织来源的诊断准确性：

主要有以下几种方法：①如果脑脊液中脱落细胞量较大，可选择细胞液基包埋做切片染色。②细胞病理学及流式细胞术分析：脑脊液细胞病理分析是诊断脑膜恶性肿瘤的金标准。流式细胞术检测是目前诊断很多血液系统恶性肿瘤的重要方法，该方法的优点还在于需要的样本细胞数较少，根据细胞大小、胞内颗粒复杂程度及表面抗原分析，能够区分出淋巴瘤细胞及反应性淋巴细胞。③蛋白标志：脑脊液蛋白分析包括抗凝血酶、可溶性CD27、免疫球蛋白轻链，可辅助诊断 PCNSL。④ miRNA：在很多肿瘤包括白血病和淋巴瘤患者中都发现存在 miRNA 的异常表达，脑脊液中 miRNA 的检测可以作为鉴别诊断的方法之一。⑤必要时可行流式细胞仪检查和肿瘤目标基因测序。

综上所述，无论是何种肿瘤，患者病情允许时都可以尝试腰穿行脑脊液脱落细胞检测，但如何提高脱落细胞的检出率，以及如何更加精确地确定脱落细胞的来源还需要进一步的探讨。

三、专家点评

脑脊液脱落细胞学检查最突出的特点是简单易行、安全性强；对设备要求不高、费用低；对患者造成的痛苦少，可反复取材检查；诊断迅速，特别适用于肿瘤筛查和高危人群的随访观察。不足之处是有一定的误诊率，这是由于细胞病理学检查的局限性，只能看到少数细胞，不能全面观察病变组织结构；往往不能确定肿瘤的具体部位；不易对癌细胞做出明确的分型。结合立体定向或导航下穿刺活检组织病理学检查，可以极大提高脑内病变的确诊率。

（感谢华山医院血液科丁天凌博士和检验科陈鲲医师对本文提出宝贵修改意见）

（作者：赵桂宪　审稿人：吴劲松）

参考文献

［1］Shi W,et al.Prognostic value of free DNA quantification in serum and cerebrospinal fluid in glioma patients.J Mol Neurosci,2012,46（3）:470-475.

［2］Nakamizo S,et al.GC/MS-based metabolomic analysis of cerebrospinal fluid（CSF）from glioma patients.J Neurooncol,2013,113（1）:65-74.

［3］Wang H,et al.MicroRNAs might be promising biomarkers of human gliomas.Asian Pac J Cancer Prev,2011,12（4）:833-835.

［4］Baraniskin A1,Schroers R.Modern cerebrospinal fluid analyses for the diagnosis of diffuse large B-cell lymphoma of the CNS.CNS Oncol,2014,3（1）:77-85.

［5］Yao C,Lv S,Cheng H,et al.The Clinical Utility of Multimodal MR Image-guided Needle Biopsy in Cerebral Gliomas.Int J Neurosci,2015,24 :1-9.

［6］AlexanderBaraniskin,Roland Schroers.Modern cerebrospinal fluid analyses forthe diagnosis of diffuse large B-cell lymphoma of the CNS.CNS Oncol,2014,3（1）:77-85.

原发性中枢神经系统淋巴瘤

一、病例介绍

患者，男性，58 岁，因"左侧面瘫 9 月余，左侧听力下降 3 个月，双下肢瘫痪 2 个月，大小便失禁 1 个月"入院。2014 年 9 月患者出现左侧周围性面瘫，至外院耳鼻喉科治疗，期间又进行激素治疗，具体用法为 2014 年 9 月 9 日起 DXM 10mg×6d，2014 年 9 月 15 日起 DXM 5mg×6d，2014 年 10 月 20 日起 DXM 10mg×6d，2014 年 10 月 28 日起 DXM 5mg×3d，症状无改善。2014 年 10 月 22 日—2014 年 11 月 17 日，患者至中医院针灸治疗，期间面瘫从 HB Ⅴ级好转至 Ⅱ级，后突然恶化，并未再继续针灸治疗（图 36-1~36-4）。2015 年 3 月中旬，患者突发耳鸣、眩晕、耳聋，并予 2015 年 3 月 16 日 DXM 10mg×6d 和 2015 年 3 月 23 日 DXM 5mg×1d，但症状无改善。2015 年 4 月初，患者出现右侧脚底麻木伴无力，进行高压氧治疗 1 个月，症状无改善，2015 年 4 月 21 日右侧小腿麻木伴无力，2015 年 5 月 3 日右下肢感觉丧失，肌力 0 级，随后左下肢开始出现麻木无力感，2015 年 6 月 18 日双下肢肌力 0~Ⅰ级，双侧 T8 平面以下全无感觉，近 1 个月出现大小便失禁。

患者 2015 年 5 月 25 日在外院五官科进行乳突入路面神经病变活检，见"较多淋巴样细胞及组织细胞浸润，局灶变性坏死，细胞量较少，无法确定炎性还是肿瘤性病变"（图 36-1）。

查体：左侧周围性面瘫表现，左侧角膜反射减退，左眼闭合露白，左眼外展不能，右眼内收不能。

疾病史：患者 18 岁时曾有淋巴结结核，并进行抗结核 1 年治疗。本次疾病过程中没有发热病史。

二、术前影像学检查

术前头颅磁共振增强示左侧颅底面听神经处占位，病灶均匀强化（图 36-5），腰椎磁共振增强示：L1~S1 椎管内可见异常信号，伴广泛异常强化灶（图 36-6）；马尾神经明显变粗，神经边界清晰（图 36-7）。PET-CT 示"左侧翼内肌内侧软组织增厚并自经卵圆孔颅内延伸，代谢不均匀性明显增高，恶性病变待排；T12~L4 节段脊髓 FDG 代谢明显增高"（图 36-8）。

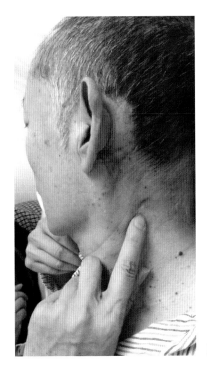

图 36-1　颈部淋巴结结核部位

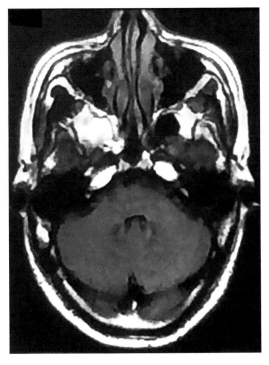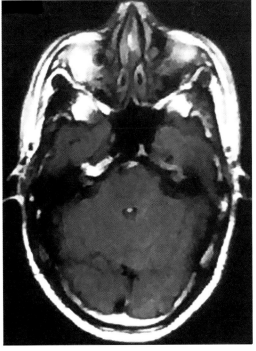

图 36-2　2014-8 头颅磁共振增强

两侧三叉神经和听神经未见明确异常

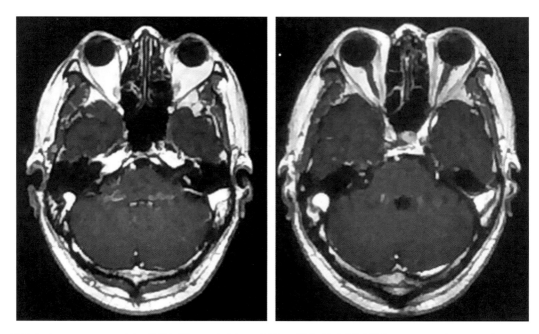

图 36-3　2014-11 头颅磁共振增强：左侧三叉神经听神经较右侧略增粗，可见异常信号，未见明显强化，肿瘤不能除外

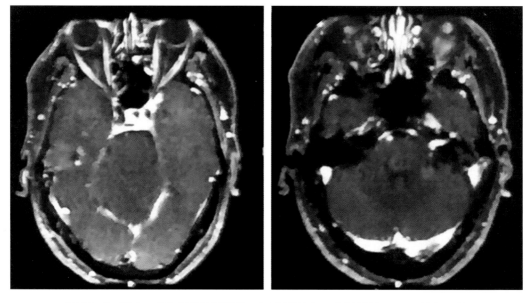

图 36-4　2015-4 头颅磁共振增强：左侧面神经，听神经增粗，可见均匀强化

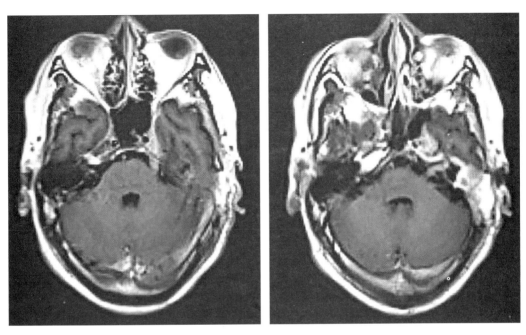

图 36-5　2015-6 头颅磁共振增强：左侧三叉神经明显增粗异常信号伴强化；左侧面听神经明显增粗异常信号伴强化，肿瘤可能大

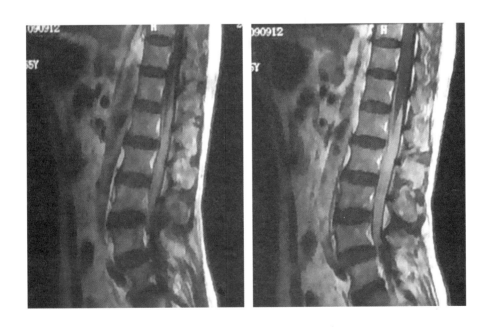

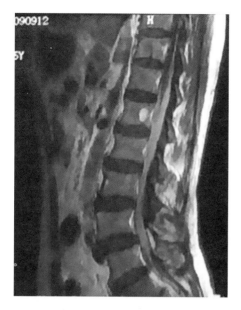

图 36-6　2015-5 腰椎磁共振增强
　　L1~S1 椎管内可见异常信号，伴广泛异常强化灶

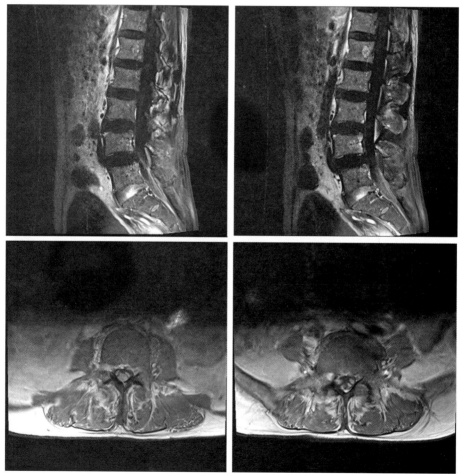

图 36-7　2015-6 腰椎磁共振增强
L5~S2 椎管内长条状强化影马尾神经根不同程度增粗、强化，神经根之间有分界

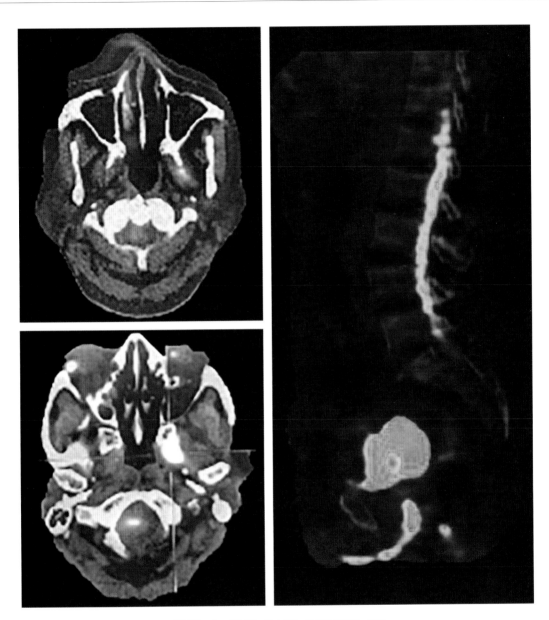

图 36-8　2015-5 18F-FDG PET-CT

左侧翼内肌内侧软组织增厚并经卵圆孔颅内延伸，代谢不均匀性明显增高，恶性病变待排；T12~L4 节段脊髓 FDG 代谢明显增高

三、诊治介绍

入院以后行腰椎穿刺置管脑脊液外引流术，测压为 300mmH$_2$O，脑脊液常规和生化结果如下：糖 1.3mmol/L，白细胞 2130×10^6/L，收集 24 小时脑脊液送脱落细胞学检查，送检脑脊液细胞块中"可见异型细胞，结合涂片形态考虑为淋巴细胞增生性病变，非霍奇金淋巴瘤（B 细胞型，细胞中等大小）可能"。入院期间检查血 T-SPOT 为阳性（10 个点），脑脊液 T-SPOT 由于分离单核细胞数太少，未检出；CSF 细菌、真菌、结核菌涂片与培养

结果均为阴性。

四、最终诊断

B 细胞非霍奇金淋巴瘤。

五、诊治建议

患者转血液科治疗，进行化疗。鉴于患者神经系统和颅外均有累及（PET-CT 提示左侧翼内肌内侧软组织增厚并经卵圆孔颅内延伸，代谢不均匀性明显增高），考虑系统性淋巴瘤累及中枢。由于患者一般情况较差，且颅外病灶较为局限，先予以大剂量甲氨蝶呤（MTX）为基础的化疗，如疾病不能控制，考虑加做放疗。

六、讨论

原发性中枢神经系统淋巴瘤（PCNSL）是一类少见的侵袭性非霍奇金淋巴瘤，占所有节外淋巴瘤的 4%~6%，占非霍奇金淋巴瘤 2%~3%。30%~40% 的患者继发脑膜播散。淋巴瘤合并周围神经病变的概率为 5%~8%，但 PCNSL 累及脊髓的概率不高。该患者病灶很多，主要累及脑神经和马尾。该患者脑神经的影像学表现不具特异性，但马尾的影像学表现具有一定特征，横断面可看到球样的病灶，病灶沿着神经生长，马尾神经边界清楚。如果是结核等感染，马尾通常相互粘连，而淋巴瘤病变节段的马尾是分离的。

PCNSL 累及脑脊髓或脑室周围，常引起脑脊液成分变化，或致瘤细胞脱落进入脑脊液。85% 的患者脑脊液蛋白升高，约 50% 的患者脑脊液能检出肿瘤细胞。因此该病例我们首先选择腰穿找脱落细胞，可以避免手术活检可能导致的并发症。为了提高脑脊液脱落细胞检查阳性率，可通过以下几点：①单次采集脑脊液的量大于 10.5ml，如果条件允许，建议腰穿置管持续引流 50ml 以上 CSF 送检，该病例就是通过这种方法采集了 100ml 脑脊液获得确诊的；②连续两次送检可以降低假阴性率；③脑脊液采集后迅速送检；④邻近病变部位取样脑脊液；⑤必要时可行流式细胞仪检查和基因测序（样本量 15~20ml）。

本例患者有结核病史，脑脊液常规生化结果显示炎性细胞增多，其中多核占 65%，糖 1.3mmol/L，蛋白 2130×10^6/L。这需要与感染性疾病相鉴别。结核性脑膜炎的临床特征是 CSF 压力增高可达 400mmH$_2$O 或以上，外观无色透明或微黄，静置后可有薄膜形成；淋巴细胞显著增多，常为 $50~500 \times 10^6$/L；蛋白增高，通常为 1~2g/L，糖及氯化物下降，脑脊液涂片抗酸染色可见结核菌。头颅 CT 或 MRI 主要表现为脑膜强化，也可发现梗阻性脑积水、脑梗死、结核球等。本例患者血液 T-SPOT 阳性，但仅为 10 个点，没有活动性结核感染的诊断价值，脑脊液 T-SPOT 阴性，临床没有发热等感染病史。所以还是不支持结核性脑膜炎。PCNSL 脑脊液同样可以因为肿瘤代谢消耗，造成 CSF 糖低，细胞数增高，主要是肿瘤细胞，值得注意的是淋巴瘤细胞同样可以表现为分叶核为主。

七、治疗转归

患者至血液科治疗（方案：MTX 3.5g/m^2，d2；利妥昔单抗 375mg/m^2，d1）一个疗程后效果明显，四天后患者有排尿排便感，随后感觉平面也逐渐下降至 T12 水平。此后给予大剂量 MTX 为基础的化疗 7 次，期间病灶消失，2016 年 4 月腰骶部疼痛，进行性加剧，

MRI 增强提示骶 1~2 神经增粗，腰穿脑脊液检查提示蛋白增高，考虑疾病进展，先后予以大剂量阿糖胞苷、MTX 及替莫唑胺等化疗，症状有所减轻，但 MRI 提示病灶依然存在，于 2016 年 8 月予以全脊髓放疗，骶部疼痛消失。2016 年 11 月，出现阴囊水肿，会阴、阴囊出现团块状新生物，两次皮肤活检均提示炎性改变，应用抗生素治疗无效，考虑淋巴瘤累及。行 CHOP 方案化疗 2 个疗程，病灶显著缩小，再行化疗 3 个疗程巩固。目前疾病完全缓解。

八、专家点评

中枢神经系统淋巴瘤可分为两种情况：原发中枢神经系统淋巴瘤（primary central nervous system lymphoma，PCNSL）和继发性淋巴瘤（secondary CNS lymphoma，sCNSL），后者为系统性淋巴瘤累及中枢。PCNSL 病灶仅仅局限于脑实质、脑神经、脊髓、眼球内等部位，sCNSL 则为颅外病灶累及中枢神经系统或眼内。治疗方案的选择上，二者皆选择以含有大剂量 MTX 为基础的化疗作为一线资料，对于 sCNSL 患者还需要联合系统性的治疗方案。该例患者出现颅内、外组织俱有受累，所以诊断应归为 sCNSL；另外一个特征是临床表现不典型，诊断比较困难，最后是经多次腰穿脑脊液细胞学检查而诊断。患者对于化疗敏感，但疾病呈侵袭性，不久出现骶部复发，伴疼痛症状，对放疗敏感；随后在阴囊皮肤及肛周出现新的病灶，经大剂量 MTX 联合 CHOP 方案化疗再次获得缓解。这类患者治疗比较困难，易于复发，最终出现耐药，远期疗效不佳，预后较差。

（作者：龚秀　龚方源　审稿人：陈波斌）

参考文献

［1］Alexander Baraniskin，Roland Schroers.Modern cerebrospinal fluid analyses for the diagnosis of diffuse large B-cell lymphoma of the CNS.CNS Oncol，2014，3（1）：77-85.

［2］Nakashima H，Imagama S，Ito Z，et al.Primary caudaequina lymphoma：case report and literature review.Nagoya J MedSci，2014，76（3-4）：349-354.

［3］Teo MK，Mathieson C，Carruthers R，et al.Caudaequina lymphoma——a rare presentation of primary central nervous system lymphoma：case report and literature review.Br J Neurosurg，2012，26（6）：868-871.

［4］Flanagan EP，O' Neill BP，Porter AB，et al.Primary intramedullary spinalcord lymphoma.Neurology，2011，77：784.

［5］许小平.原发性中枢神经系统淋巴瘤研究进展.第二届全国难治性淋巴瘤学术研讨会.

［6］钱敏，陈琳，关鸿志，等.13 例淋巴瘤合并周围神经病变临床分析.中国现代神经疾病杂志，2006，8（3）：195-200.

病 例 37

可疑原发性中枢神经系统
淋巴瘤 1 例

一、病例介绍

患者,男性,67岁,慢性病程,因"发现颅内占位1年,间断头痛伴行走困难2周"入院。体检左侧肌力Ⅳ级。

影像:右侧额叶病灶,T_1 低信号,T_2 高信号,环形强化。

治疗过程:

患者于2014年9月自觉开始出现听力下降伴行走不稳,伽玛医院就诊查头颅 MR 提示双侧脑室后角及海马,部分颞叶异常信号,病灶呈结节状强化,结合患者病史及影像学结果诊断淋巴瘤可能(图37-1)。建议患者外科手术穿刺活检明确病例后行后续治疗,但是患者家属考虑手术风险大,拒绝穿刺活检。患者于2014年9月10日开始放疗,具体方案为全脑放疗 DT:36Gy/18Fx,局部缩野追加剂量18Gy/9Fx,期间给予甘露醇及地塞米松降颅压等对症支持治疗。放疗第13天磁共振复查提示病灶有所减退(图37-2)。于2014年10月11日患者放疗结束,磁共振复查提示病灶消失(图37-3)。后续患者定期随访。患者于2016年3月再次出现行走不稳,复查头颅 MR 提示右侧额叶新发病灶,T_1 低信号,T_2 高信号,环形强化(图37-4)。就诊华山总院入院后行脑脊液脱落细胞检查结果显示恶性肿瘤证据不足(图37-5),并于2016年4月20日再次接受脑穿刺活检术。术中冷冻病理诊断"右额脑组织,伴血管周围少量淋巴细胞浸润、出血渗出"。

二、讨论目的

1. 明确诊断?
2. 下一步治疗方案?

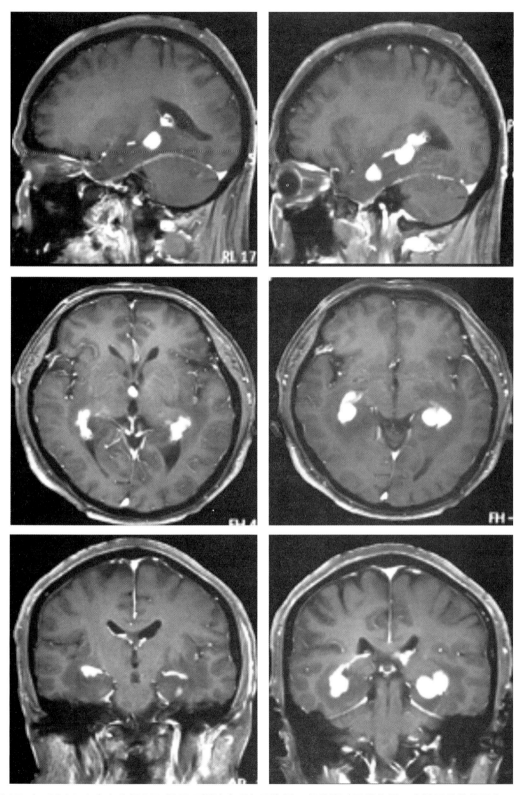

图 37-1　2014-9 患者头颅 MR 提示双侧脑室后角及海马，部分颞叶异常信号，病灶呈结节状强化

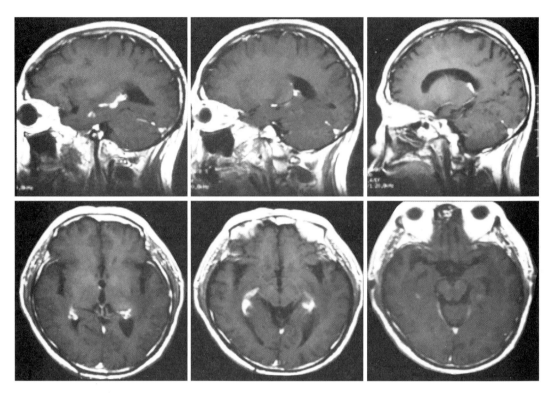

图 37-2　放疗后第 13 天复查头颅 MR 提示病灶较之前明显减退

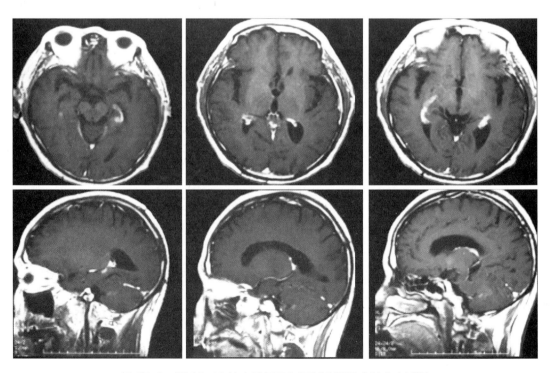

图 37-3　2014-10 放疗后复查头颅 MR 提示病灶完全减退

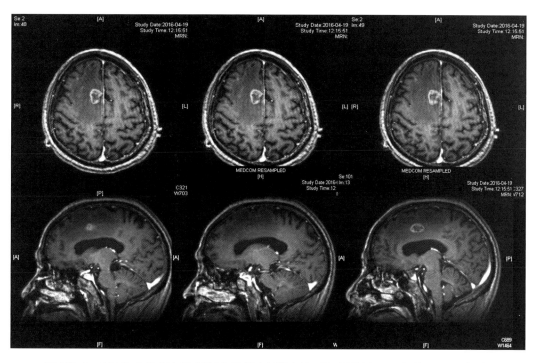

图 37-4 2016-3 头颅 MR 提示右侧额叶新发病灶，T₁ 低信号，T₂ 高信号，环形强化

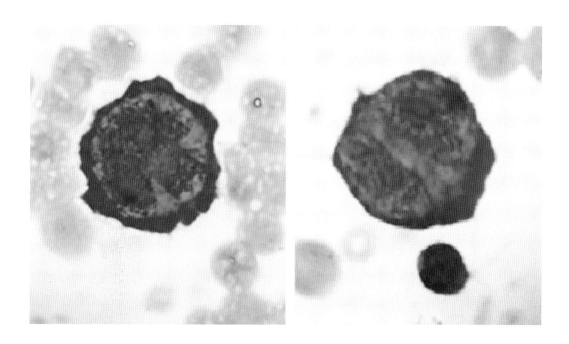

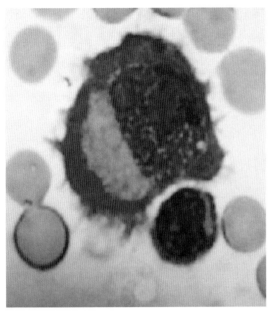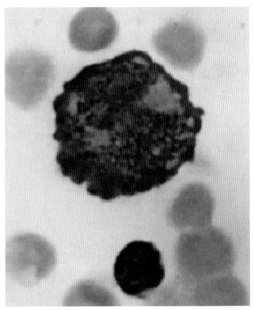

图 37-5　脑脊液脱落细胞镜检提示恶性肿瘤证据不足

三、诊治建议

1. 神经内科　建议患者进一步行 PET 检查。目前患者病理不能得出明确诊断，影像学图像可能存在一定的误导性，免疫性疾病诊断不能除外，建议随访观察病灶改变。

2. 神经外科　建议随访病灶；待病灶发生变化或者再次出现新发病灶时，可再次行穿刺明确诊断。

3. 放疗科　保守观察，结合患者既往病史，若患者症状进一步加重时，可与家属沟通后行激素治疗，目前建议观察患者症状及病灶改变。

四、治疗过程

患者目前脑穿刺活检术后，待正式病理结果确定下一步治疗。

五、鉴别诊断

1. 放射性坏死　患者放疗科第一次发病时，全脑放疗用的剂量是 36Gy 左右，对于全脑放疗而言剂量并不高，只在残留病灶局部加量。第二次复发的位置也不是高剂量区，是在低剂量区，因此新发病灶放射性坏死暂不考虑。

2. 考虑出血肿瘤（胶质瘤、淋巴瘤）　患者穿刺病理未见明显恶性淋巴瘤细胞及胶质瘤肿瘤细胞，脑脊液脱落细胞提示恶性证据不足；回顾患者影像，既往影像虽然符合淋巴瘤影像学特征，但是当时未行 MRS 等代谢影像检查，rCBV 等鉴别诊断指标缺如，初诊淋巴瘤诊断值得推敲；患者新发病灶虽呈环形强化，但是结合患者病理结果，目前肿瘤性病变证据不足，考虑陈旧性出血也会表现为环形强化，因此陈旧性出血诊断依旧需要考虑。

3. 考虑血管畸形、出血　结合患者目前的穿刺病理结果回报，陈旧性出血不能除外，另出血在 MRI 中也可以表现为环形强化，因此考虑陈旧性出血可能，应再努力搜集患者既往影像学结果，进一步明确。

六、结局和预后评估

患者术后正式病理回报：右额极少穿刺破碎组织及冷冻残余组织，见出血及血管周围少量淋巴细胞浸润和胶质增生（图 37-6）。患者出院后逐渐开始出现神志委靡等症状，行走不稳加重。就诊放疗科，与家属沟通病情结合 MDT 讨论结果后予甲泼尼龙治疗后患者症状明显好转，建议患者出院后继续激素维持治疗，但是出院后患者家属自行停药，患者再次出现神志委靡，症状持续加重。请神经内科会诊后予以大剂量激素冲击治疗后患者症状逐渐好转。患者 2016 年 5 月 23 日复查 MRI 提示病灶较之前明显进展（图 37-7），患者家属拒绝再次活检治疗。再次经 MDT 讨论后予以局部病灶放疗，剂量方案为 31.5Gy/13Fx。治疗后患者症状好转，复查头颅 MRI 提示病灶较之前缩小（图 37-8），2016 年 7 月患者放疗科出院。患者出院后逐渐出现神志委靡、四肢肌力减退，逐渐加重至昏迷，予继续脱水及激素等对症支持治疗不能缓解，最终于 2016 年 10 月中旬逝世。

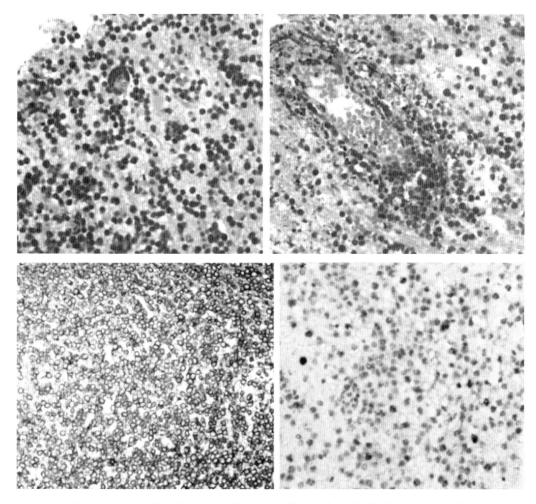

图 37-6　患者术后病理提示病灶出血及血管周围少量淋巴细胞浸润和胶质增生

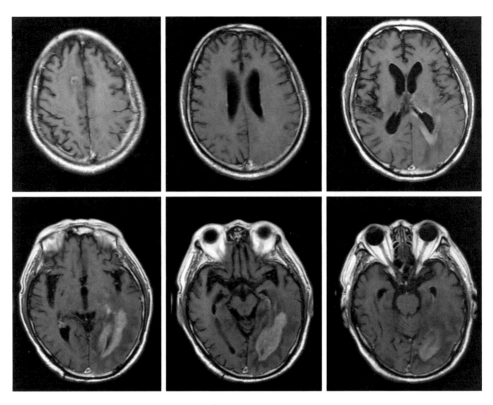

图 37-7 患者穿刺后出院，放疗科激素治疗中复查 MRI 提示病灶明显进展

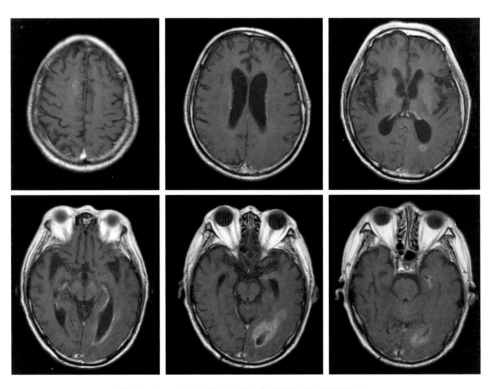

图 37-8 患者再次局部放疗后提示病灶明显缩小

七、专家点评

患者，老年男性，初次就诊病情发展较快，结合影像学检查结果，考虑淋巴瘤可能大，予放疗治疗，患者病灶放疗后减退明显。但是患者后续再次出现新发病灶，外科穿刺无法得出明确的病理诊断。患者穿刺组织可见含铁血黄素沉着，血管周围陈旧性出血，伴少量胶质增生，及脑水肿，免疫组化提示 GFAP 阳性、IDH1 阴性、Ki-67 不足 1%，综合考虑淋巴瘤及胶质瘤证据不足。患者病程两年，符合颅内恶性肿瘤的临床病程，虽然首次就诊影像学考虑淋巴瘤，但是经过放疗之后，新发病灶穿刺结果不能得出明确结果，行外科穿刺对后续的指导意义有限。影像学资料虽然对鉴别淋巴瘤和高级别胶质瘤有着较大的提示意义，但是对于无手术禁忌的患者，即便是影像学淋巴瘤诊断较为明确，仍建议行穿刺活检术明确病理诊断，进一步清晰地指导后续治疗。

（作者：阿卜杜米吉提·艾拜杜拉　审稿人：初曙光）

病例 **38**

朗格汉斯组织细胞增生症

一、病例介绍

患者，女性，20岁，因"右眼肿痛，伴视物重影1个月，头痛1周"于2018年2月7日入院。2018年1月8日起无明显诱因出现右侧眼睑红肿、胀痛，伴右眼视物重影，无畏光、流泪、流脓，无视野缺损，后红肿逐渐加重，无法睁眼。2018年1月24日至当地医院，考虑"右眼上睑麦粒肿"，给予罗红霉素150mg每天2次，左氧氟沙星液滴眼，妥布霉素/地塞米松眼膏涂右眼，右眼红肿痛继续加重。2018年1月31日开始感右侧额顶部持续性胀痛，无头晕、耳鸣，无恶心、呕吐，无畏寒、发热，至当地医院复诊。行眼眶CT（图38-1）提示：额骨、眉弓范围软组织肿块伴骨质破坏吸收，并提示右大脑额叶脑水肿、出血可能，拟感染性病变首先考虑；头颅MRI（图38-2）提示：右侧额骨眼眶外上缘骨质破坏伴右侧额部、颞部、眼睑软组织及右眼上直肌肿胀，右侧额叶环形强化灶伴周围水肿，考虑感染性病变，其他病变待排。2018年2月7日就诊于我院"多重耐药菌诊治MDT门诊"。查体：头颅无畸形，右侧额窦压痛阳性，左侧额窦无压痛，双侧蝶窦、乳突区无异常，右侧眼睑水肿，红肿，无法睁眼。左瞳孔等大等圆，对光反射灵敏。颈软，无抵抗。生理反射存在，病理反射未引出。查血常规 WBC 10.31×10^9/L，N 67.7%。拟诊"①右眼睑软组织感染；②右额叶肉芽肿：感染可能；肿瘤性疾病待排"收入抗生素研究所病房。既往体健。患者兼职学校图书馆管理员，工作中可能接触发霉图书。

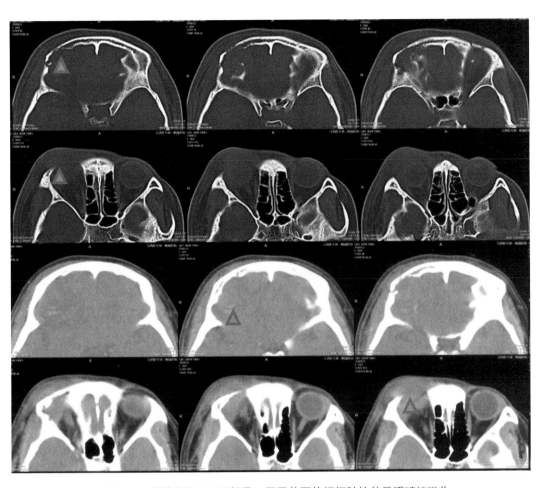

图 38-1 术前头颅 CT 示额骨、眉弓范围软组织肿块伴骨质破坏吸收

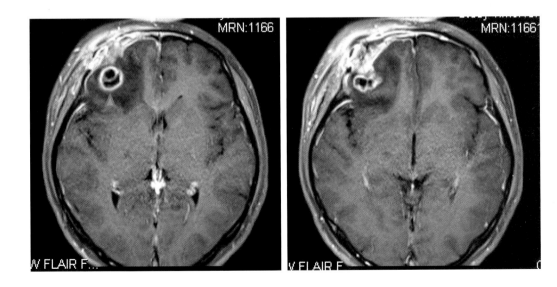

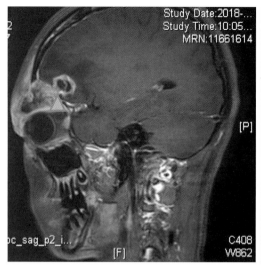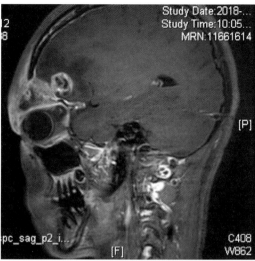

图 38-2　术前头颅 MRI

右侧眶上外侧壁及周围软组织内团状混杂信号，内部见囊变坏死区，增强后肿块明显不均匀强化，周围软组织间隙内水肿。右侧额叶内囊实性病灶，增强后实性成分及分隔明显强化，周围可见大片状水肿区

二、讨论：诊断与鉴别诊断

患者，女性，20岁，因"右眼肿痛，伴视物重影1个月，头痛1周"入院。查体：右侧额窦压痛阳性，右侧眼睑水肿，红肿，无法睁眼。右眼眶 CT 和头颅 MRI 提示额骨、眉弓范围软组织肿块伴骨质破坏吸收，右侧眶上外侧壁及周围软组织内团状混杂信号，内部见囊变坏死区，增强后肿块明显不均匀强化，周围软组织间隙内水肿。右侧颞肌内条片状强化，右侧咬肌内结节状强化灶。右侧额叶内囊实性病灶，增强后实性成分及分隔明显强化，周围可见大片状水肿区。右侧额软脑膜及硬膜可见强化。影像学比较倾向于真菌性肉芽肿。入院后完善腰穿检查：脑脊液压力 150mmH$_2$O，脑脊液颜色：无色，透明度：清，潘氏试验：±，红细胞：14×10^6/L，白细胞：2×10^6/L，脑脊液糖：3.3mmol/L，脑脊液氯：119mmol/L↓，脑脊液蛋白：249mg/L。HIV 阴性。G 试验、GM 试验、隐球菌乳胶凝集试验均阴性。淋巴细胞亚群监测未见明显异常。临床患者既往体健，无免疫缺陷等真菌感染宿主因素，G 试验、GM 试验等均阴性，故入院时临床考虑真菌感染依据不足，感染性病变中，首先考虑社区获得性脑脓肿可能，病原菌尚不明确。患者亚急性病程，入院前无发热，血白细胞无明显升高，炎症指标正常，非感染性病变不能完全除外，需手术活检明确诊断。

三、诊治经过

入院后 2018 年 2 月 8 日起予以头孢曲松 2.0 g 静脉滴注每 12 小时一次 + 甲硝唑 0.5g 静脉滴注每 12 小时一次治疗。同时联系相关科室取病理明确诊断。2018 年 2 月 9 日眼科会诊指出：患者眼部大部分病灶在球后，不易活检，眼球前部病灶存在穿刺后伤口不易愈合风险，建议行脑穿刺活检。2018 年 2 月 8 日及 2018 年 2 月 11 日先后两次出现发热，并感头痛，加用 20% 甘露醇 125ml 静脉滴注每 12 小时一次降颅压治疗，头痛缓解。2018 年 2 月 13 日转神经外科行全麻下病变组织活检术，术中取右侧眉弓切口进入，切开肌肉后见病灶，灰红色，疏松，血供一般，质地软，病灶向深部侵犯骨质，取部分病变组织送冷冻，提示（眶上皮下）大量以中性粒细胞为主的炎性细胞浸润，伴类上皮反应，及朗格汉斯样多核巨细胞反应。再取部分病变组织送病理，培养及二代测序等。2018 年 2 月 14 日转回抗生素研究所病房，再次出现发热、头痛，考虑手术后发热，需兼顾院内感染相关细菌；2018 年 2 月 16 日调整抗感染方案：停用上述抗生素，换用哌拉西林 / 他唑巴坦 4.5g 每 8 小时一次，并将 20% 甘露醇 125ml 加量至每 8 小时一次降颅压治疗，患者体温逐渐下降；2018 年 2 月 20 日体温平，头痛逐渐缓解，右侧眼睑皮肤红肿逐渐改善，略能睁眼，病情好转。期间血、脑脊液、手术活检组织培养均回报阴性，术中标本病原学二代测序阴性。术后 2018 年 2 月 26 日复查 MRI（图 38-3）：右侧眶上外侧壁及周围软组织水肿略有吸收，右额异常强化灶略有增大。2018 年 2 月 26 日手术病理结果：（右侧眶上皮下）朗格汉斯组织细胞增生症。故 2018 年 2 月 26 日起停抗感染治疗。

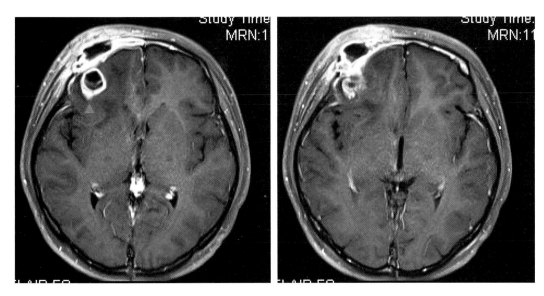

图 38-3　术后 2 周复查 MRI

右侧眶上外侧壁及周围软组织水肿略有吸收，右额异常强化灶略有增大

四、病理结果

朗格汉斯组织细胞增生症（Langerhans cell histiocytosis，LCH）（图 38-4、图 38-5）。

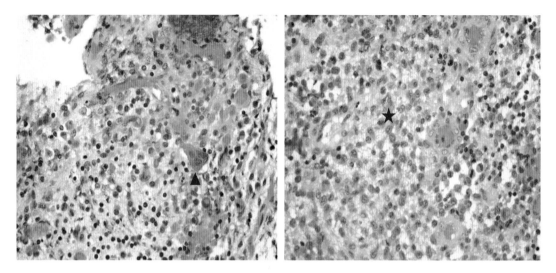

图 38-4　病变组织 HE 染色病理片可见大量组织细胞，镜下视野上方示多核巨细胞，镜下视野下方示
典型朗格汉斯细胞，"咖啡豆"样细胞核（细胞核切迹深），胞质淡染

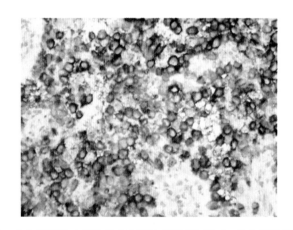

图 38-5　病变组织免疫组化染色见到大量胞质 CD1a 染色阳性的组织细胞

五、诊治建议

血液科会诊：建议①完善全身 PET-CT 检查，骨髓穿刺 + 活检，眼底、视野检查等；
②完善检查后转至血液科进一步治疗。

检查结果如下：

1. PET　禁食状态下，静脉注射 18F-FDG 1.5 小时行 PET-CT 显像。大脑皮质内放
射性分布均匀，双侧顶叶、颞叶、枕叶放射性分布对称，双侧基底节、丘脑、双侧小脑放
射性分布对称，未见明显放射性摄取增高或减低灶。眼眶部显示清晰，CT 示右侧额骨近
颅底处骨质改变，伴周围软组织影形成，向下累及上眼睑，向上累及前颅窝；右侧额叶内
囊实性病灶，PET 示其放射性摄取不均匀增高，SUV 最大值为 8.0，PET 示眼球未见放射
性摄取异常增高灶。前纵隔结节影，大小约 1cm，伴放射性摄取增高，SUV 最大值为 3.6。

结合病史，考虑炎性增殖性病变可能大。余左侧颌下及右肺门淋巴结 FDG 代谢增高，考虑为炎症，建议随访。

2. 骨髓穿刺 + 活检　骨髓象未见明显异常。

3. 眼底、视野等检查　未见明显异常。

六、专家点评

1. 对于此类疑难病例，多学科合作重要性凸显。这例病例在神经外科团队帮助下，手术取得活检组织标本最为关键：一方面可送病理检查明确诊断，另一方面标本病原学培养和二代测序，有助于感染性疾病的精准诊断。

2. 该病例影像学检查提示病灶累及范围较广，右侧眼睑皮下软组织、右侧额骨、右侧额叶，结合患者在图书馆工作，有可能接触发霉图书的病史，在无病理明确诊断前倾向于感染性疾病，尤其是侵袭性真菌感染；由于临床缺乏真菌感染依据，且患者经济拮据，故未予以诊断性抗真菌治疗。反观之，深部真菌感染的诊断，临床依据如患者是否有免疫缺陷因素亦十分重要。

3. LCH 是一组以免疫表型和功能不成熟的朗格汉斯细胞克隆性增殖为特征的疾病，临床表现可从单纯骨质破坏至多器官（皮肤软组织、肺、肝、脾、骨髓、眼、中枢神经系统等）病变。确诊依赖病理，受累组织免疫组化染色见到 CD1a 和（或）朗格素阳性的组织细胞是 LCH 的"金标准"。

4. LCH 的治疗以化疗为首要手段，根据受累器官多少、是否有危险器官（肝、脾、骨髓）受累对疾病进行分组，不同组化疗方案不同，故在病理明确诊断后，进一步 PET-CT、骨髓穿刺活检、眼科相关检查全面评估病情，供血液科专科医生参考，制定精准化疗方案。

（作者：秦晓华　审稿人：王明贵）

病例 39

生殖细胞瘤

一、病例介绍

患者，男性，23 岁，"突发头晕伴恶心呕吐 1 次"入院。患者于 2014 年 12 月 4 日无明显诱因下出现头晕，伴恶心呕吐，无明显头痛，无四肢及言语障碍，急诊就诊查头颅 CT 示右侧基底节混杂密度占位（图 39-1）。于 2014 年 12 月 8 日进一步查头颅 MRI 示右侧基底节占位，T_1 等低信号，T_2 高低混杂信号，强化不明显（图 39-2）。回忆病程中患者否认明显头痛等不适，自诉无视力视野改变，无感觉异常，无言语及肢体活动障碍。患者就诊我院后完善相关检查，AFP 在正常范围内，β-HCG 升高（75.32 ng/ml，参考值：0~2ng/ml）。入院体检未见明显异常。排除手术禁忌后于 2014 年 12 月 16 日行穿刺活检术，术后病理回报：右基底节生殖细胞瘤（图 39-3）。

二、讨论目的

1. 该患者诊断与鉴别诊断。
2. 下一步治疗方案。

三、诊治建议

经 MDT 讨论，建议患者行放射治疗。

四、治疗过程

患者术后无特殊不适，出院行放疗。放疗前复查 β-HCG：84ng/ml，较手术前增高。放疗前行全脊髓 MRI 检查未发现明确播散病灶。患者于 2015 年 1 月 5 日起开始放疗，先予右侧基底节病灶局部野调强放疗（图 39-4），每次 2Gy，照射 12 次，24Gy/12Fx。复查 MRI 显示肿瘤缩小；复查 β-HCG：66 ng/ml，随后补充全脑全脊髓放疗（图 39-5），每次 1.8Gy，照射 16 次，28.8Gy/16Fx。右侧基底节肿瘤接受放射总剂量 52.8Gy/28Fx，放疗结束时，肿瘤基本退缩（图 39-6），再次复查 β-HCG：1.28ng/ml。患者放疗后未接受化疗。2015 年 7 月，患者随访 MRI 显示病灶控制良好（图 39-7），β-HCG 小于 0.13ng/ml。2015 年 8 月，复查 β-HCG 仍小于 0.13ng/ml。

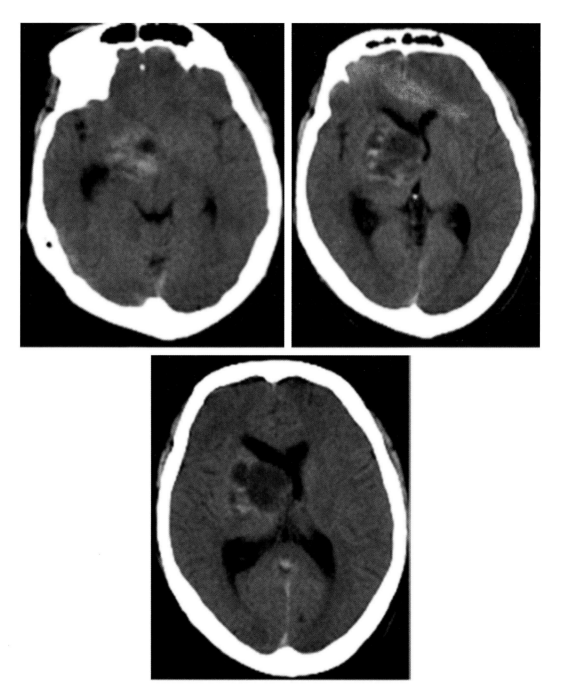

图 39-1　术前头颅 CT 提示：右侧基底节区混杂密度病灶

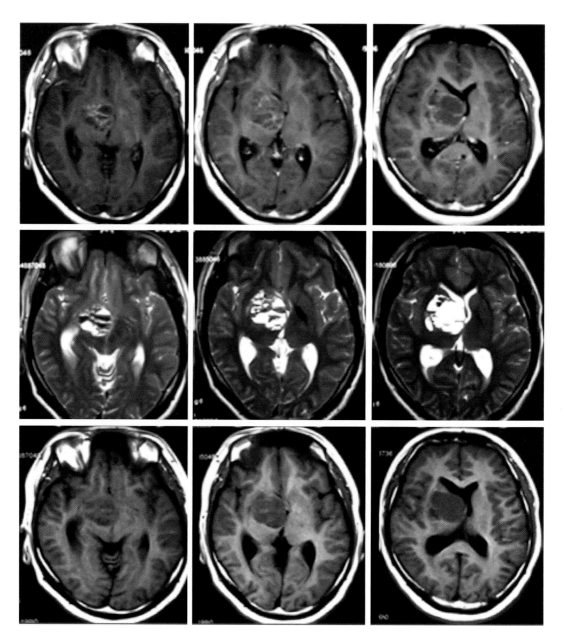

图 39-2 术前头颅 MRI 平扫 + 增强

右侧基底节区病灶，T_1 等低信号，T_2 高低混杂信号，伴 T_2 极低信号，推测为出血，病灶分隔状、周边及分隔散在、轻度强化

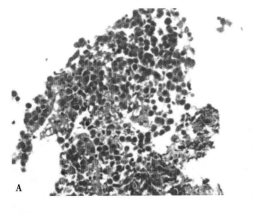
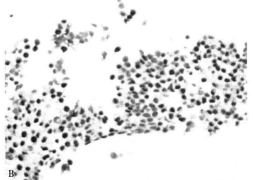
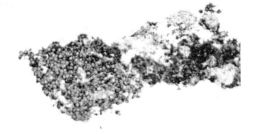

图 39-3　术后病理结果

　　A. 放大 400 倍，瘤细胞片状分布，核浆比例高，核圆，核仁清；B. 放大 400 倍，瘤细胞对 OCT4 呈核阳性表达；C. 放大 200 倍，瘤细胞对 PLAP 呈胞质胞膜阳性表达

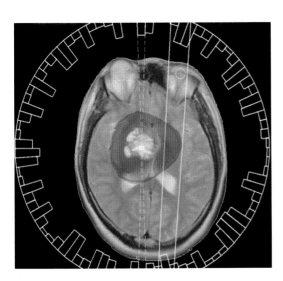

图 39-4　右侧基底节病灶局部野放疗计划示意图

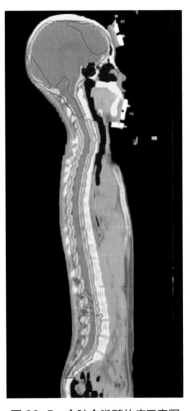

图 39-5　全脑全脊髓放疗示意图

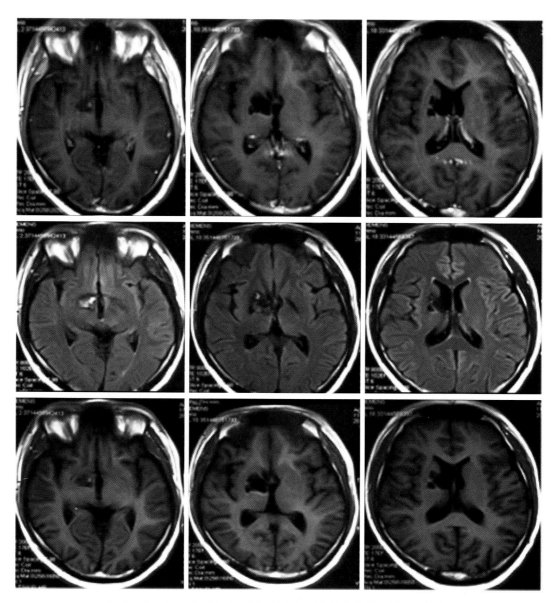

图 39-6 放疗结束时，增强 MRI 显示强化灶和囊性区域明显缩小

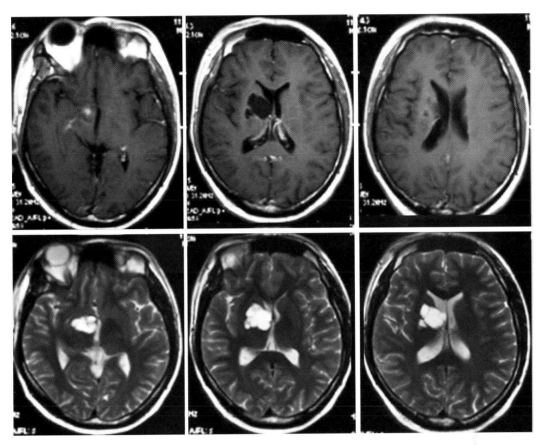

图 39-7 放疗结束后 4 个月，增强 MRI 显示囊性病灶进一步缩小

五、鉴别诊断

患者导航下穿刺术后病理回报生殖细胞瘤，右侧基底节生殖细胞瘤主要与以下疾病相鉴别：

1. **基底节胶质瘤** 此部位胶质瘤多为星形细胞瘤，少数可为胶质母细胞瘤，系成人最常见的颅内恶性原发性肿瘤，肿瘤呈浸润破坏性生长，坏死及出血常见，CT 通常表现为低密度占位，伴出血时表现为高密度或者混杂密度占位。在 MRI 上，高级别胶质瘤通常表现为 T_1 等信号或者低信号，T_2 高信号，增强呈环形强化，部分病例可见明显的瘤周水肿带。MRS 则表现为特征性的 Cho/NAA 比值升高，脂质峰较小或者缺如。

2. **颅咽管瘤** 多为囊性或囊实性肿块，钙化多见。纯实性者可呈稍高密度，并可强化，可侵犯丘脑，与生殖细胞瘤不易鉴别。

3. **中枢神经系统淋巴瘤** 约占颅内原发性肿瘤的 4%，大约 17% 的淋巴瘤会累及基底节、丘脑区域。CT 通常表现为稍高密度影，MRI 上则表现为 T_1 / T_2 等信号，T_2 加权图像上瘤体与水肿区界限明显，呈"牛眼征"，增强时则呈团块状或者结节状明显强化。MRS 影像出现特征性的脂质峰（Lip 峰）。

4. **脑转移瘤** 肿瘤生长迅速及周围脑水肿严重，颅内压增高症状出现较早而显著，发病部位以大脑中动脉供血区等血运较丰富区域为主，易发生在灰质和白质交界处，以额、颞、顶叶多见。CT 扫描显示脑内单发或多发的异常密度影，边界多较清晰，大病灶者可有低密度坏死区或高密度出血灶，周围有较严重水肿。增强后实体部分明显强化。MRI 在 T_1 加权上多呈低信号，T_2 加权上多呈高信号。增强后的形态变化与 CT 增强所见大致相仿。往往可以找到原发病灶。

六、治疗原则与基于分子生物学标记物的个体化诊疗策略

生殖细胞瘤对放疗高度敏感。既往对于不伴有明确脊髓播散的生殖细胞肿瘤通常予 30~36Gy 的预防性全脑全脊髓放疗，之后针对原发病灶加量，总剂量 50~54Gy 左右。考虑到高剂量放疗可能带来较多的副作用，如内分泌紊乱、生长发育障碍和迟发性神经认知功能减退等，目前临床采用的放疗剂量有所降低，尤其是预防性全脑全脊髓的放疗剂量多控制在 23~30Gy 左右。生殖细胞瘤患者预后好，通过合理的单纯放疗，10 年生存率可达 90% 以上。化疗对大多数生殖细胞瘤也有效，和放疗相比，单纯化疗病灶缓解时间较短，复发率较高。目前有一些小型研究表明新辅助化疗可以在不影响无进展生存期的情况下进一步减少放疗剂量甚至缩小放疗范围，其结果有待临床随机研究证实。同时，对于放疗后完全缓解的单纯生殖细胞瘤是否需要接受化疗，临床上还有争议。

七、结局和预后评估

2015 年 7 月，患者随访 MRI 显示病灶控制良好，β–HCG 小于 0.13ng/ml。2015 年 8 月，复查 β–HCG 仍小于 0.13ng/ml。患者预后好。

八、讨论

生殖细胞来源肿瘤是中枢神经系统较少见的一类肿瘤。大多数生殖细胞来源肿瘤起自于中线部位，最常见于松果体区（50%~65%），其次是鞍上区（25%~35%），基底节区（5%~10%）。生殖细胞瘤好发于青少年，男女比例约为 3：1。

1. **生殖细胞性瘤分类**　依据组织病理，生殖细胞来源肿瘤可以分为两大类：

（1）生殖细胞瘤（germinomas），约占颅内生殖细胞肿瘤的 55%~65%。

（2）非生殖性的生殖细胞瘤（nongerminomatous germ cell tumors，NGGCT），约占颅内生殖细胞肿瘤的 35%~45%，其进一步可以分为：

1）胚胎癌（embryonal carcinoma）

2）卵黄囊瘤（yolk sac tumor）/ 内胚窦瘤（endodermal sinus tumor）

3）绒毛膜癌（choriocarcinoma）

4）畸胎瘤（teratoma）

5）混合型生殖细胞瘤（mixed germ cell tumors）

通常而言，单纯生殖细胞瘤患者血清及脑脊液 AFP 及 β–HCG 均阴性。然而一部分病理证实的生殖细胞瘤会有 β–HCG 水平升高，提示该部分肿瘤组织中存在合体滋养层细胞。伴有 β–HCG 升高的生殖细胞瘤预后相对较差。β–HCG 的动态变化能帮助判断放化疗的疗效和预测肿瘤早期复发。各类肿瘤的肿瘤标记物如表 39-1 所示（表格来源：uptodate 循证医学数据库）。

表 39-1 各类肿瘤的肿瘤标记物

tumor type	marker			
	beta-HCG	AFP	PLAP	c-Kit
pure germinoma	−	−	+/−	+
germinoma(syncytiotrophoblastic)	+	−	+/−	+
yolk sac tumor /endodermal sinus tumor	−	+	+/−	−
choriocarcinoma	+	−	+/−	−
embryonal carcinoma	−	−	+	−
mixed GCT	+/−	+/−	+/−	+/−
mature teratoma	−	−	−	−
immature teratoma	+/−	+/−	−	+/−

2. **影像学表现**　在 CT 影像中，生殖细胞瘤和正常脑皮质相比，通常表现为稍高密度影，存在囊变及坏死时则表现为低密度或混合密度占位。在 MRI 影像中，则表现 T_1 等或稍低信号，T_2 等信号，囊变或坏死时则表现为混杂信号，注射造影剂后可呈现不均匀强化。基底节生殖细胞瘤发病率低，影像学上有时与胶质瘤和其他类型生殖细胞肿瘤等难以鉴别诊断，所以手术活检明确病理性质是需要的。

3. **生殖细胞瘤穿刺活检的意义**

（1）明确诊断：纯生殖细胞瘤因血液及脑脊液中缺乏相关的肿瘤标记物，因此需要进行活检，获得肿瘤组织来明确诊断。

（2）指导治疗：相对于生殖细胞瘤而言，NGGCT 恶性程度较高，需要进行更积极治疗（新辅助化疗联合全脑全脊髓放疗），因此即便患者肿瘤标记物水平正常而穿刺活检提示有 NGGCT 成分，即应当按照 NGGCT 治疗。

值得注意的是，因为穿刺获得的肿瘤组织有限。因此，当穿刺结果提示为生殖细胞瘤而血液或脑脊液标记物升高（例如 AFP 升高）时，提示有更为恶性的 NGGCT 组织存在，即按照 NGGCT 进行治疗。

九、专家点评

基底节区也是颅内生殖细胞瘤好发部位。临床怀疑生殖细胞瘤者，推荐穿刺活检明确性质后，予以全脑和脊髓放疗。生殖细胞瘤患者实验室检查，可以不出现癌胚抗原阳性，如果 hCG 或者 AFP 升高，往往提示非单纯生殖细胞肿瘤，临床预后略差。如果不具备穿刺活检条件，可以直接采用诊断性放疗，一般剂量为 20Gy。

（作者：阿卜杜米吉提·艾拜杜拉　审稿人：吴劲松　梁晓华）

参考文献

［1］周良辅.现代神经外科学.第2版.上海:复旦大学出版社,2015.

［2］R.D.Kortmann.Current Concepts and Future Strategies in the Management of Intracranial Germinoma.Expert Rev Anticancer Ther,2014,14(1):105-119.

［3］Millard NE,Dunkel IJ.Advances in the Management of Central Nervous System Germ Cell Tumors.Curr Oncol Rep,2014,16(7):393.

［4］Reddy MP,Saad AF,Doughty KE,et al.Intracranial Germinoma,Proc(Bayl Univ Med Cent),2015(28):43-45.

［5］Takano S,Yamamoto T,Ishikawa E,et al.Improvement of Long-Term Results with Neoadjuvant Chemotherapy and Radiotherapy for Central Nervous System Germinoma,World Neurosurg,2015.

［6］Garcia-Santos JM,Torres del Rio S,Sanchez A,et al.Basal Ganglia and Thalamic Tumours:An Imaging Approximation.Childs Nerv Syst,2002(18):412-425.

病 例 40

肺癌脑转移、软脑膜癌

一、病例介绍

患者，女性，33 岁，2014 年 12 月中旬开始出现发作性右侧手指麻木，每次发作几秒钟，数天 1 次，后发作逐渐加重，累及右上肢，发作增至每次数分钟。2014 年 12 月 30 日麻木发作累及右侧面部，两周后遂至当地医院检查头颅磁共振发现左额后脑沟深部异常强化（图 40-1）。2015 年 1 月至 3 月 19 日患者反复至我院感染科诊疗，由于患者有系统性红斑狼疮并长期使用激素，此次发病前曾有发热史，故诊断为"真菌性脑膜脑炎"，予以伊曲康唑治疗。期间患者症状无好转，复查影像学病灶亦无缩小（图 40-2）。2015 年 3 月 30 日患者出现剧烈头痛伴呕吐。2015 年 3 月 31 日患者再次入住华山北院感染科。2015 年 4 月 3 日患者出现剧烈头痛伴呕吐，并出现癫痫大发作，表现为双眼上翻，口吐白沫，浑身抽搐，意识丧失，持续 1 分钟左右好转。静滴抗癫痫药 24 小时后，患者反复出现头痛呕吐后癫痫大发作 5~6 次，发作时间延长至 10 分钟左右。2015 年 4 月 7 日—4 月 8 日左右患者开始出现右侧肢体乏力。2015 年 4 月 20 日为缓解逐渐加重的颅高压在我院北院行脑室外引流术，术后患者头痛症状明显缓解，未再出现过癫痫发作。2015 年 5 月 10 日患者送 24 小时脑脊液至肿瘤医院行细胞学检查，发现少量异型细胞，倾向非淋巴造血系统肿瘤。为尽快行综合治疗，患者于 2015 年 5 月 19 日行 VP 分流术，拟术后转至肿瘤科治疗。但考虑到患者肿瘤学治疗尚缺乏确切组织病理学证据支持，故至神经外科拟行颅内病灶穿刺活检术。

患病以来患者胃纳可，睡眠好，大小便正常，体重减少 10kg。

二、术前影像学检查

术前头颅磁共振示左侧额后深部病灶，T_1 低信号，T_2 FLAIR 高信号，增强后可见环形强化（图 40-3），MRS 可见 Cho/Cr 比值达 6.8，脑沟脑回周围可见明显强化，治疗期间病变无明显增大（图 40-4）。PET-CT 可见左侧顶叶低密度灶，周围额叶软脑膜密度增高伴

FDG 代谢轻度增高。脑脊液图片可见少量异常细胞，倾向非淋巴系统来源肿瘤，细胞数量过少，难以进一步行免疫组化等检查。MDT 影像学专家系统回顾患者原先的各阶段影像学资料，于 2015 年 3 月的肺 CT 检视出右肺下叶一小类圆形高密度影，伴毛刺症，考虑为肺癌（图 40-5）。

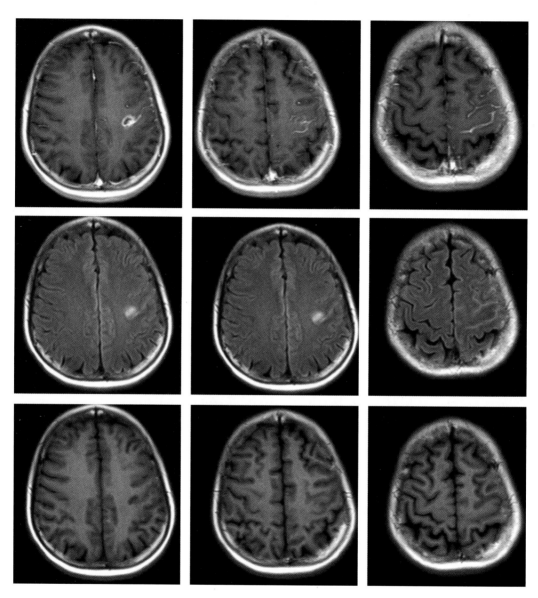

图 40-1　2015-1 头颅磁共振平扫＋增强
左侧额后深部可见圆形异常信号影，伴明显强化，脑沟可见强化影

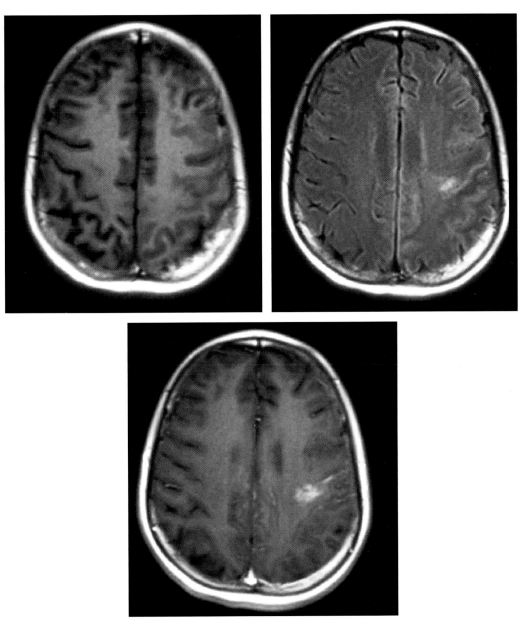

图 40-2　2015-3 头颅磁共振平扫＋增强

左侧额后深部可见圆形异常信号影，伴强化，强化灶体积与前次摄片大小接近

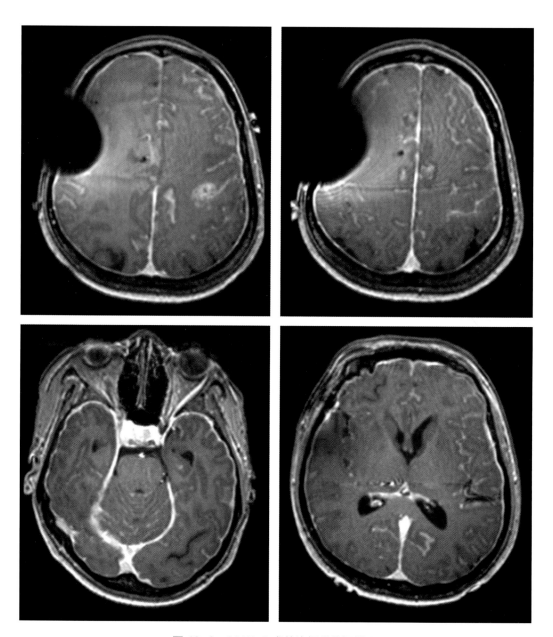

图 40-3 2015-6 术前头颅磁共振增强

左侧额叶脑内强化灶与 2015-3 大小相仿。可见弥漫硬脑膜及软脑膜强化，提示脑膜病变进展（部分层面伪影为分流阀所致）

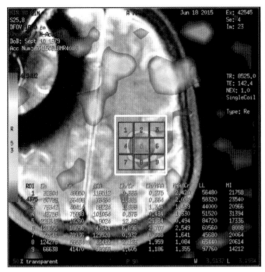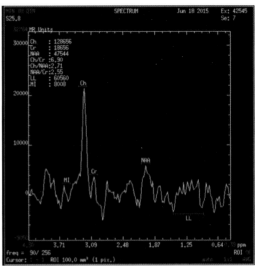

图 40-4　2015-6 术前磁共振波谱

NAA 下降，CHO 升高，Cho/NAA 比值为 6.8

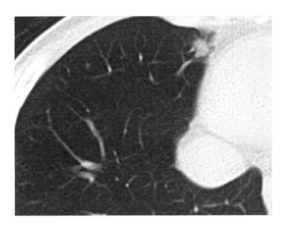

图 40-5　2015-3 肺 CT

右肺下叶前基底段磨玻璃密度结节影，周围见短毛刺，提示肺癌可能大

三、诊治过程

患者入院以后行开颅肿瘤活检术，所选穿刺点为强化病灶最典型处。术后 CT 可见穿刺入路和穿刺部位（图 40-6）。术中冷冻切片为上皮性癌，取肿瘤并送病理。术后患者精神委靡，GCS 13~14 分，转入放疗科进一步治疗。术后病理：上皮性癌，脑组织中看到乳头状腺体样肿瘤细胞浸润，腺腔样排列。免疫组化结果尚未报告。从 HE 形态看，倾向于转移癌。放大可见核分裂象，如果免疫组化报告 TTF 阳性，可考虑肺的来源（图 40-7）。

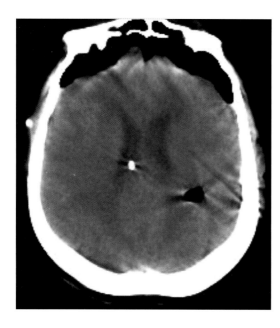

图 40-6　术后 CT 可见穿刺点
位置与病灶一致

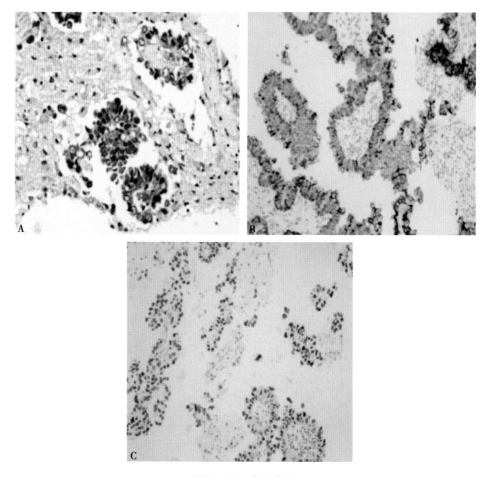

图 40-7　术后病理

上皮性癌。脑组织中看到乳头状腺体样肿瘤细胞浸润，腺腔样排列

四、最终诊断

根据脑脊液脱落细胞检查及穿刺活检结果，诊断为"肺癌脑转移、软脑膜癌"。

五、诊治建议

1. 患者整体状态太差，无法进行化疗。

2. 进行全脑放疗及 EGFR 拮抗剂靶向治疗。

3. 进一步检测分子指标，尤其是 EGFR 突变情况。

六、讨论

本次 MDT 主要提出并解决了以下问题：

第一，系统回顾并明确了影像学诊断。患者 2015 年 3 月的肺部 CT 片，可见到右肺下叶前基底段磨玻璃样小结节影，提示小肺癌。PET-CT 病灶位于心脏后面的部位，推测由于心脏高代谢阻挡，病灶未能明确显示。感染科考虑患者有系统性红斑狼疮并长期使用激素，所以有真菌感染可能，并进行了抗真菌治疗，结果无效。头颅磁共振可见明显局限性软脑膜强化，提示脑软膜癌可能。后患者出现颅高压，引流后 CSF 检查提示脑转移瘤可能。

第二，明确了进行靶向治疗为主的治疗方法。由于患者整体状态差，不适宜进行化疗，故考虑全脑放疗及靶向治疗。亚洲非吸烟女性非小细胞肺癌的 EGFR 突变率为 70% 左右，而且本例患者因疾病进展，无法等待分子病理诊断明确是否有 EGFR 基因突变后再来决定是否适合使用靶向药物，所以综合考虑患者整体状态差、病情进展较快而分子病理检测耗时等因素，可以将诊断性 EGFR-TKI 靶向治疗和 EGFR 突变的分子检测同步进行。

第三，腰穿 CSF 取样多少合适？ 1998 年 Cancer 发表了一篇 CNS 肿瘤中 CSF 检查降低假阴性的临床研究的文献，该文明确了 CSF 取样的量至少 10.5ml。2014 年，CNS Oncology 杂志发表了一篇综述性文章，系统阐述了如何应用 CSF 诊断中枢神经系统弥漫性大 B 细胞淋巴瘤。文章再次提出了 CSF 细胞病理学是诊断的金标准，但其敏感性较低是一个非常重要的问题。现在流式细胞、CSF 相关蛋白检测、miRNA 等技术可以帮助提高 CSF 的检测敏感性。文章提到，为了提高 CSF 检测的敏感性，建议 CSF 取样至少 10.5ml，尽可能多的取样是减少假阴性率的一个办法，更推荐流式细胞仪脑脊液检查。

综合以上文献和相关指南（NCCN CNS），不同 CNS 肿瘤的 CSF 取样建议如下：原发性中枢神经系统淋巴瘤需采集 15~20ml 脑脊液进行流式细胞学检测、脑脊液细胞学检测和基因测序。软脑膜转移癌应采集 10ml 以上的脑脊液进行细胞学检测。

七、结局及随访

1. 2015 年 6 月 13 日口服吉非替尼。

2. 2015 年 8 月 13 日颅内病灶行姑息放疗：30Gy/15Fx。放疗后头晕头痛、呕吐等进一步好转。后定期随访，评估病情稳定。

3. 2016 年 10 月起家属发现患者走路不稳，逐渐加重。2016 年 11 月出现面部抽搐 3 次，双眼向上凝视，持续约 3~5 分钟可缓解，肢体未见明显抽搐。抽搐后患者出现口角歪斜、进食不能、言语不能、行走不能、意识障碍、小便感觉障碍。

4. 2016 年 12 月 6 日至静安分院就诊。胸部 CT 平扫示右肺及左肺下叶散在小结节灶，与 2016 年 7 月 7 日比较病变进展。头颅 MR 增强示脑转移癌穿刺术后改变，脑膜转移，脑积水（图 40-8），与 2016 年 9 月 21 日大致相仿；脑室系统周围白质水肿。予调整 V-P 引流压力，甘露醇及地塞米松脱水后，症状逐渐好转。

查体：神志清，精神较差，消瘦貌，推入病房，言语含糊，对答切题，推入病房。右眼突出，双侧瞳孔等大等圆，对光反射迟钝。颈强直。双肺呼吸音粗，未及明显干湿啰音。心率 77 次 / 分，律齐，无额外心音及杂音。腹凹陷，无压痛及反跳痛。右上肢肌力Ⅳ - 级，左上肢肌力Ⅳ + 级，双下肢肌力Ⅲ级。双下肢未见水肿。

头颅磁共振示：软脑膜强化，脑膜转移待排；脑积水引流术后，脑积水，脑白质水肿。

脑脊液脱落细胞：找见少量恶性肿瘤细胞；见少量淋巴细胞和吞噬细胞。基因检测：EGFR：19del+，T790M-。

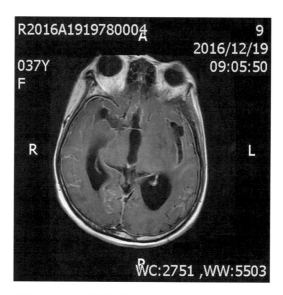

图 40-8　2016-12 头颅磁共振增强：软脑膜强化，脑积水，脑白质水肿

5. 2016 年 12 月 23 日予以培美曲噻 600mg + 顺铂 90mg 化疗。

6. 截至 2017 年 1 月 1 日患者依旧生存，按规律随访，治疗计划进行。

八、专家点评

这是一例比较典型 MDT 获益病例。初期诊断中，依据既往系统性红斑狼疮并长期使用激素病史、FDG-PET 假阴性结果、头颅 MRI 脑回样强化、发病前有发热史等，诊断为感染性脑膜脑炎，病原体考虑为真菌。在经历了数月抗真菌治疗无效后，该病例被感染科提交至神经肿瘤 MDT 讨论，最终确立了诊断。没有诊断就没有治疗，基于正确的诊断才能提出有效的治疗。神经肿瘤 MDT 工作应贯穿于初诊初治、复发诊断和挽救治疗，以及终末期姑息治疗各个环节。

（作者：龚方源　审稿人：梁晓华）

病例 41

炎性脱髓鞘性假瘤

一、病例介绍

患者，女性，35 岁，主诉：头痛 1 年，智能下降、右侧肢体无力 20 天。患者于 2008 年底出现左颞部及头顶阵痛，服"散利痛"可好转，未行特殊诊治。2009 年 10 月头痛加重，持续存在。入院前 2 周行头颅 MRI 提示：左额叶大片病灶，考虑胶质瘤。遂行手术治疗。术后病理：炎性脱髓鞘性假瘤。术后头痛缓解。出院 20 天后渐出现反应迟钝，记忆力下降，叫错物体名称及进行性的右侧肢体无力，右手吃饭困难，走路不稳，翻身困难，生活不能自理，收住神经内科。

二、诊断和鉴别诊断

入院诊断：①脱髓鞘假瘤；② 肿瘤复发。

患者，女性，35 岁，因"头痛 1 年，智能下降、右侧肢体无力 20 天"入院。主要表现为头痛，术后头痛缓解，但逐渐出现反应迟钝，记忆力下降，叫错物体名称及进行性的右侧肢体无力，右手吃饭困难，走路不稳，翻身困难，生活不能自理。术前头颅磁共振提示左额孤立性病灶，考虑胶质瘤（图 41-1）。术后头颅 MRI 平扫 + 增强：左额叶术后改变，双侧额叶及左侧基底节区异常信号灶（图 41-2）。术后病理：炎性脱髓鞘性假瘤（图 41-3）。考虑患者病理为炎性脱髓鞘性假瘤，术后未行特异性治疗及预防性治疗，故短时间内复发可能大。鉴别诊断：需要与胶质瘤以及淋巴瘤进行鉴别。

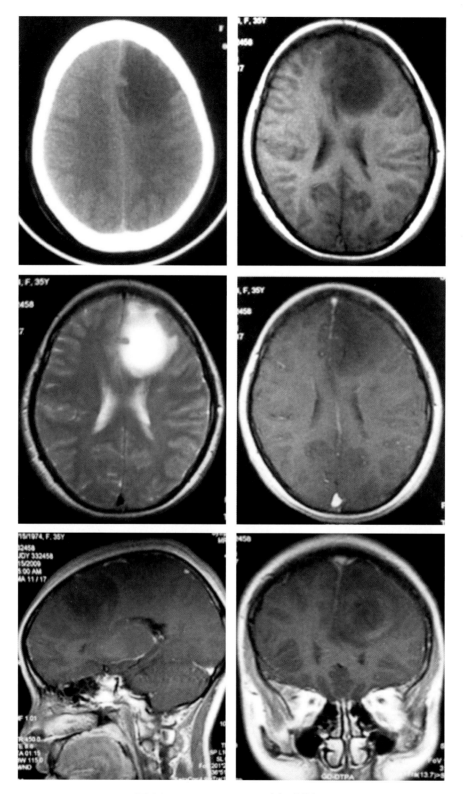

图 41-1　2009-10-18 头颅磁共振

左额孤立性病灶，考虑胶质瘤

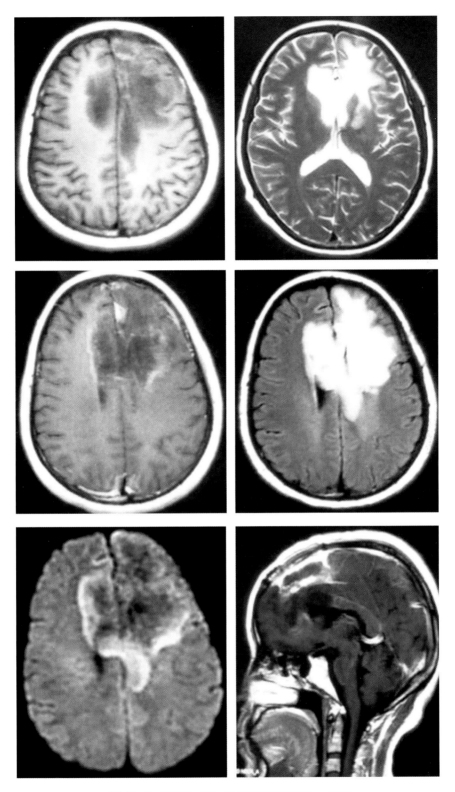

图 41-2　2009-12-16 头颅 MRI 平扫 + 增强
左额叶术后改变，双侧额叶及左侧基底节区异常信号灶

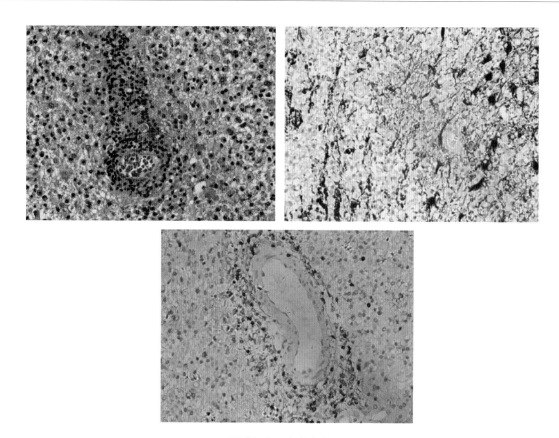

图 41-3　病理表现

HE：片状泡沫细胞，血管周围淋巴细胞套；GFAP：胶质增生；LCA：淋巴细胞表达阳性

三、治疗过程

入院后体格检查：神志清楚，反应迟钝，智能减退（记忆力、计算力均下降）。脑神经：伸舌右偏，余（－）。四肢肌力：右上肢 4-4-3-2，右下肢 4-4-4-4，左侧 5 级，肌张力不高，双侧膝反射 +++，余反射 ++。深浅感觉双侧对称，共济尚可，右手强握，右 Babinski 阳性。

入院常规：血生化、免疫指标等未见明显异常。脑脊液化验：常规：正常。生化：蛋白：404 mg/L，糖和氯化物正常。IgG Index+OB：IgG-Index 0.86，血 - 脑脊液屏障破坏，免疫参数分析结果均偏高，但患者的脑脊液中未见明显异于血清中的 IgG 条带。

经神经内外科、放射科及病理科多科协作讨论后仍考虑脱髓鞘病变，给予激素治疗，病情迅速好转，于半月后减为口服出院，门诊随访。

四、结局和预后评估

炎性脱髓鞘假瘤对激素治疗有反应，预后相对良好。患者最终的预后可能与急性期激素治疗的及时性及缓解期自身免疫系统平衡的维持状态有关。

五、专家点评

炎性脱髓鞘假瘤（tumefactive demyelinating lesions，TDLs），有脱髓鞘假瘤病、瘤样脱

髓鞘病变、肿胀性脱髓鞘性病变之称，还有称为多发性硬化变异型。曾经被归类为多发性硬化和急性播散性脑脊髓炎之间的独立中间型。1979年，van Dor Velden首次对该病进行了报道。本病常以中枢神经系统单发肿块形式出现，临床少见，易误诊为脑肿瘤。误诊率几乎达100%。

（一）临床特点

急性或慢性起病。年龄涉及少年、青年、中年。病程呈单时相，发病时病情多较重，随病程的延长，病情渐趋于平稳。临床表现多样化。当病灶较大时，可出现脑实质受压或损伤的表现，甚至还可有颅高压、精神障碍等症状。

（二）辅助检查

常规大多无特殊。脑脊液免疫检查：IgG 24h合成率、IgG寡克隆区带及髓鞘碱性蛋白分别呈单项或多项阳性，提示患者中枢神经系统存在免疫学异常。有助于确立脱髓鞘病变的诊断。

（三）误诊原因

①临床症状及生化检查无特殊性；②影像表现亦缺乏特异性；③临床发病率低，对其缺乏全面认识。所以全面了解其临床特征和影像表现可提高术前诊断符合率，把握其影像表现的基础是了解其病理改变。

（四）组织病理表现

脑组织HE和髓鞘染色：病灶中心或周边均见神经毡稀疏，髓鞘破坏区袖套征（血管周围大量淋巴细胞浸润）及大量格子细胞（单核细胞和泡沫状巨噬细胞浸润）、同时伴有较多的肥胖型星形细胞增生。病变区内还可见出血或坏死。

急性或亚急性期：神经髓鞘破坏，神经轴索保留完好。

慢性期：巨噬细胞和肥胖型星形细胞逐渐减少，纤维型星形细胞明显增生。

（五）头颅CT平扫

脑内圆形或不规则形单发肿块。急性或亚急性起病者多表现为低密度，密度均匀或不均；灶周水肿程度轻至中度，也可有明显水肿，占位效应相对较轻，病灶的水肿带会随病程的推移而减轻或消失。慢性起病者可表现为低、等或高密度，水肿程度及占位效应不明显。

（六）头颅MRI表现

平扫：如病变区保留有正常脑组织或新旧病灶重叠则可表现为混杂的长T_1、T_2异常信号。增强：可见病灶明显增强，可呈弥漫性、结节状或环形强化。开环状强化，即半月征（openring sign）是本病特征性表现，对不典型脱髓鞘病诊断有高度特异性。MRS单体素短回波技术存在以下代谢特点：可以出现NAA峰下降（神经元的破坏），Cho的升高（细胞膜的破坏），Lac峰升高（急性炎症中有巨噬细胞的活动）以及Lip增加（急性脱髓鞘，因髓鞘和细胞膜破坏，脂质释出引起游离脂肪升高）（图41-4）。

与胶质瘤不同的是在病灶中心的坏死或囊变部分，其NAA/Cr比率要低于其他非坏死区域。急性期有Lac、Lip峰、β和γ-Glx峰的升高，急性期过后，Lac和Lip峰恢复。

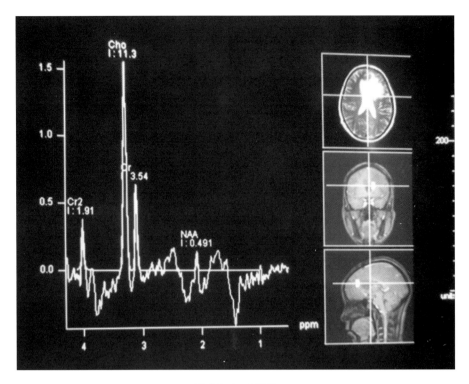

图 41-4　MRS

MRS 可以出现 NAA 峰下降，Cho 峰升高，Lac 峰升高以及 Lip 峰增加

（七）病变组织水肿及强化机制

急性期由于病灶内小血管的血 – 脑脊液屏障破坏或渗透性增加，造影剂透过血 – 脑脊液屏障所致，病灶中心可能存在出血及坏死，故影像学表现为中心低信号，周边强化。随病程延长，巨噬细胞和肥胖型星形细胞逐渐减少，纤维型星形细胞明显增生，少数可不强化。此时无论病理或影像学均易误诊为纤维型星形细胞瘤。慢性病程单一病灶内部反复炎性反应，造成病灶中心部位慢性硬化斑形成，周边区域不断的炎性浸润、髓鞘脱失、血 – 脑脊液屏障破坏，表现为周边强化。

炎性脱髓鞘假瘤和胶质瘤的鉴别诊断要点见表 41-1。

表 41-1　炎性脱髓鞘假瘤和胶质瘤的鉴别诊断

	炎性脱髓鞘假瘤	胶质瘤
病程进展	急性或亚急性起病，随病程延长病情逐渐趋于稳定	病情进展快，进行性加重
好发部位	幕上，主要累及白质	幕上
影像学表现	CT 或 MRI 平扫，水肿程度及占位效应相对较轻；强化时的半月征及垂直于侧脑室的特点	水肿程度及占位效应相对较重，MRI 增强明显强化（幕上星形细胞瘤多为 I ~ II 级，通常无强化或仅轻度强化）

续表

	炎性脱髓鞘假瘤	胶质瘤
脑脊液	可有白细胞升高，IgG 24h合成率、IgG寡克隆区带及鞘碱性蛋白一项或多项指标阳性	可见脱落细胞
激素治疗	对激素治疗敏感	无效
复发	较少复发	术后复发率高
病理	脱髓鞘病变	肿瘤细胞

（八）诊疗建议

临床上遇到具有占位效应的孤立病灶时，应考虑到炎性脱髓鞘病变的可能。当临床表现及MRI倾向炎性脱髓鞘假瘤时，可以先行皮质激素试验性治疗，在观察中进一步诊断。对于孤立并有占位效应的病变，应尽快行导航下穿刺活检术。

（作者：赵桂宪　审稿人：吴劲松）

参考文献

[1] Rieth KG, Di Chiro G, Cromwell LD, et al.Primary demyelinating disease simulating glioma of the corpus callosum：report of three cases.J Neurosurg,1981,55(4):620-624.

[2] Kalyan-Raman UP1, Garwacki DJ, Elwood PW.Demyelinating disease of corpus callosum presenting as glioma on magnetic resonance scan：a case documented with pathological findings.Neurosurgery,1987,21(2):247-250.

[3] Given CA 2nd1, Stevens BS, Lee C.The MRI appearance of tumefactive demyelinating lesions.AJR Am J Roentgenol,2004,182(1):195-199.

[4] Enzinger C1, Strasser-Fuchs S, Ropele S, et al.Tumefactive demyelinating lesions：conventional and advanced magnetic resonance imaging.Mult Scler,2005,11(2):135-139.

[5] Jaffe SL, Minagar A.Demyelinating pseudotumor.Arch Neurol,2005,62(9):1466-1467.

[6] Hesselink JR.Differential diagnostic approach to MR imaging of white matter diseases.Top Magn Reson Imaging,2006,17(4):243-263.

病例 42

急性播散性脑脊髓炎

一、病例介绍

患者，女性，34岁，右利手。

主诉：认知减退、意识混乱1月余。

现病史：患者入院前1月余无明显诱因下突发记忆减退、意识混乱，言语不清，拒绝饮食和饮水。一周时间内症状不断加重，胡言乱语，不认识家人，反应迟钝，尤其近记忆力明显下降，不能回忆当日发生的事情，伴肢体抽搐。外院MRI提示中枢神经系统多发白质病变（图42-1~图42-3）。3周前外院行颅内病灶穿刺活检术，术后病理提示炎症性改变伴有坏死。后予"丙种球蛋白和激素治疗"症状有所好转，能辨认亲人，言语对答切题。为进一步诊治，以"中枢神经系统多发性占位ADEM可能大"收住我科。发病来精神好，胃纳可，睡眠好，二便正常，体重无明显下降。

既往史：无殊。否认病前感冒、咳嗽、腹泻、疫苗接种史，否认服用驱虫药史。

个人史：否认毒物接触史，否认烟、酒等不良嗜好。

家族史：无殊。

治疗前磁共振：图42-1~图42-3可见颅内双侧基底节区脑室旁、深部白质、左侧颞角、右侧侧脑室后角、右侧脑干多发异常信号，T_1呈低信号，T_2呈高信号，增强可见多发片状、斑点状、环形、半环形强化。部分病灶于T_2和增强序列呈现"荷包蛋"样或"煎蛋样"改变。

治疗后复查磁共振增强：图42-4可见颅内双侧基底节区脑室旁、深部白质、左侧颞角、右侧侧脑室后角、右侧脑干多发异常信号，增强可见多发片状、斑点状、环形、半环形强化。强化较前减轻。

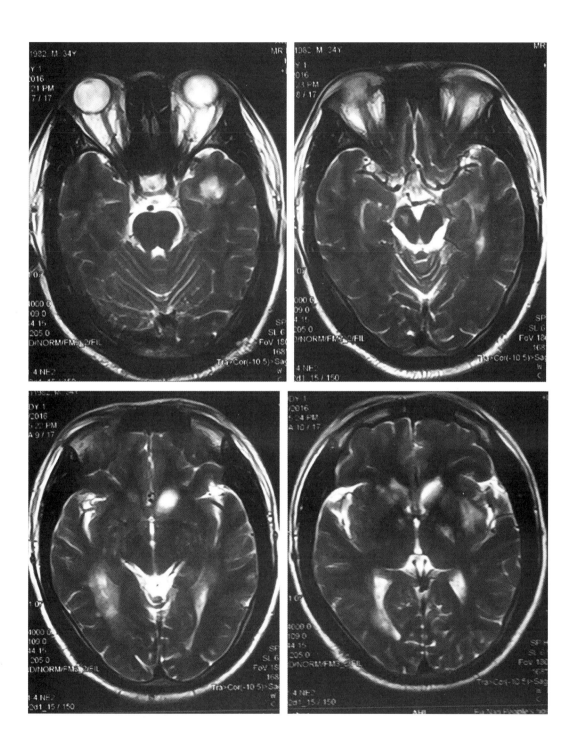

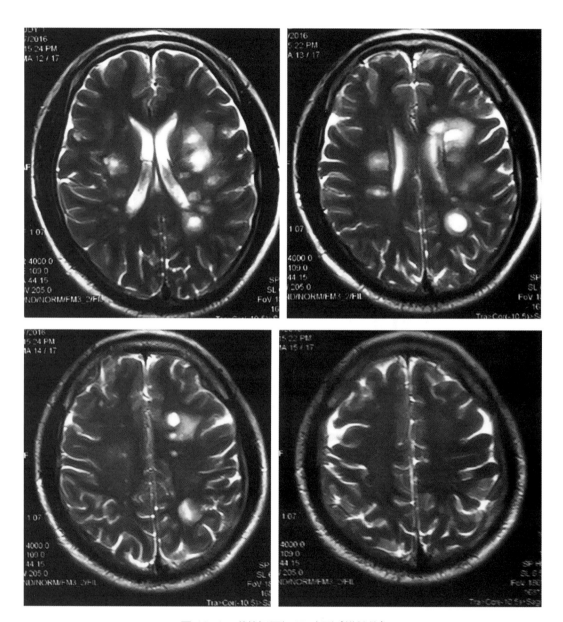

图 42-1 磁共振平扫 T$_2$ 序列（横轴位）

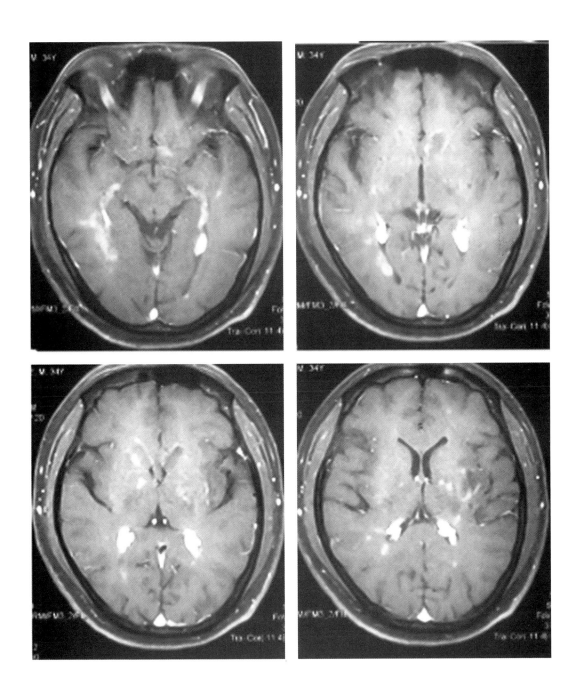

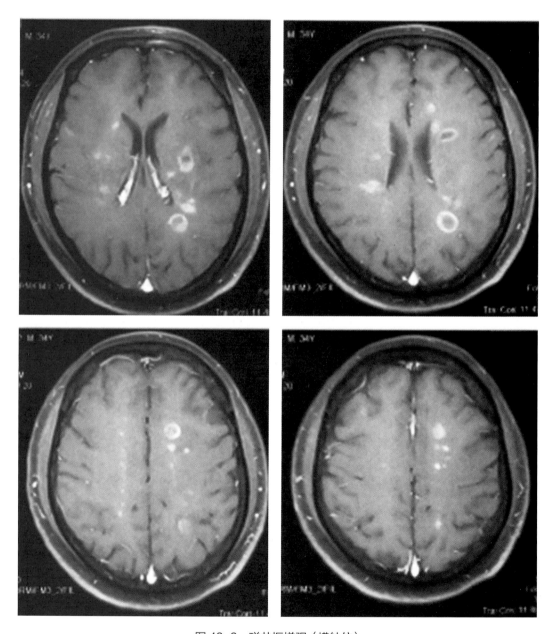

图 42-2　磁共振增强（横轴位）

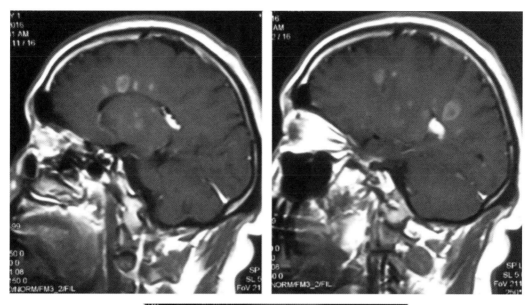

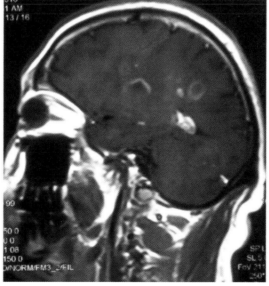

图 42-3 磁共振增强（矢状位）

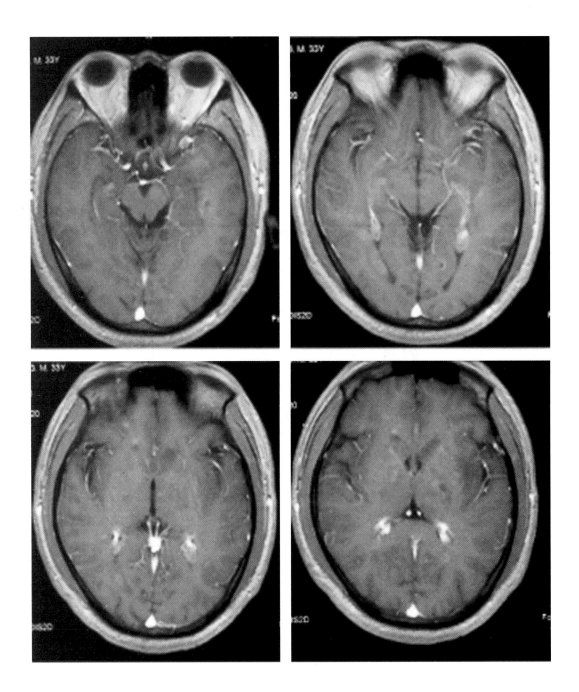

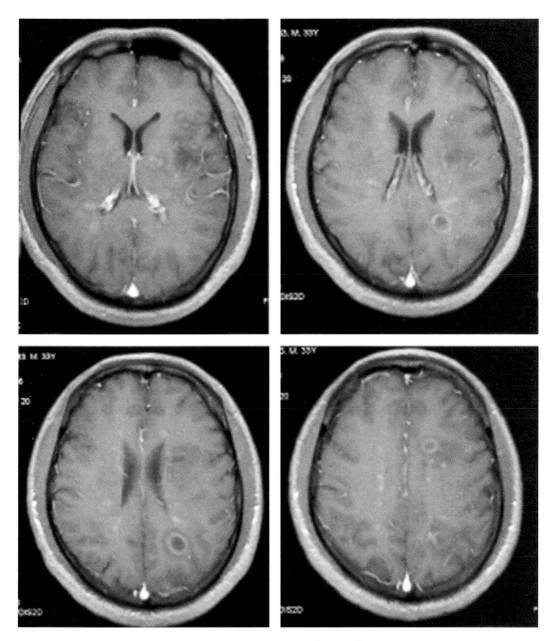

图 42-4 磁共振增强（横轴位）

病理：（右额病灶）脑组织，其内可见炎性细胞浸润，泡沫细胞反应，血管壁及周围炎性反应明显，伴坏死、退变。

免疫组化：血管旁少量 CD20（＋），CD3（20%＋），P53（弱＋），Ki-67（4%＋），D240（－），EGFR（－），INI-1（＋），IDH1-1（－），GFAP（＋），EMA（－），CHG（－），SYN（＋），S100（＋），CD56（＋），NF（＋），Olig2（＋），NeuN（－），Vim（＋），PAS（－），六胺银（－）。

二、诊断

急性播散性脑脊髓炎。

三、讨论

急性播散性脑脊髓炎（acute disseminated encephalomyelitis，ADEM）是一种免疫介导的、临床表现多样的、广泛累及中枢神经系统白质的特发性炎症脱髓鞘疾病。常见于儿童与青少年，往往与感染（如麻疹、风疹、水痘、流感及腮腺炎病毒等）、疫苗接种（狂犬病、牛痘、百日咳、脊髓灰质炎、乙脑、白喉、风疹、乙肝等疫苗等）有关。

ADEM 冬春季节多见。发病前 1~4 周有前驱事件（感染或疫苗接种）。ADEM 常见的症状包括发热、头痛、肢体瘫痪、共济失调等，可出现脑病和意识障碍。脑病表现有行为异常，如过度兴奋和易激怒，意识障碍包括意识模糊、昏睡、昏迷。

ADEM 临床分型：分单相病程 ADEM，复发型和多相型 3 型，以单相型最多见。

ADEM 的影像学特点：磁共振平扫可见 T_1 呈低信号，T_2 呈高信号，DWI 可见弥散受限，在 T_2W 和 FLAIR 序列最明显。可表现为多发的、大片状（至少有 1 个病灶直径 >1 cm）的主要分布于大脑半球的灰白质交界处的白质，也可累及灰质，如基底节、脑干、小脑和脊髓均可受累；部分病灶可界限不清，基底节病灶多呈对称性分布（图 42-5）。ADEM 患者脊髓受累常表现为 ATM 或脊髓中央受损。在增强扫描时 ADEM 的病灶为同一批的，即强化程度相同或相似。典型影像见图 42-5。

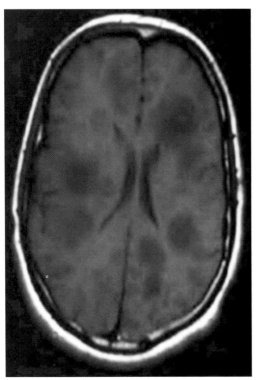
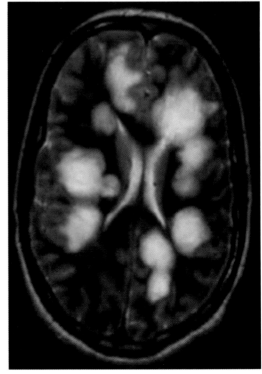

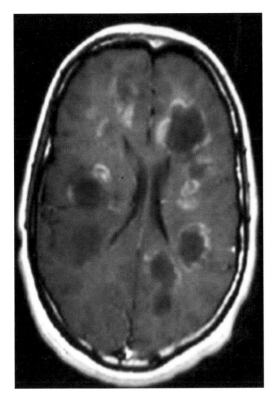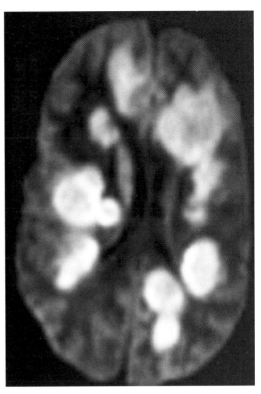

图 42-5 磁共振（横轴位）：T₁、T₂、增强和 DWI 序列

　　ADEM 的诊断：ADEM 可以靠临床＋影像＋血、脑脊液生化来诊断。ADEM 需要与中枢神经系统感染，如细菌、结核、寄生虫、真菌等鉴别诊断，尤其是与寄生虫中的囊虫相鉴别。还有一些患者被误诊为肿瘤而开刀。ADEM 诊断要点中必须包括脑病表现和多部位损伤的临床表现。脑病的表现包括行为异常，如过度兴奋和易激怒，与意识改变如意识模糊、昏睡、昏迷；多部位损伤的临床表现，如大脑半球、小脑、脑干和脊髓的症状、体征。实验室化验检查如脑脊液的蛋白、细胞数和寡克隆带有助于诊断和鉴别诊断。

　　ADEM 的治疗：及时、正确地诊断本病可避免手术。诊断明确的患者，尽早予静脉丙种球蛋白和（或）大剂量甲泼尼龙治疗可取得良好的效果，本病愈后良好。

四、专家点评

　　此类患者如赴神经外科首诊，疾病比较容易被误诊为脑内多发性肿瘤病灶。鉴别诊断时，反复多次发作／缓解的病史、影像学上新旧不一的多发性病灶伴不连续的环形强化都有提示作用。穿刺活检可以明确性质，强烈推荐。

（作者：赵桂宪　审稿人：吴劲松）

参考文献

［1］ 吕传真. 神经病学. 第 2 版. 上海：上海科学技术出版社，2010.

［2］ Koelman DL, Chahin S, Mar SS, et al.Acute disseminated encephalomyelitis in 228 patients：A retrospective, multicenter US study.Neurology, 2016, 86：2085-2093.

［3］ Javed A, Khan O.Acute disseminated encephalomyelitis.Handb Clin Neurol, 2014, 123：705-717.

［4］ Marin SE, Callen DJ.The magnetic resonance imaging appearance of monophasic acute disseminated encephalomyelitis：an update post application of the 2007 consensus criteria.Neuroimaging Clin N Am, 2013, 23：245-266.

病例 43

中枢神经系统肿瘤样脱髓鞘假瘤

一、病例介绍

患者，女性，58岁，右利手。

（一）诊治第一阶段

主诉： 进行性右侧肢体麻木、无力，意识淡漠1周。

现病史： 患者于2016年2月8日无明显诱因出现右侧手脚及面部麻木感，病程进行性加重。2016年2月10日自觉双眼肿胀，视物不清和言语含糊，伴有右侧肢体无力，无力感进行性加重直至右侧偏瘫。2016年2月11日起开始出现嗜睡，呼之不应。于2016年2月14日病程达高峰，后神志逐渐好转，可自发睁眼，但无应答。以"脑肿瘤"收住神经外科。入院查体：体温：38.3℃，瞳孔：左3.5mm，右1.5mm。双侧对光反射迟钝。右侧肢体肌力0-1级，左侧V级。术前化验：血常规：WBC 12.19，N 79.3%，余无殊。

入院后完善头颅磁共振平扫+增强提示（图43-1、图43-2）：左侧丘脑、脑干异常信号，T_1WI低信号，T_2WI、FLAIR、DWI高信号，周围可见水肿，增强后可见病灶不规则形强化。中线结构轻度移位，脑室系统显示可。

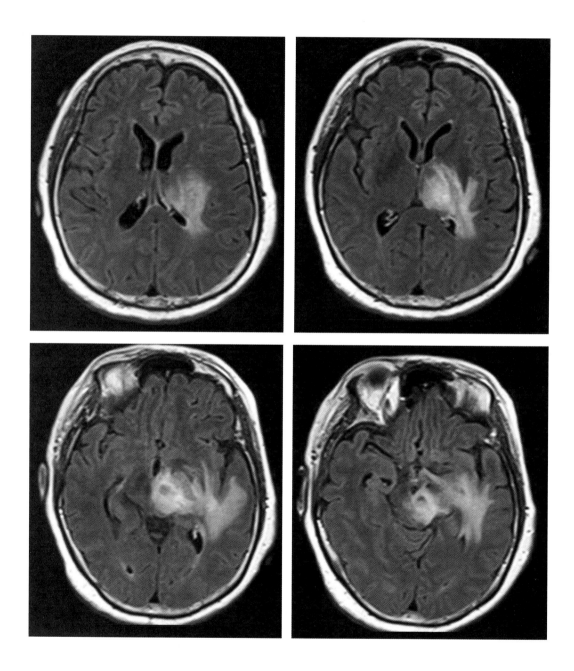

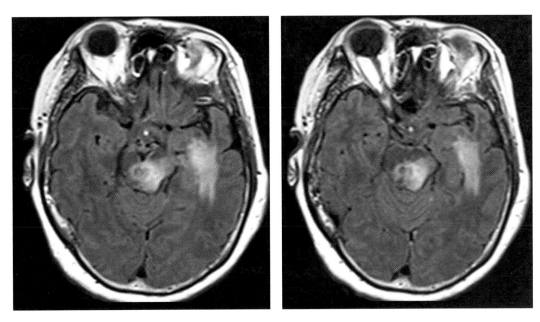

图 43-1　术前头颅 MRI 平扫

左侧丘脑、脑干异常信号，T_1WI 低信号，T_2WI、FLAIR、DWI 高信号，周围可见水肿。中线结构轻度移位，脑室系统显示可

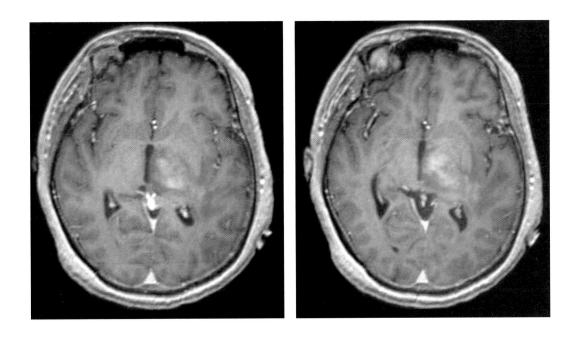

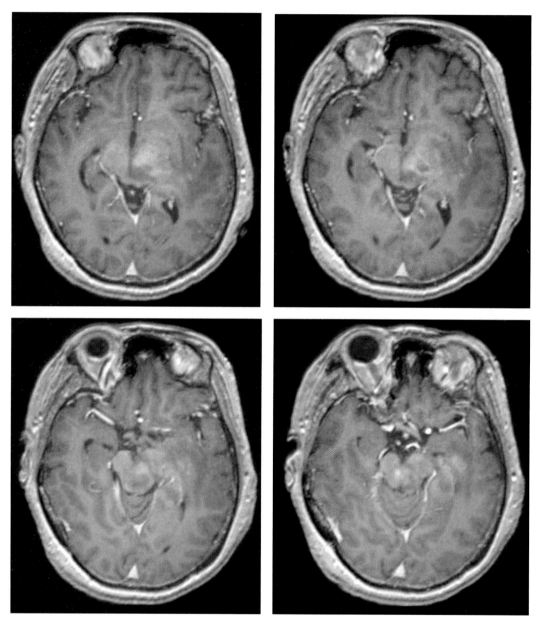

图 43-2 术前头颅 MRI 平扫 + 增强

左侧丘脑、脑干异常信号，增强后可见病灶不规则形强化

行 MRS、PWI 支持诊断（图 43-3、图 43-4），遂在导航下行左侧基底节区病变穿刺活检术，术后复查磁共振见图 43-5。术后病理提示脑组织内见淋巴细胞弥漫浸润，可见少量中性粒细胞，伴血管周围淋巴套现象，伴胶质细胞增生。考虑炎性病变伴胶质增生（图 43-6）。因此，对此病例进行了 MDT 讨论。

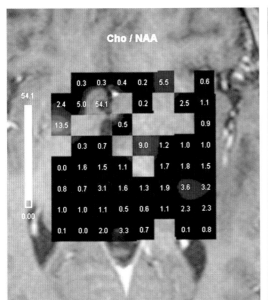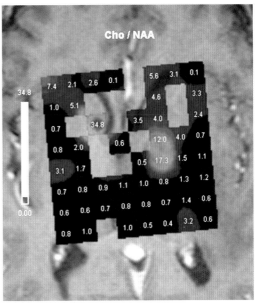

图 43-3 头颅 MRS

2014-2-14MRS 提示，左侧丘脑病灶，NAA 波峰降低，Cho 峰升高，Cho/NAA 比值为轻度增高，肿瘤性病变可能

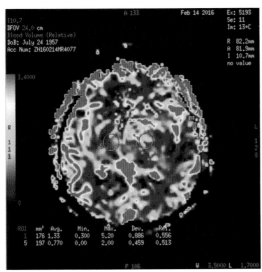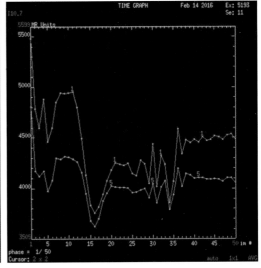

图 43-4 头颅 PWI

左侧丘脑、脑干占位，选择左丘脑部分病灶为感兴趣区，其 rCBV 较对侧正常丘脑为偏高灌注

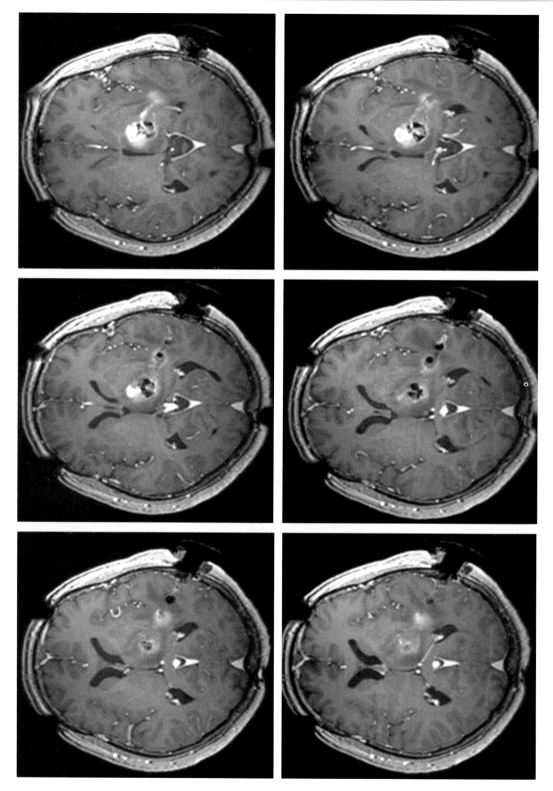

图 43-5　术后头颅磁共振增强

左侧丘脑病灶穿刺术后改变，局部可见小片异常信号，T_1WI 稍高信号，T_2WI、FLAIR、DWI 高信号伴环形低信号，周围可见水肿，增强后可见病灶强化及长条状异常强化。中线结构无移位，脑室系统显示可

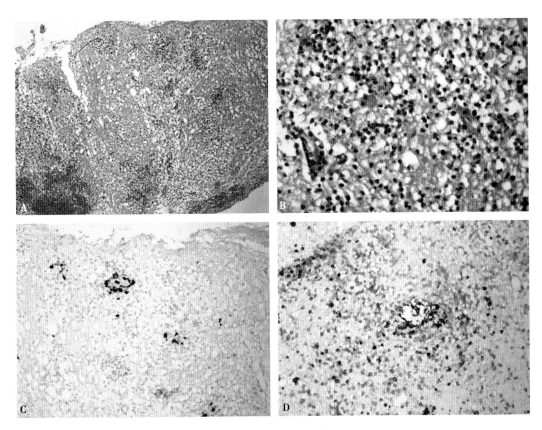

图 43-6 术后组织病理

（左丘脑）极少脑组织内见淋巴细胞弥漫浸润，可见少量中性粒细胞，伴血管周围淋巴套现象，伴GFAP 标记阳性的胶质细胞增生。考虑炎性病变伴胶质增生

A.HE×10；B.HE×40；C.CD20×20；D.LCA×20

MDT 讨论意见：

1. **神经外科** 本例患者急性病程，1 周内出现进行性右侧肢体麻木、无力，后出现嗜睡，呼之不应。病程中无发热等诱因，磁共振表现左侧丘脑、脑干异常信号，T_1WI 低信号，T_2WI、FLAIR、DWI 高信号，周围可见水肿，增强后可见病灶不规则形强化，中线结构轻度移位，肿瘤尤其胶质瘤可能性较大。为尽早明确诊断，与家属进行充分沟通后进行了穿刺活检。

2. **放射科** 从影像来看，丘脑部位单发病灶，磁共振可见左侧丘脑、脑干异常信号，T_1WI 低信号，T_2WI、FLAIR、DWI 高信号，周围可见水肿，增强后可见病灶不规则形强化，中线结构轻度移位。肿瘤需要首先考虑，其中胶质瘤可能性最大，感染、炎症不能除外，其他的如静脉窦血栓形成等均未看到支持的征象。

3. **神经内科** 从定位、定性诊断角度综合分析：患者中年女性，急性起病，病灶定位在左侧丘脑和脑干，影像支持临床定位分析。按"MIDNIGHTS"的诊断原则分析，感染、炎症、肿瘤均需考虑，代谢、变性、内分泌、遗传、外伤和中毒及中风可能性相对小。由于患者病前无发热、无上感、腹泻等诱发因素，感染尤其是细菌、真菌、结核的可能性小。

以病毒性感染中单纯疱疹病性脑炎可能性不大。非特异性炎症、肿瘤均需考虑。为了明确诊断，可行腰穿、脱落细胞等检测。因病程很短，在排除中枢神经系统感染的基础上可以诊断性治疗，然后就密切随访，根据病情决定下一步诊疗措施。当然，穿刺活检是能够尽早明确诊断的一个方法。

（二）诊治第二阶段

因病理未见肿瘤细胞，考虑炎性，故收住神经内科。入院后追问病史：病程中有间断发热，体温最高达37.8℃。未诉明显头晕、头痛，无恶心、呕吐。患病以来精神欠佳，鼻饲，睡眠欠佳，二便不自知，体重无明显下降。

入院查体：T：36.2℃，P：60次/分，R：21次/分，BP：114/60mmHg，身高：155cm。平车推入病房，头颈部可见不自主抖动。闭锁状态，双侧眼球有无意识转动，闭目反射无，疼痛刺激有反应，左侧肢体可见自主运动，右侧肢体肌力0级，腱反射亢进，双下肢病理征（+）。余查体无法合作。

基于病理是炎症，考虑以下可能的诊断和鉴别诊断：

1. 感染性炎症 病毒？细菌？结核？真菌？寄生虫？

2. 非特异性炎症 脱髓鞘假瘤？副肿瘤？

3. 血管性 静脉窦血栓形成？

入院后完善血生化及免疫指标：血生化：未见异常。免疫指标：ANA：1：100。ENA、ANCA、ACA：阴性。甲状腺功能：T3，FT3：↓。甲状腺过氧化物酶抗体：781.10↑。血清、尿免疫固定电泳：（−）。肿瘤标志物：NSE：4.94ng/ml↑。T-SPOT：强阳性，抗原A（ESAT-6）孔：7，抗原B（CFP-10）孔：（>20）。腰穿：压力：150mmH$_2$O。脑脊液常规：红细胞：8×10^6/L，白细胞：10×10^6/L↑。生化：糖：2.90mmol/L，氯：118mmol/L↓，蛋白：420mg/L。脑脊液脱落细胞：未见明显异型细胞。复查头颅MR平扫+增强发现左侧丘脑、脑干异常信号，左侧丘脑病灶穿刺术后改变，整体病灶较前有好转（图43-7）。

诊断分析：患者左侧丘脑病灶未予特殊治疗下有自发减轻趋势，考虑炎性病变中病毒感染所诱发的炎症或非特异性炎症中的中枢神经系统脱髓鞘假瘤可能性大。病毒感染诱发的免疫性中枢神经系统病变不除外。

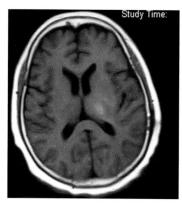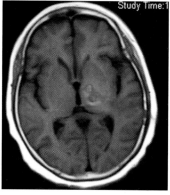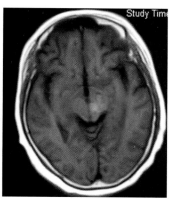

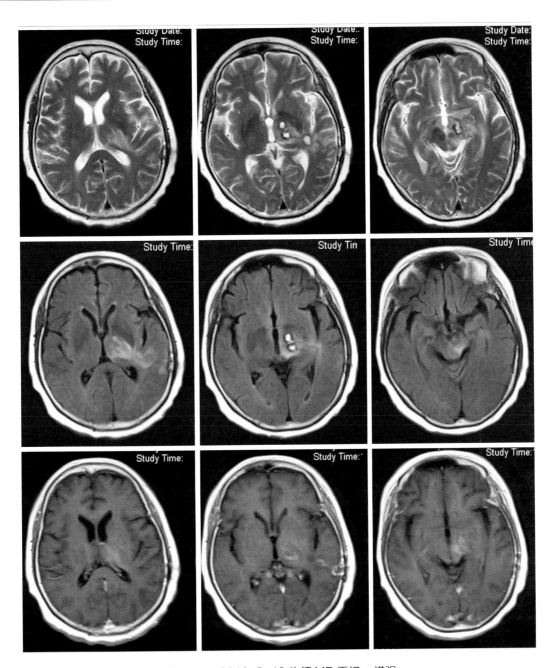

图 43-7 2016-3-18 头颅 MR 平扫 + 增强

左侧丘脑、脑干异常信号，左侧丘脑病灶穿刺术后改变，局部可见小片异常信号，T_1WI 稍高信号，T_2WI、FLAIR、DWI 高信号伴环形低信号，增强后可见病灶强化及长条状异常强化。中线结构无移位，脑室系统显示可

治疗：甲泼尼龙 1g 冲击治疗，因 T-SPOT 强阳性，予异烟肼 0.4g 每天一次 + 利福平 0.45g 每天一次预防性抗结核。

　　随访：激素治疗第 2 天，患者头部可轻度抬举，可发出声音，看到家人发出哭声，右侧上下肢肌力 2− 级。第 5 天，患者可以简单沟通，简单回答问题，口齿欠清，头部可自由抬举。右侧上下肢肌力 2+ 级。复查磁共振（图 43-8）可见病灶较前明显好转。

　　治疗 1 个月时患者神志清楚，可自己侧身，可以坐一会轮椅，能交流自己的意思。

　　治疗 2 个月时患者可以坐轮椅，不能站立。

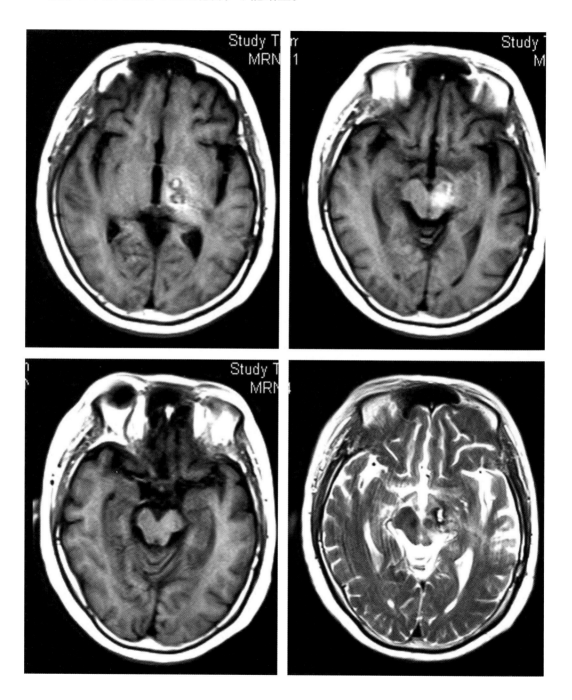

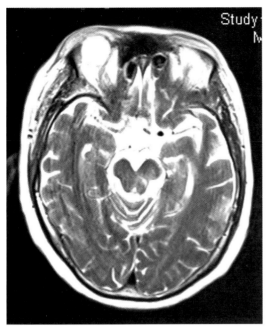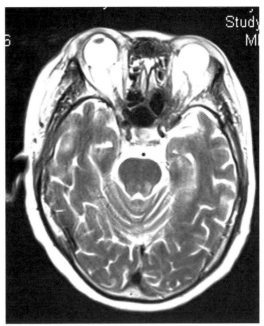

图 43-8 出院前随访磁共振

左侧丘脑、脑干异常信号，左侧丘脑病灶穿刺术后改变，局部可见小片异常信号，T_1WI 稍高信号，T_2WI、FLAIR、DWI 高信号伴环形低信号。中线结构无移位

二、疾病介绍

中枢神经系统脱髓鞘假瘤（tumefactive demyelinating lesions of CNS），又称脱髓鞘假瘤病、瘤样脱髓鞘病变、肿胀性脱髓鞘性病变，还有称为多发性硬化变异型。曾经被归类为多发性硬化和急性播散性脑脊髓炎之间的独立中间型。1979 年，Van Dor Velden 首次对该病进行了报道。本病常以中枢神经系统单发肿块形式出现，临床少见，易误诊为脑肿瘤。误诊率几乎达 100%。

临床特点：急性或慢性起病。年龄涉及少年、青年、中年。病程呈单时相，发病时病情多较重，随病程的延长，病情渐趋于平稳。临床表现多样化。当病灶较大时，可出现脑实质受压或损伤的表现，甚至还可有颅高压、精神障碍等症状。

辅助检查：常规大多无特殊。脑脊液免疫检查：IgG 24h 合成率、IgG-Index+ 寡克隆区带及髓鞘碱性蛋白分别呈单项或多项阳性，提示患者中枢神经系统存在免疫学异常。有助于确立脱髓鞘病变的诊断。

误诊原因：①临床症状及生化检查无特殊性；②影像表现亦缺乏特异性；③临床发病率低，对其缺乏全面认识。所以全面了解其临床特征和影像表现可提高术前诊断符合率，掌握其影像表现的基础是了解其病理改变。

组织病理表现：

脑组织 HE 和髓鞘染色：病灶中心或周边均见神经毡稀疏，髓鞘破坏区袖套征（血管周围大量淋巴细胞浸润）及大量格子细胞（单核细胞和泡沫状巨噬细胞浸润）、同时伴有较多的肥胖型星形细胞增生。病变区内还可见出血或坏死。

急性或亚急性期：神经髓鞘破坏，神经轴索保留完好。

慢性期：巨噬细胞和肥胖型星形细胞逐渐减少，纤维型星形细胞明显增生。

头颅 CT 平扫：

脑内圆形或不规则形单发肿块。急性或亚急性起病者多表现为低密度，密度均匀或不均；灶周水肿程度轻至中度，也可有明显水肿，占位效应相对较轻，病灶的水肿带会随病程的推移而减轻或消失。慢性起病者可表现为低、等或高密度，水肿程度及占位效应不明显。

头颅 MRI 表现：平扫：如病变区保留有正常脑组织或新旧病灶重叠则可表现为混杂的长 T_1、T_2 异常信号。增强：可见病灶明显增强，可呈弥漫性、结节状或环形强化。开环状强化，即半月征（openring sign）是本病特征性表现，对不典型脱髓鞘病诊断有高度特异性。MRS 单体素短回波技术存在以下代谢特点：可以出现 NAA 峰下降（神经元的破坏），Cho 的升高（细胞膜的破坏），Lac 峰升高（急性炎症中有巨噬细胞的活动）以及 Lip 增加（急性脱髓鞘，因髓鞘和细胞膜破坏，脂质释出引起游离脂肪升高）。

与胶质瘤不同的是在病灶中心的坏死或囊变部分，其 NAA/Cr 比率要低于其他非坏死区域。急性期有 Lac、Lip 峰、β 和 γ-Glx 峰的升高，急性期过后，Lac 和 Lip 峰恢复。

病变组织水肿及强化机制：急性期由于病灶内小血管的血-脑脊液屏障破坏或渗透性增加，造影剂透过血-脑脊液屏障所致，病灶中心可能存在出血及坏死，故影像学表现为中心低信号，周边强化。随病程延长，巨噬细胞和肥胖型星形细胞逐渐减少，纤维型星形细胞明显增生，少数可不强化。此时无论病理或影像学均易误诊为纤维型星形细胞瘤。慢性病程单一病灶内部反复炎性反应，造成病灶中心部位慢性硬化斑形成，周边区域不断的炎性浸润、髓鞘脱失、血-脑脊液屏障破坏，表现为周边强化。

诊疗建议：临床上遇到具有占位效应的孤立病灶时，应考虑到脱髓鞘病变的可能。当临床表现及 MRI 倾向脱髓鞘假瘤时，可以先行皮质激素试验性治疗，在观察中进一步诊断。对于孤立并有占位效应的病变，应尽快行导航下穿刺活检术。

三、专家点评

肿瘤样脱髓鞘假瘤的临床误诊率极高，主要原因是神经外科医生对本病的认识不足。对于可疑病例需要 MDT 在初诊阶段即介入讨论，以免误诊误治。穿刺活检可以明确病理诊断。激素治疗如果有效，亦不要忽略远期随访，以免漏诊不典型的原发性中枢神经系统淋巴瘤。

（作者：赵桂宪　审稿人：吴劲松）

参考文献

[1] Rieth KG, Di Chiro G, Cromwell LD, et al. Primary demyelinating disease simulating glioma of the corpus callosum: report of three cases. J Neurosurg, 1981, 55 (4):620-624.

[2] Kalyan-Raman UP1, Garwacki DJ, Elwood PW. Demyelinating disease of corpus callosum presenting as glioma on magnetic resonance scan: a case documented with pathological findings. Neurosurgery, 1987, 21(2):247-250.

［3］Given CA 2nd1,Stevens BS,Lee C. The MRI appearance of tumefactive demyelinating lesions. AJR Am J Roentgenol,2004,182(1):195-199.

［4］Enzinger C1,Strasser-Fuchs S,Ropele S,et al.Tumefactive demyelinating lesions:conventional and advanced magnetic resonance imaging. Mult Scler,2005,11(2):135-139.

［5］Jaffe SL,Minagar A. Demyelinating pseudotumor. Arch Neurol,2005,62(9):1466-1467.

［6］Hesselink JR. Differential diagnostic approach to MR imaging of white matter diseases. Top Magn Reson Imaging,2006,17(4):243-263.

病 例 44

慢性乙醇中毒致胼胝体变性

一、病例介绍

患者，男性，44 岁，慢性病程。

因"反应迟钝伴双下肢乏力 3 周余"入院。

患者于 2016 年 5 月 1 日醉酒后出现恶心呕吐，伴头晕，外院就诊查血压偏高，予内科治疗 1 周后患者出现双下肢乏力伴行走不稳。查头颅 CT 未见明显异常。进一步完善头颅 MRI 提示胼胝体占位 T_1 低信号 T_2 高信号（图 44-1），强化不均匀（图 44-2）。查头颅 CT 未见明显异常（图 44-3）。回忆病程患者无明显头痛，无恶心呕吐，无言语障碍，自觉双下肢乏力，偶伴行走不稳。家属述患者反应较之前迟钝，无意识丧失及四肢抽搐。患者就诊我科完善相关检查后于 2016 年 5 月 30 日行脑穿刺活检术。术后病理回报：脑软化。

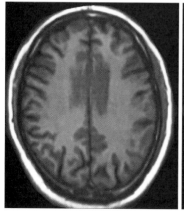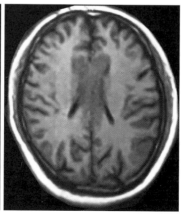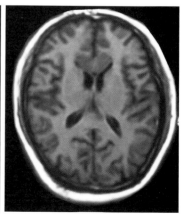

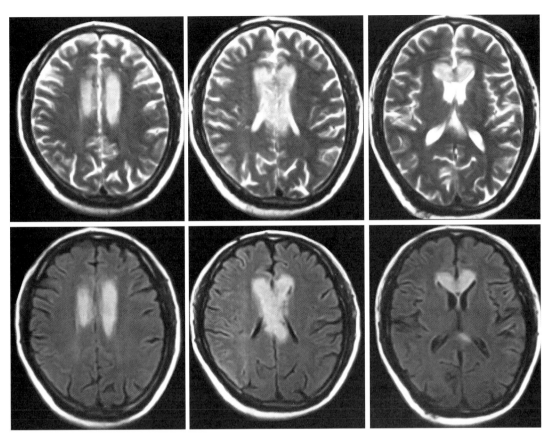

图 44-1　患者 2016-5-20 头颅 MRI 平扫提示胼胝体占位性改变，T_1 低信号 T_2 高信号

传染病史：否认肝炎史。否认结核史。手术史：否认手术史。外伤史：否认外伤史。输血史：否认输血史。过敏史：否认食物、药物过敏史。预防接种史：预防接种史不详。系统回顾：高血压史：有高血压病史 3 周，患者及家属不能明确高血压用药，血压控制良好；糖尿病史：有糖尿病史 4 年，赖脯胰岛素注射液早 12U- 晚 10U 餐前皮下注射药物，血糖控制满意。

饮酒史：饮酒 10 年，平均 400 ～ 1000g/d，常饮白酒，未戒酒。否认冶游史。

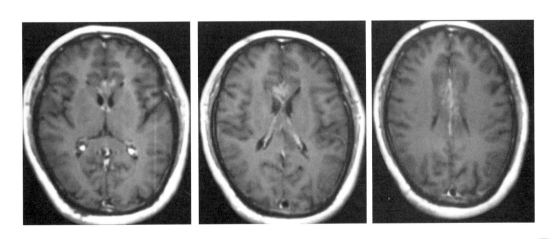

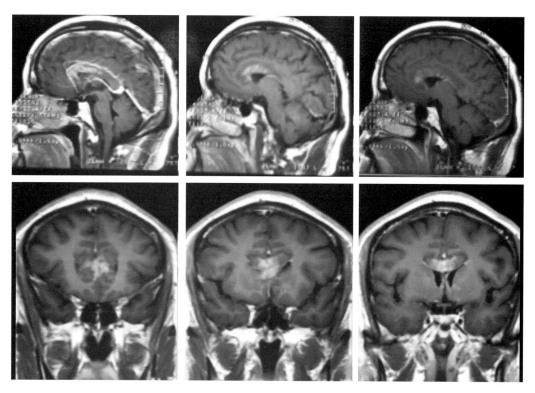

图 44-2　患者 2016-5-20 头颅 MRI 增强提示胼胝体占位性病灶强化不均匀

2016-4-29

2016-5-14

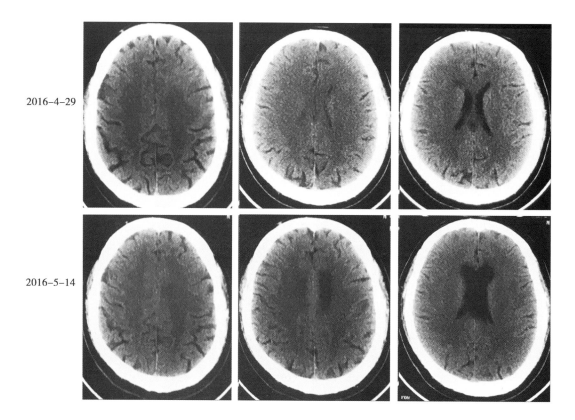

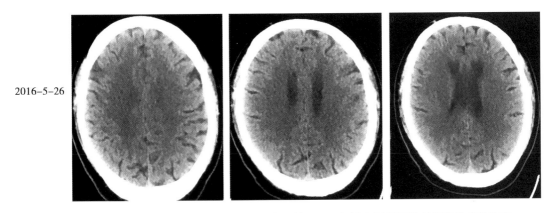

2016-5-26

图 44-3　患者病程中随访 CT 提示患者本次病程前后 CT 扫描未见胼胝体特征性肿瘤性改变

二、讨论目的

1. 明确诊断?

2. 下一步治疗方案?

三、诊治建议

追问患者病史,患者酗酒多年,结合患者病理结果,考虑慢性乙醇中毒致胼胝体变性可能,建议神经内科密切随访。

四、治疗过程

患者就诊我科完善相关检查后于 2016 年 5 月 30 日行脑穿刺活检术,术后病理回报:脑软化。

五、鉴别诊断

患者穿刺活检结果明确(图 44-4)。

六、结局和预后评估

患者本次外科康复出院,预后正在随访。

七、专家点评

患者多年酗酒病史,酗酒后外院急诊入院,内科治疗后出现行走不稳等症状,查头颅 CT 未见明显异常,进一步查头颅 MRI 提示胼胝体占位临床诊断胼胝体肿瘤可能。入院后完善相关检查,行脑穿刺活检术发现存在大量的泡沫细胞,泡沫细胞周围有一些出血灶,考虑脑软化可能。追问患者病史,患者既往酗酒病史多年,入院前一周因外伤行头颅 CT 未见明显异常(图 44-3)。因此考虑慢性酒精中毒致胼胝体变性,遂建议神经内科就诊随访。

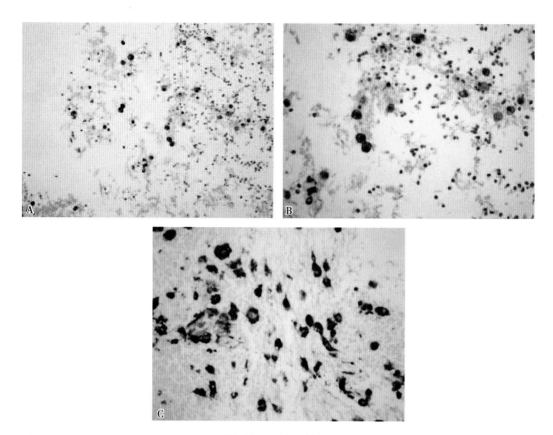

图 44-4　病理结果

A. 放大 200 倍，镜下见散在分布的泡沫细胞；B. 放大 400 倍，镜下见泡沫细胞；C. 放大 400 倍，泡沫细胞呈 Kp1 表达阳性

（作者：阿卜杜米吉提·艾拜杜拉　审稿人：初曙光）

病例 4 5

Turcot 综合征

一、病例介绍

患者，男性，22 岁，"肠癌术后 4 个月，脑胶质瘤术后 1 周"入院。

患者于 2016 年 3 月因"间断腹痛 10 年，血便 1 年，加重 10 天"就诊于当地医院。腹部 CT（图 45-1）示：降结肠壁局部异常增厚，局部隆起。进一步结肠镜检查示（图 45-2）全结、直肠大量隆起，部分伴溃疡。活检病理示：管状绒毛腺瘤，部分上皮内癌变。于 2016 年 3 月 24 日行全结肠切除术 + 回 - 直肠吻合术。术后病理（图 45-3）示：结肠内多发息肉，部分病灶癌变，多块组织镜下为中分化腺癌，较重者侵犯深肌层，淋巴结 0/25，切缘净，临床分期：pT3N0M0 Ⅱ a 期。术后患者无黏液及脓血便，未行放化疗等辅助治疗。2016 年 6 月 17 日患者无明显诱因突发抽搐、意识丧失，左侧肢体无力，无发热，发作前无头晕头痛，无恶心呕吐，当地急诊 CT 提示：右侧顶叶低密度影（图 45-4）。为进一步诊疗于 2016 年 6 月 20 日就诊华山医院，MRI 示（图 45-5）：右额叶占位；PET-CT（图 45-6）示：右额病灶代谢异常增高，恶性可能；胸部 CT（图 45-7）考虑炎症可能；腹部 CT：吻合口未见异常。于 2016 年 6 月 24 日全麻下行脑穿刺活检术，术后病理示（右额）间变性星形细胞瘤，IDH 野生型（WHO Ⅲ级），IDH1（-），MIB-1（10%）（图 45-8）。术后伤口愈合可，口服丙戊酸钠抗癫痫治疗中，现为进一步治疗来诊。患者精神可，无咳嗽咳痰，无发热，食欲睡眠可，小便正常，近半年体重减轻约 5kg。

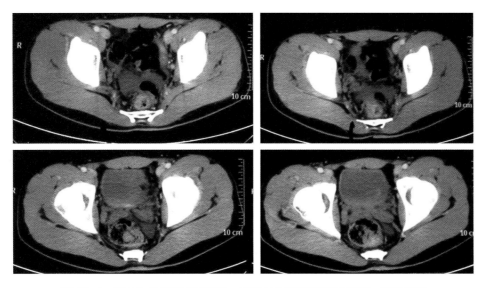

图 45-1 2016-3 腹部 CT 影像，示降结肠壁局部异常增厚，局部隆起

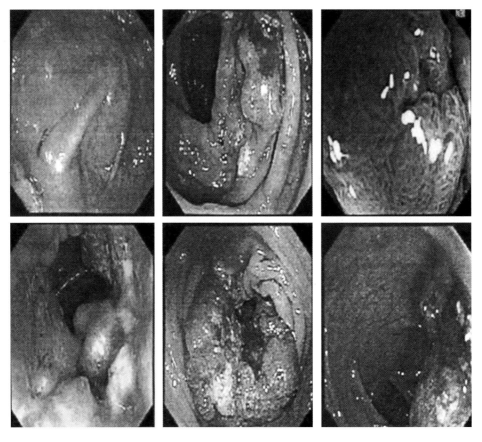

图 45-2 结肠镜图像

全结、直肠大量隆起，色红，部分伴溃疡，最大 2.0cm×1.5cm；距肛门 30cm 处可见一新生物，累及肠腔 4/5，底污秽，边缘堤状隆起，距肛门 20cm 处可见一 3.0 cm×2.0cm 黏膜结节状隆起，色红，表面溃疡。印象诊断：结肠癌？结直肠多发腺瘤

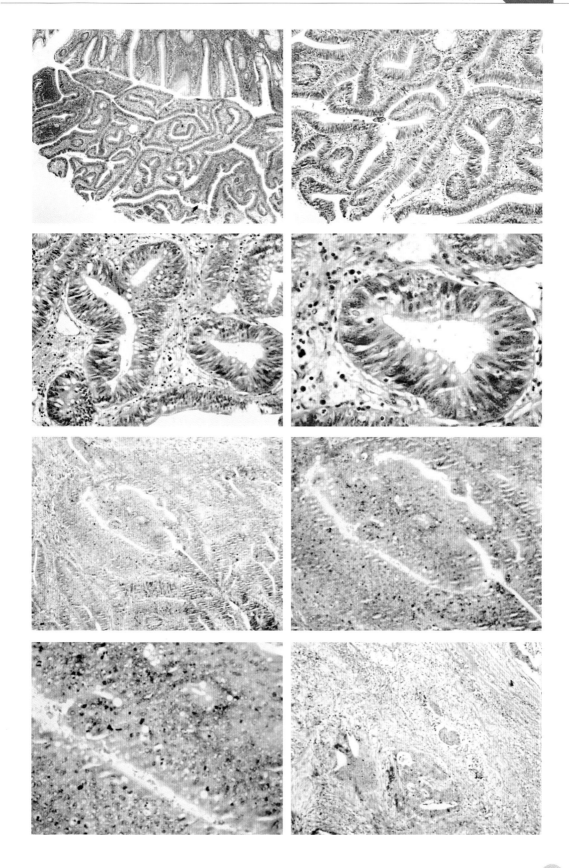

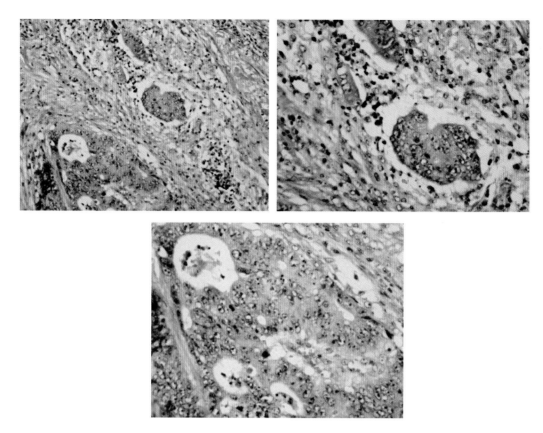

图 45-3 结肠癌术后病理,结肠内多发息肉,部分病灶癌变,多块组织镜下为中分化腺癌,较重者侵犯深肌层,淋巴结 0/25,切缘净

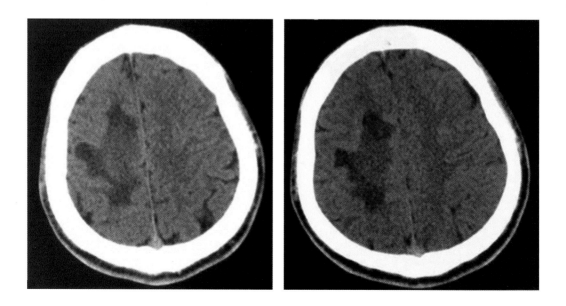

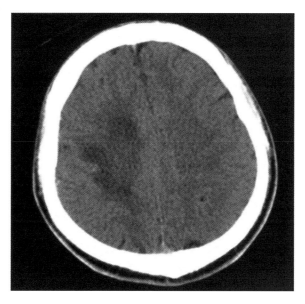

图 45-4　2016-6-7 头颅 CT，右侧顶叶见片状低密度影

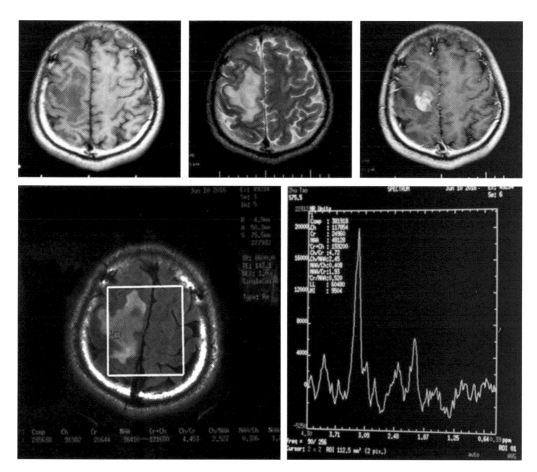

图 45-5　2016-6-9 头颅 MRI：右额可见一 T_1 低、T_2-FLAIR 高异常信号，增强呈不均匀强化，
MRS：Cho/NAA=2.53，倾向肿瘤

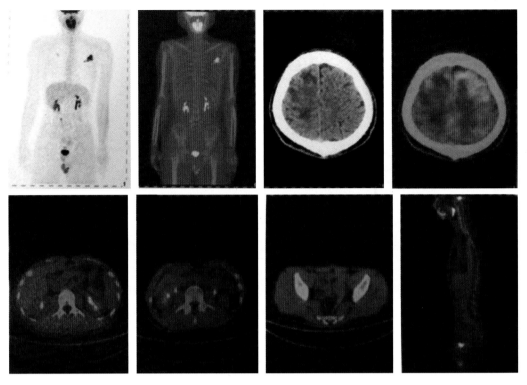

图 45-6　2016-6-9 头颅 PET-CT，右额病灶代谢异常增高，恶性可能，双肺高代谢灶考虑炎症可能，余其他部位未见明显代谢增高

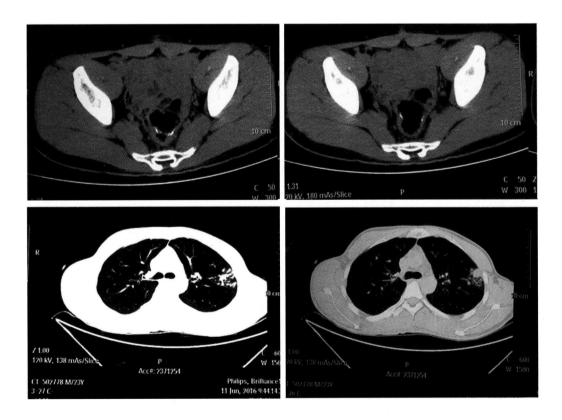

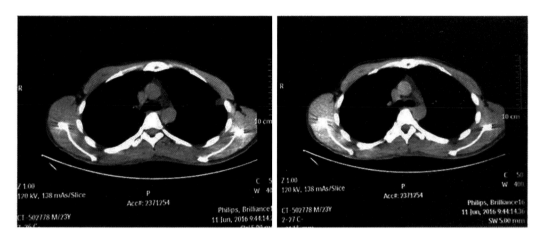

图 45-7　2016-6-9 胸部 CT 示：双肺片状高密度影，考虑炎症，建议抗感染治疗后复查；腹部 CT：吻合口未见异常病灶

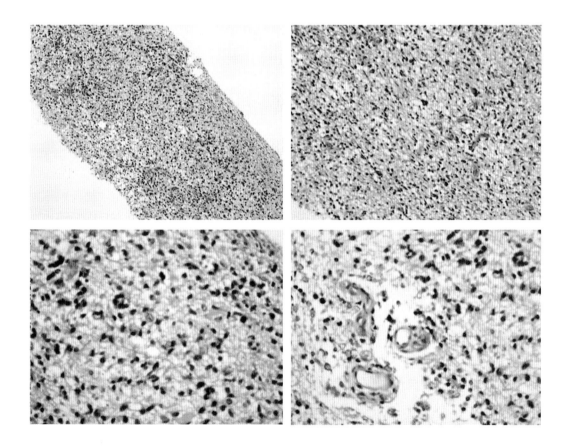

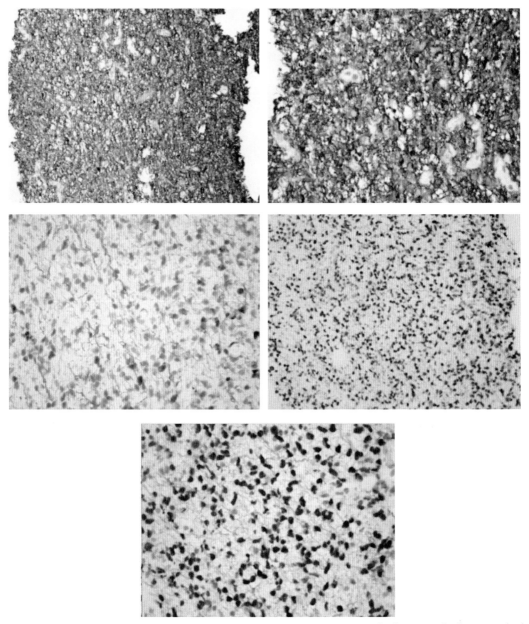

图 45-8 2016-6-24 脑肿瘤穿刺病理，镜下可见大量肿瘤细胞，GFAP（+），Olig2（+），IDH1（-），
MIB-1（10%）。诊断：（右额）间变性星形细胞瘤（WHO Ⅲ级）

二、诊治过程

入院时查体：GCS 15 分，神清，应答切题。双侧锁骨上及腋下未扪及肿大淋巴结，背部皮肤可见 coffee with milk 斑，右下肢可见大小约 4cm×3cm 黑色素痣（图 45-9）。腹部可见一长约 15cm 手术切口，愈合良好，肝脾无肿大，双腹股沟区未触及肿大淋巴结；脑神经检查未见异常，右侧肢体肌力Ⅳ级，左侧肢体肌力Ⅲ级，肌张力差，病理征（-）。余查体未见异常。入院后各项实验室检查未见明显异常。复查头颅 MRI（图 45-10），CT 定位，

给予右额病灶 IMRT 局部放疗 60Gy/30Fx 同步替莫唑胺 75mg/m² 化疗（图 45–11），并继续口服抗癫痫药物。放疗期间复查胸腹部 CT（图 45–12），未见疾病复发转移征象，未行治疗。

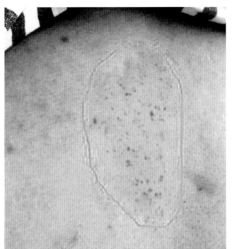
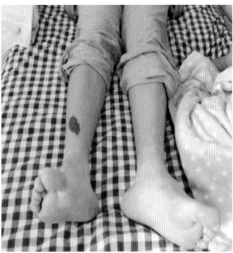

图 45-9　查体皮肤所见，coffee with milk 斑及右下肢黑色素痣

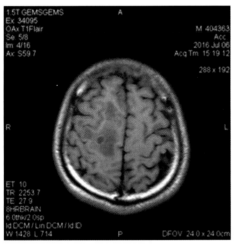
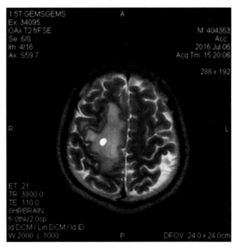
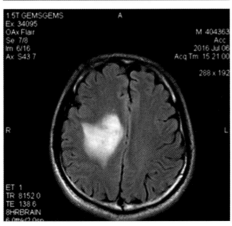
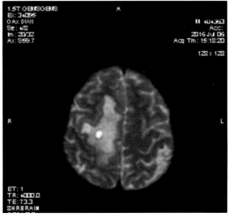

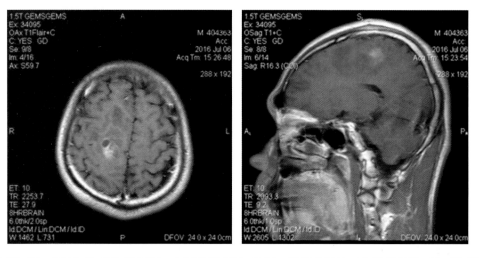

图 45-10　2016-7-6 头颅 MRI，右额穿刺术后，可见一异常信号灶，T_1 呈低信号，T_2-FLAIR 呈高信号，增强呈不均匀强化

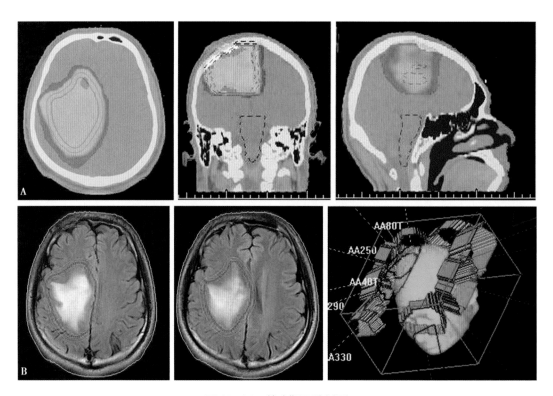

图 45-11　放疗靶区计划图

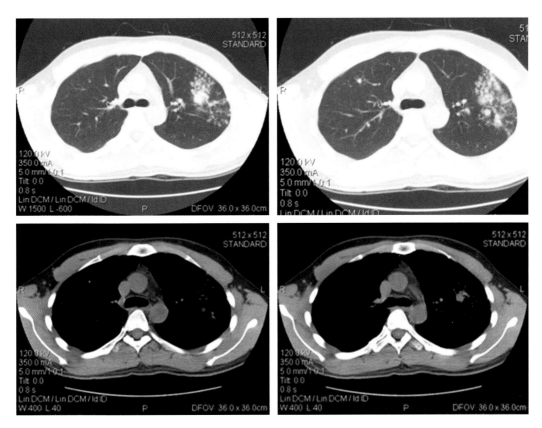

图 45-12　放疗期间复查胸部 CT 示：双肺片状高密度影，考虑炎症，建议抗感染治疗后复查；腹部 CT：吻合口未见异常病灶

临床诊断：Turcot 综合征：①右额间变性星形细胞瘤，IDH 野生型（WHO Ⅲ级）；②结肠中分化腺癌（pT3N0M0 Ⅱa 期）。

三、治疗后随访及建议

1. 患者放疗结束后 1 个月未出现抽搐，四肢肌力较前好转，活动如常。复查头 MRI 示病情稳定，给予 5/28 方案替莫唑胺辅助化疗。后续每 3 个月复查脑 MRI（图 45-13）。

2. 肠癌需每 3 个月复查。

3. 胸部 CT 感染灶建议抗感染治疗后复查（图 45-14）。

四、讨论

本病例结直肠多发息肉、结肠癌、脑胶质瘤并存于同一患者，诊断为"Turcot 综合征"。Turcot 综合征（TS）：又称"胶质瘤息肉病综合征（brain tumor polyposis syndrome, BTPS）"，是一种罕见的遗传性疾病。该病是 1959 年 Turcot 首先提出的，迄今共报道 150 余例患者。该发病年龄 2～84 岁，好发于年轻人（10～30 岁），主要特征为：①有家族性结肠息肉病；②并发中枢神经系统肿瘤（胶质瘤、髓母细胞瘤、垂体瘤、颅咽管瘤等）。此病分二型，Ⅰ型为遗传性家族性息肉病并发脑胶质瘤（Lynch syndrome），为常染色体隐性遗传，其主要遗传易感基因是 MMR（错配修复基因）突变，导致微卫星不稳定，DNA

修复障碍，最终引起肿瘤发生；Ⅱ型为遗传性家族性息肉病并髓母细胞瘤等中线部位肿瘤，为常染色体显性遗传，主要是 APC（家族性息肉病基因）突变，APC 蛋白位于 5q21，通过抑制 β-catenin 转录活性从而抑制细胞分化，导致肿瘤的发生。

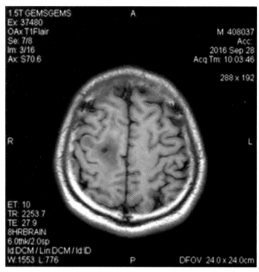
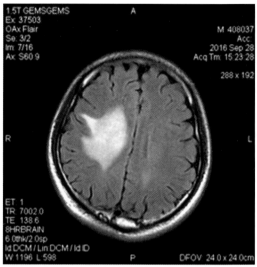
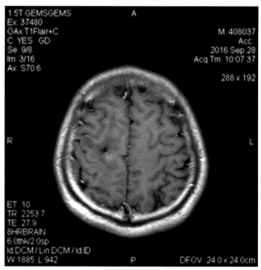

图 45-13　2016-9-28 头颅 MRI，对比 2016-7-6 头颅 MRI 大致相仿

非特异性临床表现：①反复发作的腹痛、排便异常、脓血便等腹部肿瘤症状；②头痛、恶心呕吐、癫痫发作等脑肿瘤症状。

特异性临床表现：浅棕色斑、色素痣、皮肤基底细胞癌等。

诊断及鉴别诊断：该病诊断需结合家族史、临床表现、结肠镜、脑 MRI 等检查，行遗传学基因检测（如 MMR、PMS2 等）。鉴别诊断与结肠癌脑转移及 Gardner 综合征鉴别。结肠癌伴脑转移：脑 MRI 和 PET-CT 作为鉴别。Gardner 综合征即家族性多发性结肠息肉 - 骨瘤 - 软组织瘤综合征。

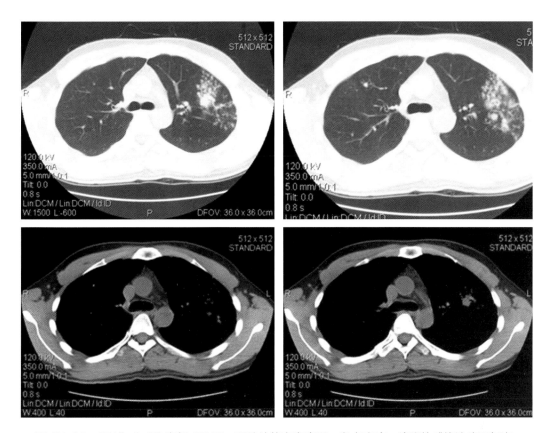

图 45-14　2016-9-28 胸部 CT 示：双肺片状高密度影，考虑炎症，建议抗感染治疗后复查；
腹部 CT：吻合口未见异常病灶

治疗：依据肿瘤发生的先后顺序分别处理，脑肿瘤需依据 NCCN 中枢神经系统肿瘤指南，给予高级别胶质瘤行替莫唑胺同步放 / 化疗 + 辅助化疗；肠肿瘤治疗依据结直肠癌 NCCN 指南对不同分期的患者给予行术后辅助治疗。

预后：至 2013 年为止全世界报道 150 余例。因多为年轻患者，未生育前死亡。有报道合并 GBM 生存期 10 ~ 13 个月，髓母细胞瘤等为 44 ~ 55 个月，主要死亡原因为脑肿瘤。

五、专家点评

该患者为年轻男性，患"多发肠息肉伴部分癌变"手术治疗，临床分期：pT3N0M0 Ⅱ a 期。依据 NCCN 指南此患者术后仅观察随访，未放化疗。术后 4 个月出现癫痫大发作，诊断为右侧大脑中央前后回有一占位。考虑肿瘤位于运动功能区，手术致残率高，正确选择了穿刺活检。病理明确后 MDT 讨论给出了"Turcot 综合征"的诊断。颅内肿瘤根据 NCCN 和中国指南给予高级别胶质瘤的标准治疗。治疗后随访患者肢体功能恢复。该患者的诊断与治疗过程体现了 MDT 的团队优势，实现神经肿瘤诊断与治疗的规范。

（作者：党雪菲　审稿人：吴劲松　盛晓芳）

病例 46

垂体腺癌

一、病例介绍

患者，男性，28岁。

患者于16岁时因视力下降而就诊。随后开始了漫漫的求医路，诊疗过程如下：

1. 2005年3月因视力下降，检查头颅MRI发现垂体瘤，于北京天坛医院行手术切除，术后病理为"嫌色细胞性垂体腺瘤"。

2. 2005年6月因肿瘤残留，再次手术切除。术后未做其他治疗，无视力改变。

3. 2006年7月因随访复查中发现鞍上肿瘤复发，行第3次手术。术后仅做内分泌调整和随访。

4. 2007年6月因视力下降，复查MRI提示：肿瘤残存并较前片有所增大，随后行γ刀治疗，具体剂量不详。治疗后视力有所好转，随后病情稳定，定期随访。

5. 2010年又出现视力下降，于北京协和医院行第4次手术。术后视力恢复不明显，康复后呈稳定状态。

6. 2011年3月再次出现视力下降，检查发现肿瘤复发，行第5次手术，术后右眼失明，3个月后左眼视力开始呈现逐渐减退。

7. 2013年4月患者再次因肿瘤复发，就诊本院神外科，并于2013年4月26日在全麻下行经蝶复发垂体瘤切除术，术前右眼已失明，左眼仅存光感，术后呈现双盲（无光感），术后病理同前（图46-1）。

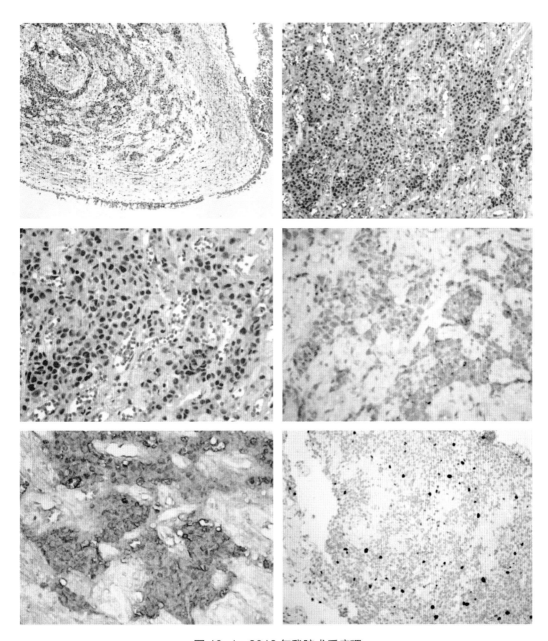

图 46-1 2013 年我院术后病理

　　8. 2013 年 5 月术后复查 MRI 显示仍有较多的肿瘤残留（图 46-2）。手术组建议转诊放疗。

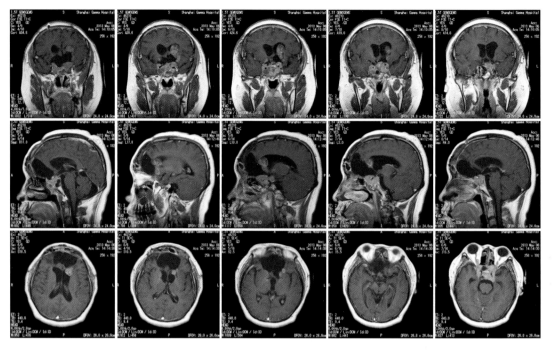

图 46-2　2013-5-6 第 6 次术后，放射治疗前的 MRI（增强）

9. 术后来我院给予局部残存肿瘤为靶区，进行放射治疗，处方剂量 DT：52Gy/26Fx，治疗计划如图 46-3 所示。

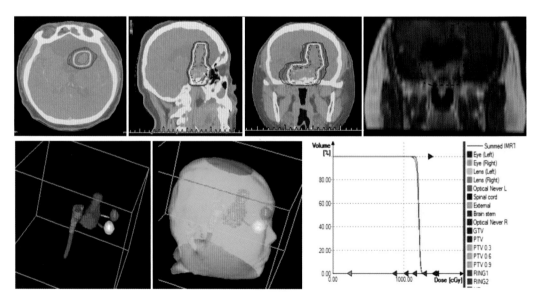

图 46-3　放射治疗靶区和剂量分布

10. 放射治疗结束后，病情稳定，患者自述右眼有轻微光感，定期复查。

11. 2013 年 7 月—2015 年 12 月放射治疗后两年半中，视力由光感逐渐好转，放疗结束两个月后视力快速好转，逐渐看到物体的轮廓，随时间推移，视力逐渐恢复到视力表 0.3（可玩平板电脑），基本生活可以自理。同时由内分泌科进行内分泌调整指导，直到查血各内分泌指标基本正常。2015 年 12 月复查 MR 报告：垂体瘤术后改变，鞍区及鞍上仍可见异常强化灶，强化病灶延伸至侧脑室旁，与 2013 年 7 月 29 日头颅 MRI 片比较稍小（图 46-4）。

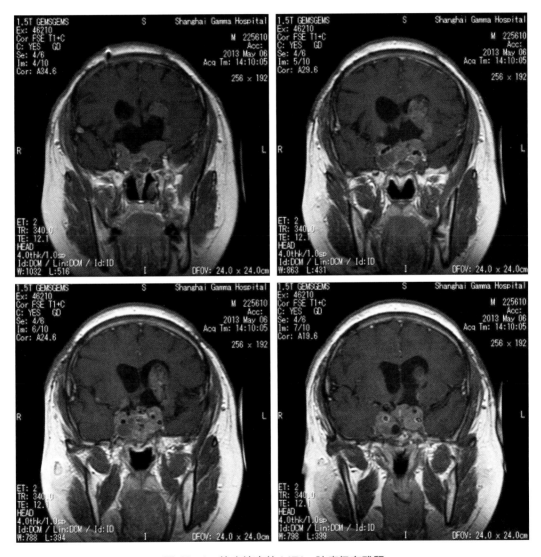

图 46-4　放疗结束的 MRI：肿瘤仍有残留

12. 2016 年 6 月（放疗后 3 年）患者无明显不适，行动和视力与前相仿，随访复查 MRI：垂体瘤术后放化疗后改变，鞍区及鞍上仍见异常强化灶，与 2015 年 12 月 30 日头颅 MRI 片比较残留病灶稍小，左颞和右颞近脑膜处可见小强化灶，较前稍增大（图 46-5）。

因患者无任何症状，对进一步检查和再治疗等存在严重的抵触，给予继续随访观察，关注异常部位的变化。嘱家属 3~6 个月复诊。

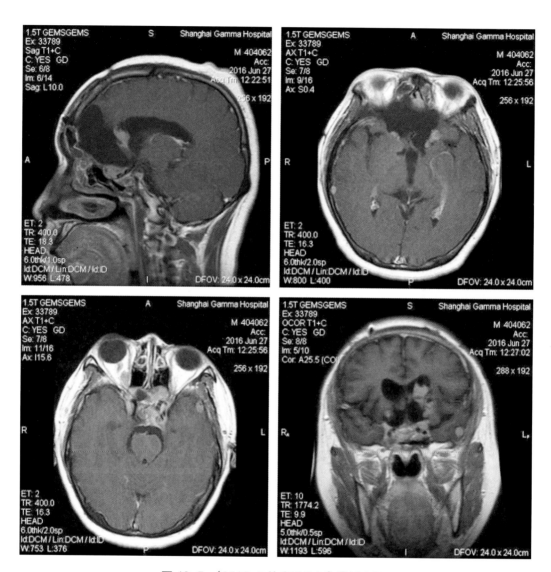

图 46-5 （2016-6 放疗后 3 年）随访 MRI

垂体瘤术后放化疗后改变，鞍区及鞍上仍见异常强化灶，与 2015-12-30 头颅 MRI 片比较稍小，左颞部强化灶稍大

13. 2017 年 3 月距离前次随访复诊已有 9 个月之久（患者怕复诊），常规复查 MRI 发现：颅内多发病灶（图 46-6），现为进一步治疗收入我科。提请 MDT 讨论。

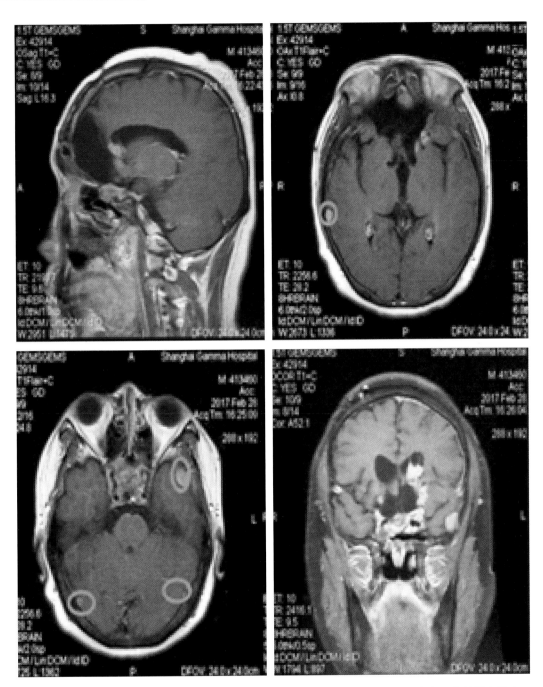

图 46-6　垂体瘤术后放疗后改变，与 2016-6-27 头颅 MRI 片比较，颅内多发强化灶增多增大

二、讨论目的

1. 目前诊断　垂体瘤播散? 其他肿瘤? 非肿瘤性病变?
2. 下一步的治疗　手术? 放疗? 化疗?

三、诊治建议

1. 建议进一步查全脊髓 MRI，了解有无脊髓播散。
2. 考虑垂体瘤转移可能。
3. 放疗后多年，也有第二原发脑膜肿瘤可能。
4. 与家属沟通，明确诊断需开颅取活检。

四、结局和预后评估

按照 MDT 讨论建议，首先进行了全脊髓 MRI 检查：发现椎管内 T2、T10、L4 等部位有结节样占位，增强后有强化（图 46-7）。基于目前的信息考虑为：肿瘤伴脑脊液播散。为明确诊断，经家属和患者同意，转手术组进行活检，开颅活检选择颅内安全易取的右侧颞部占位（图 46-8）。2017 年 4 月活检病理为：垂体腺癌（图 46-9）。至此，患者的诊断已明确：垂体腺癌，伴中枢神经系统播散。

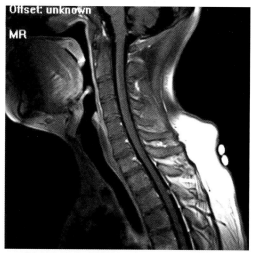
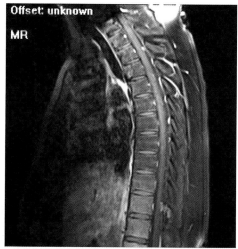
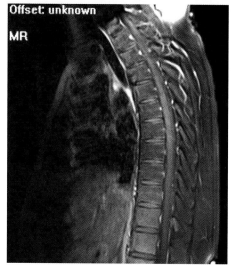
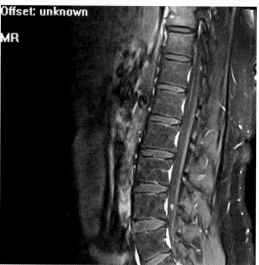

图 46-7 脊髓 MRI 显示：椎管内多发转移病灶

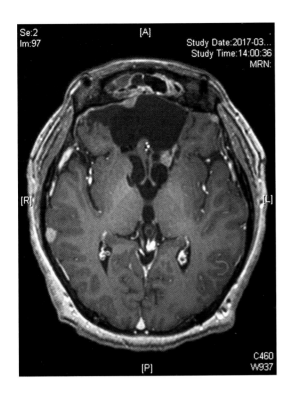

图 46-8 穿刺点

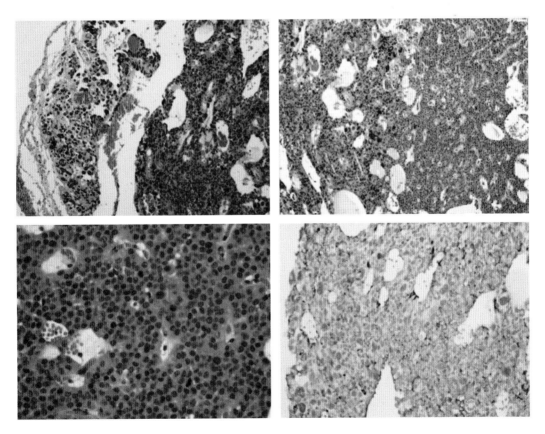

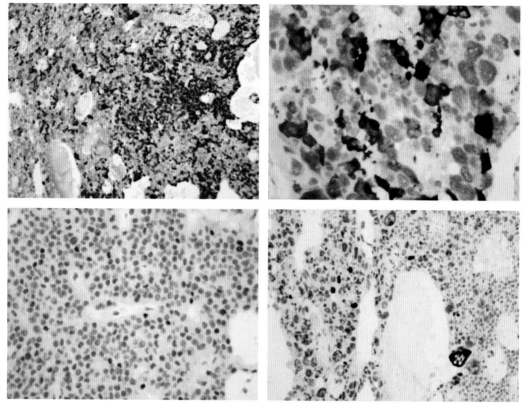

图 46-9　活检组织病理诊断

五、专家点评

1. 放射治疗对术后有肿瘤残留的垂体瘤是安全的。

2. 肿瘤侵犯视神经或（和）视交叉，无法全切并影响视力，低剂量的放疗更安全。放疗后反复复发的肿瘤可以得到控制，治疗后视力好转，为患者带来更好的生存质量，也为年轻病患带来生的希望。

3. 垂体瘤的放射治疗需要多学科的保驾。

六、补充后续治疗与随访

患者随后完善各项检查（头颅 MRI、脊髓 MRI），明确了临床诊断：垂体癌脑脊液播散。活检术后再次行全院多学科讨论，并建议行放射治疗，自 2017 年 4 月 18 日起行 6MV X 线全脑全脊髓放疗 DT：40Gy/20Fx，后续针对颅内转移灶行局部野 IMRT 放疗 DT：20Gy/10Fx，病程中予对症支持治疗。治疗结束后内分泌检查无明显改变，关注血电解质的变化，了解有无下丘脑的损伤，放疗后 3 个月随访，患者恢复好，体力和内分泌明显较治疗时好转，食欲好，电解质检查均正常，MRI：显示原肿瘤稍有缩小。考虑肿瘤的恶性程度，给予辅助替莫唑胺化疗，300mg，5/28 方案，3 疗程后复查 MRI（2018-1-28）显示颅内和脊髓内占位明显缩小。患者的一般情况较好，无特殊不适，嘱其继续原方案辅助化疗并定期随访。

（作者／审稿人：盛晓芳）

病例 47

中脑导水管综合征

一、病例介绍

患者，男性，18 岁，2013 年 10 月在华山医院静安分院神经外科诊断为"三脑室后部及松果体区生殖细胞瘤"，2013 年 10 月 22 日行双侧 V-P 分流术。2013 年 11 月 1 日起在放疗科行局部及全脑全脊髓放疗。放疗后肿瘤消失。AFP 及 β-HCG 阴性。

2014 年 2 月 5 日患者参加同学聚会时受到严重精神刺激，当晚昏迷。当地医院 CT 显示大量脑积水（图 47-1 ~ 图 47-3）。第二天送上海，神经外科 V-P 管调压后清醒。但因

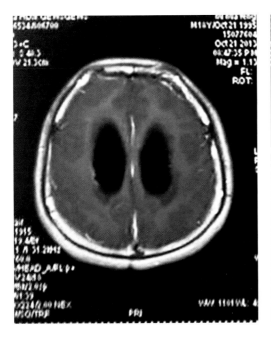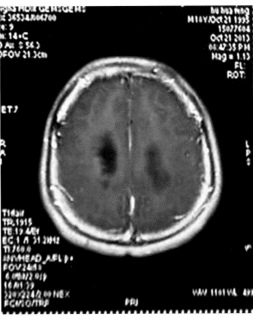

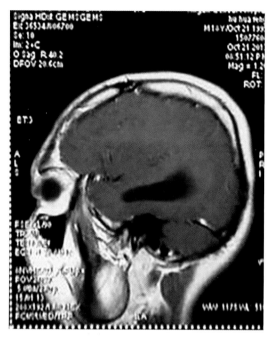
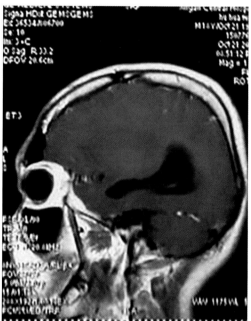
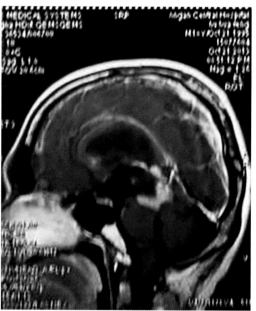
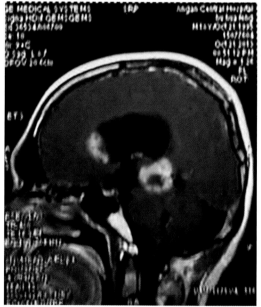

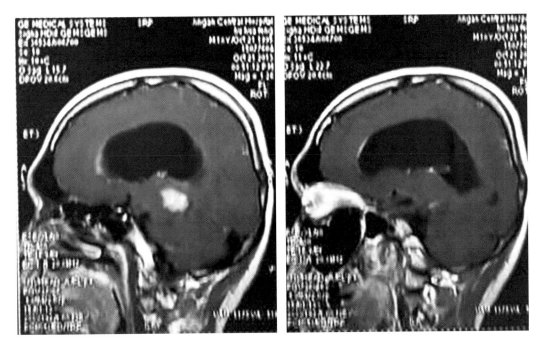

图 47-1　2013-10-21 放疗前 MRI T_1W 增强

管道压力关系随后的一周内连续 3 次调压（图 47-4 ～图 47-6）。之后患者出现进行性吞咽功能障碍，口水外流，进行性四肢肌力下降，有意识但不能说话，日夜颠倒并拒绝交流。体检：上肢可轻微抬举，下肢软瘫，右侧更差。眼球不能上视，伸舌不能，病理征（－）。

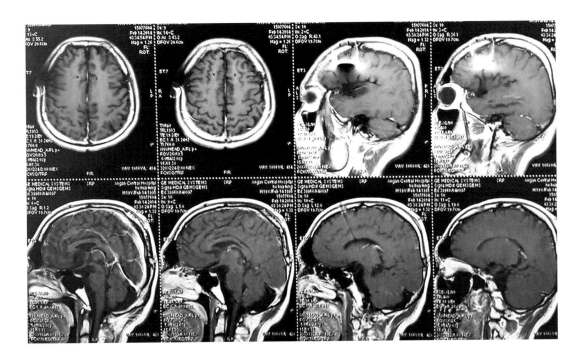

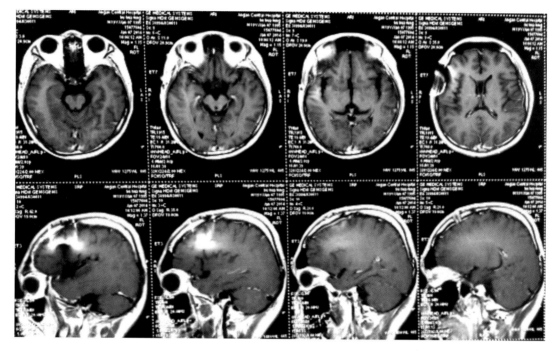

图 47-2　2014-1-7 放疗后 1 个月复查

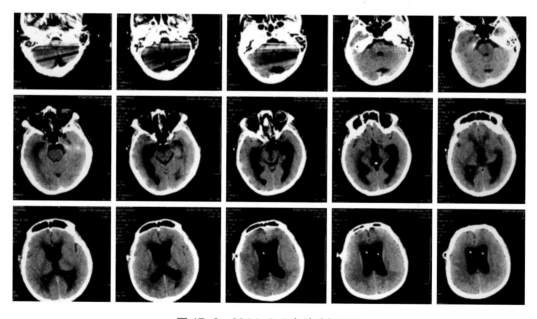

图 47-3　2014-2-5 急诊头颅 CT

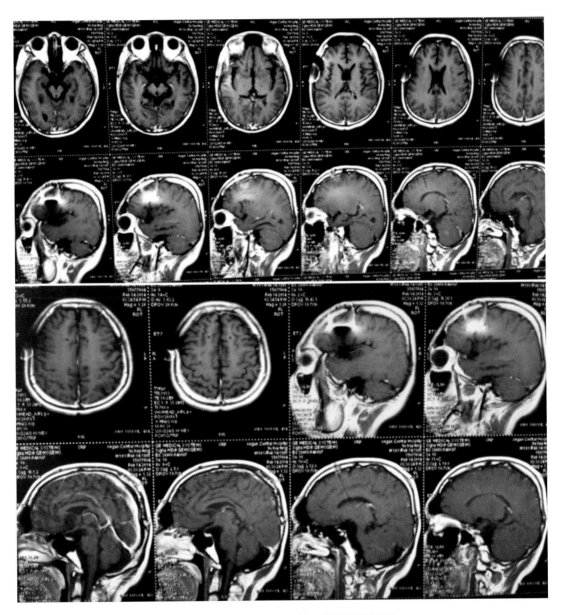

图 47-4 2014-2-14 第一次调压后 MRI

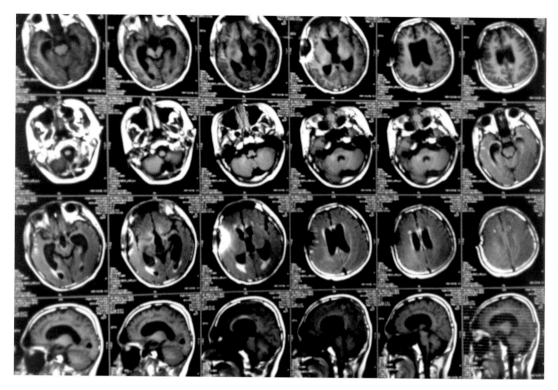

图 47-5　2014-2-17 第二次调压后 MRI

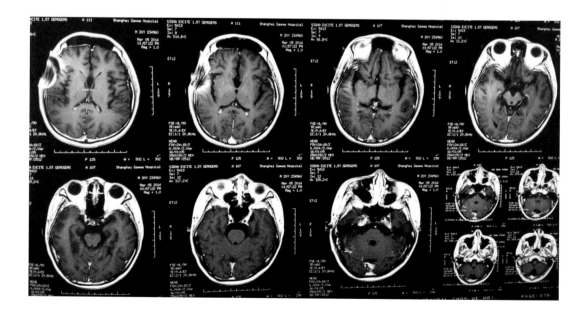

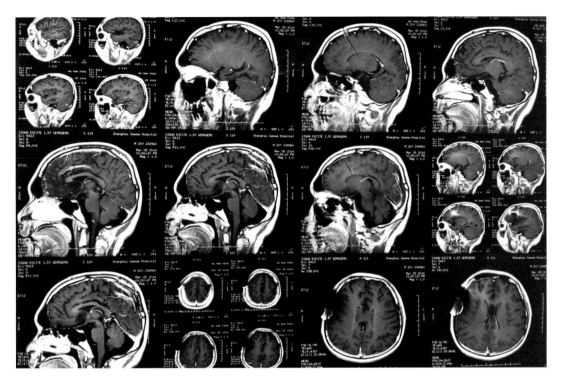

图 47-6　2014-3-5 第三次调压后 MRI

二、讨论目的

患者诊断及相应治疗方法。

三、诊治建议

经华山神经多学科专家组讨论后，诊断为："中脑背侧综合征（中脑导水管综合征）"，本病发病率低，文献报道较少，大多出现在引流管多次调压后，以导水管狭窄为表现。在治疗上无特殊有效办法，以对症治疗观察为主。

四、治疗过程

对症治疗，每月一次复诊临床观察。

五、结局和预后评估

对症治疗半年后，2014 年 9 月当地医院复查头颅 MRI 未见异常。目前患者精神良好，胃纳佳，可自行进食，说话，交谈，自行行走。眼球已可转动，活动度稍差。

六、专家点评

脑积水分流术后，有极少部分患者出现不同程度的中脑导水管综合征，由于缺乏对该综合征的认识，临床医生往往用脑积水术后其他并发症解释，忽略了该综合征的临床表现和意义。Barrer 等（1980）首次报告了 2 例因脑积水分流不良引起的中脑导水管综合征，

Cinalli 等（1999）在 25 年期间统计报道了 28 例因脑积水分流不良引起的中脑导水管综合征。我国刘家木（2008）等报道过 9 例，胡胜（2009）等和卢进发（2013）等分别报道过 1 例。

中脑导水管综合征的临床特点是眼球垂直凝视障碍，退缩性眼球震颤，会聚性眼球震颤，会聚性痉挛及瞳孔对光或近距反应减弱或缺失。眼部症状也称为 Parinaud 综合征（Parinaud's syndrome）、顶盖前区综合征（pretectal syndrome），可见于松果体区肿瘤患者。此综合征除具有眼部表现以外，还包括锥体、锥体外系症状和其他复杂的临床表现，如肌张力增高、肌腱反射亢进、病理反射阳性、帕金森震颤、运动徐缓、运动性缄默、记忆力障碍和意识状态交替变化等，这些表现统称为球间脑嘴功能障碍（global rostral midbrain dysfunction）。临床上表现上述典型症状的患者并不多见，多数患者表现为几个不同症状之组合，如眼球垂直凝视障碍伴有运动性缄默等。眼球垂直凝视障碍为此综合征的首发症状。脑积水分流术后或调整分流管手术后患者出现眼部症状，如眼球垂直凝视障碍或 coller's 征即可确诊合并中脑导水管综合征。但有些患者在眼球垂直凝视障碍首发症状出现之前有些先兆症状值得注意，如心悸、心前区不适、盗汗、坐卧不安、强迫走动和昼夜睡眠失调等异常变化。该综合征主要发生在梗阻性脑积水分流术后或调整分流管手术后，其临床症状和体征与侧脑室大小无关。

脑积水分流不良可引起中脑导水管综合征，目前病理机制不清楚，其形成原因有以下几种说法：①幕上腔和幕下腔压力梯度反转变化；②第三脑室因积水扩张压迫周围神经组织；③中脑导水管周围灰质损伤和胶质增生。目前无成熟的治疗方法。有报道内镜下三脑室造瘘术对治疗该综合征可能有效。

该病的死亡率比较高，预后较差。目前尚没有明确的治疗方法，只能对脑室扩大患者调整分流管或重新分流观察处理，对脑室缩小患者分流管部分结扎控制分流过度。对不同程度的中脑导水管综合征、锥体、锥体外系症状和其他复杂症状等进行对症处理。内镜下三脑室造瘘术可能是缓解和治疗该综合征比较有效的方法。

（作者：张玺伟　审稿人：盛晓芳　邬剑军）

参考文献

［1］刘甲木，王健 . 脑积水分流术后引起的中脑导水管综合征 9 例分析 . 吉林医学 ,2008,12:2332.

［2］卢进发，耿极光 . 脑积水分流术后引起中脑导水管综合征一例 . 医疗装备 ,2013,26(4):18.

［3］胡胜，吕华容，周滨音，等 . 脑积水分流术后致中脑导水管综合征 1 例 . 中国临床神经外科杂志 ,2009,14(2):126.

病例 **48**

成人晚发的伴钙化与囊变的
脑白质病

一、病例介绍

患者，男性，53岁。主诉：反复头痛3年，加重3个月。

现病史：患者于3年前无明显诱因下出现头痛，为双颞部阵发性针刺样疼痛，无放射性，疼痛不剧烈，持续1分钟后自行缓解，后反复发作，频率不定，最多时一天发作5次，头痛与天气、疲劳、体位改变等无关。外院行头颅磁共振发现两侧大脑半球、左侧丘脑、右侧小脑半球多发点状长 T_1 长 T_2 异常信号，边缘不清，见占位效应（图48-1）。行18FDG PET-CT提示颅内多发囊性低密度灶，可见囊壁、基底节区及小脑半球多发、大小

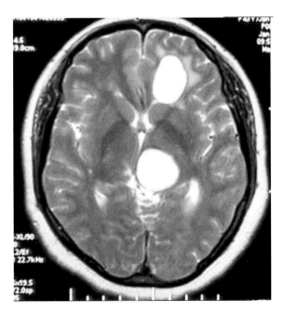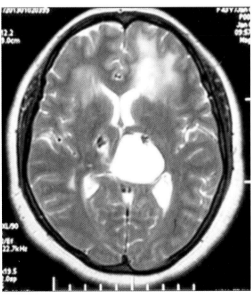

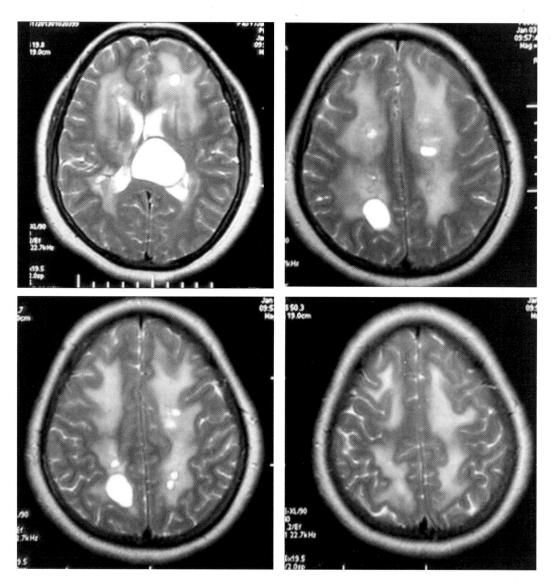

图 48-1　头颅 MRI 平扫

两侧大脑半球、左侧丘脑、右侧小脑半球多发点状长 T_1 长 T_2 异常信号，边缘不清，见占位效应

不等的结节样钙化，未见高代谢（图 48-2）。因诊断无法明确，未予特殊处理。以后每年复查头颅磁共振提示病变与前大致相仿（图 48-3、图 48-4）。1 年前患者头痛时出现头晕，视物旋转，伴有恶心呕吐，在当地医院治疗（具体用药不详）后好转。患者头痛逐渐加重，

头痛剧烈时伴有恶心呕吐，呕吐物为胃内容物，时有双手抽搐，发作时意识清楚，持续几秒钟后自行缓解。复查磁共振可见颅内囊性病变较前略有增大（图 48-5）。近 3 个月患者觉头痛明显加重，头痛约 1 天发作 10 余次，每次持续约几分钟，仍为双颞部针刺样疼痛，为进一步诊治拟"中枢神经系统多发病变"收住入院。

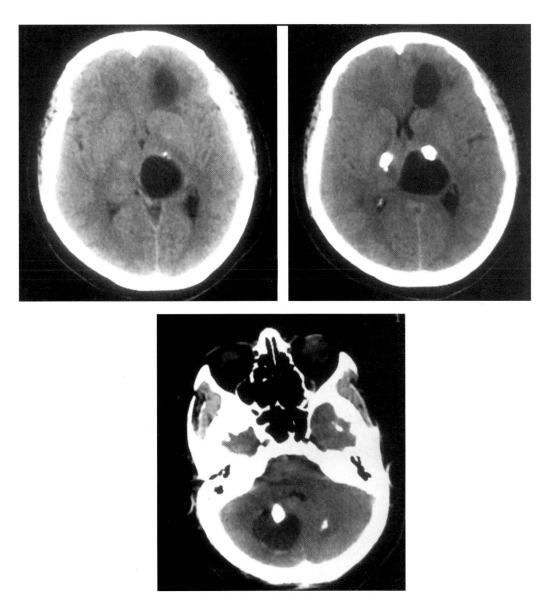

图 48-2　2013-1 头颅 CT 平扫

颅内多发囊性低密度灶，可见囊壁、基底节区及小脑半球多发、大小不等的结节样钙化

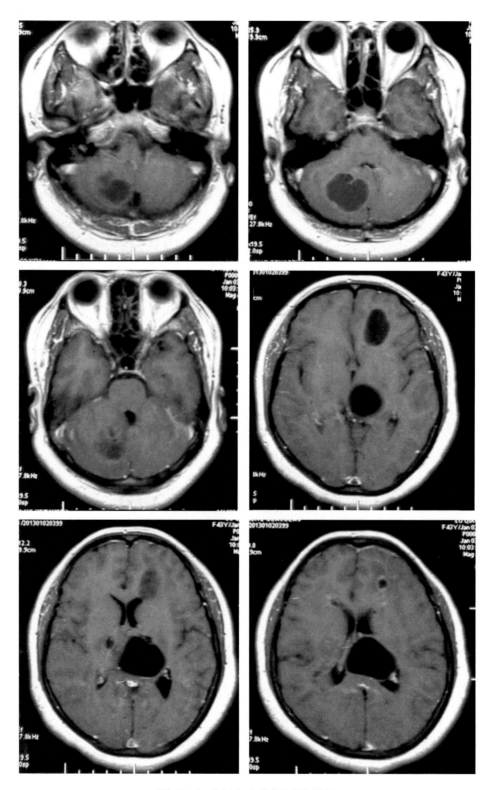

图48-3　2014-5头颅MRI增强

两侧大脑半球、左侧丘脑、右侧小脑半球多发大小不等囊性病变，边缘可见不规则强化

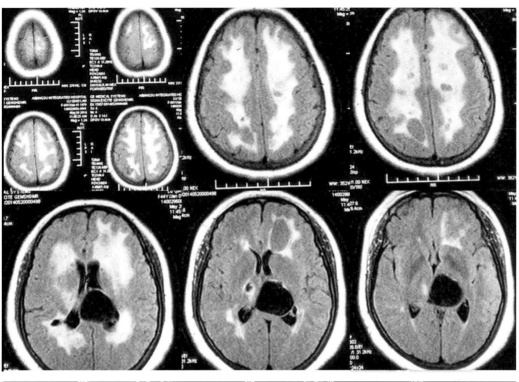

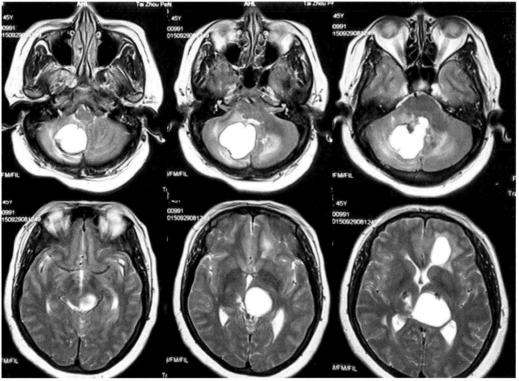

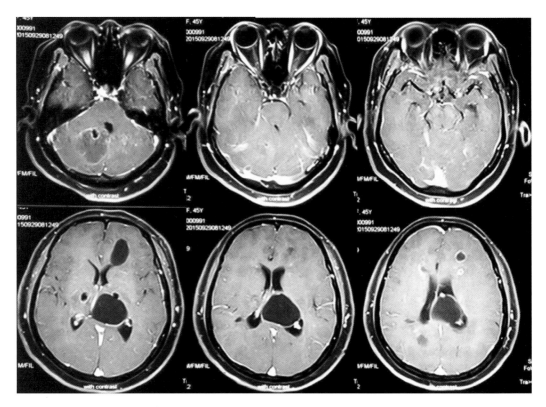

图 48-4 2015-9 头颅 MRI 平扫

两侧大脑半球、左侧丘脑、右侧小脑半球多发点状长 T_1 长 T_2 异常信号，边缘不清，见占位效应。囊壁边缘可见不规则强化。与 2013 年影像所见大致相仿

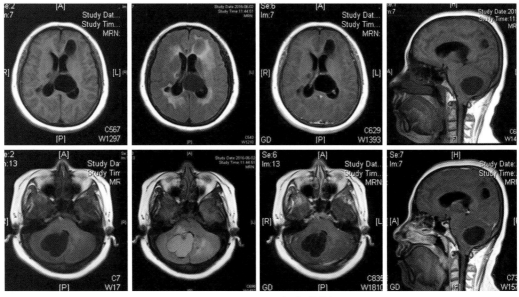

图 48-5 2016-6 复查磁共振

两侧大脑半球、左侧丘脑、右侧小脑半球多发点状长 T_1 长 T_2 异常信号，边缘不清，见占位效应。囊壁边缘可见不规则强化。与 2015 年影像所见大致相仿

体格检查：双眼有水平眼震，双眼下视受限，以左眼为著，余脑神经检查（－），四肢肌力 5 级，肌张力正常，双侧巴氏征阳性。感觉对称，共济运动正常，脑膜刺激征阴性。

入院后化验检查：血常规、肝肾功能、补体、风湿、激素全套、甲状腺功能未见明显异常。

血生化：无殊。

头颅 MR 增强：双侧脑室旁白质走行区、左侧脑室内、右侧小脑半球见多发囊性病灶，呈长 T_1 长 T_2 信号影，DWI 信号不高，病灶周围水肿信号影，增强后病灶环形强化。

二、诊断和鉴别诊断

定位诊断：患者有反复头痛，定位于脑膜痛性结构，双眼有水平眼震，双眼下视受限，以左眼为著，定位于中脑四叠体，双侧巴氏征阳性，定位于双侧锥体束。

结合头颅 MRI 平扫＋增强见双侧大、小脑半球内散在多发大小不等的异常信号影，增强后病灶边缘稍强化，中线受压稍偏移。左侧丘脑部位囊肿致中脑受累，可解释体征。

定性诊断：患者男性，53 岁，3 年病史，病情缓慢加重，头颅 MRI 见双侧大、小脑半球内散在多发大小不等的异常信号影，增强后病灶边缘稍强化，中线受压稍偏移。右侧小脑囊肿较大，压迫四脑室，有小脑扁桃下疝，考虑头痛与颅内压增高有关。因患者 CT 可见双侧大、小脑半球内散在多发大小不等的异常信号影，多发钙化灶。PET-CT 提示颅内多发囊性低密度灶，FDG 代谢减至缺损，考虑良性病变可能。符合伴钙化与囊变的脑白质病（leukoencephalopathy, cerebral calcification, and cysts, LCC）的典型影像学"三联征"，包括大脑深部核团和白质的钙化、广泛的脑白质变性和多发脑内囊肿，故诊断考虑 LCC。

遂行 CTC1 基因检测，发现 CTC1 基因发现 c.3307G>T（p.Glu1103X）终止突变（图 48-6）。故患者明确诊断为：伴钙化与囊变的脑白质病（LCC）。

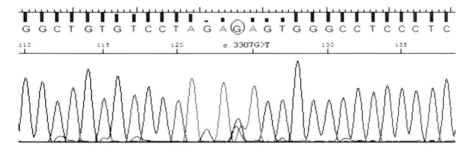

图 48-6 CTC1 基因测序图

MDT 讨论意见：本例患者临床表现、头颅 CT 和 MRI 支持 LCC 的诊断，通过基因检测明确诊断为：伴钙化与囊变的脑白质病（LCC）。因患者有头痛症状，如图 48-1 ~ 图 48-5 所示，CT 和 MRI 可见两侧颅内病灶有占位效应，尤其右侧小脑半球致四脑室受压，患者已出现小脑扁桃下疝，中线受压稍偏移（图 48-7）。需手术解决囊肿的占位效应。拟定手术方案：行小脑囊壁切除＋侧脑室囊肿造瘘手术。术中将右侧小脑半球巨大囊肿囊壁切开，左侧丘脑巨大囊肿囊壁切开术。术中造瘘图像见图 48-8。术前 MRI 和术后 CT 对比见图 48-9。

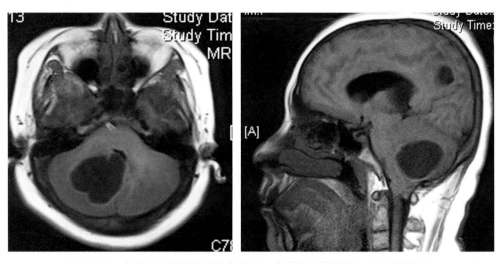

图 48-7　右侧小脑半球致四脑室受压，中线受压稍偏移，小脑扁桃下疝

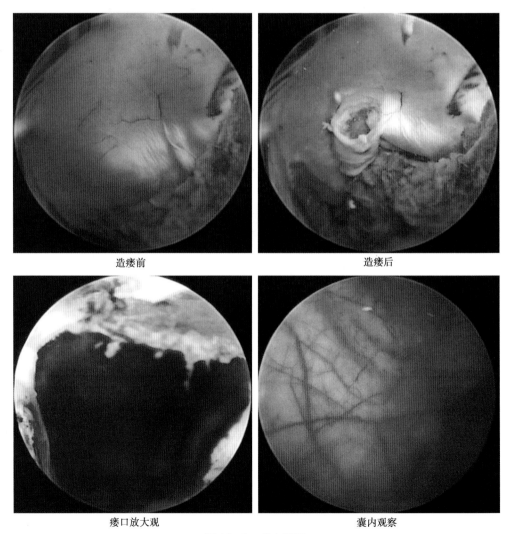

造瘘前　　　　　　　　　　　　　造瘘后

瘘口放大观　　　　　　　　　　　囊内观察

图 48-8　术中图像

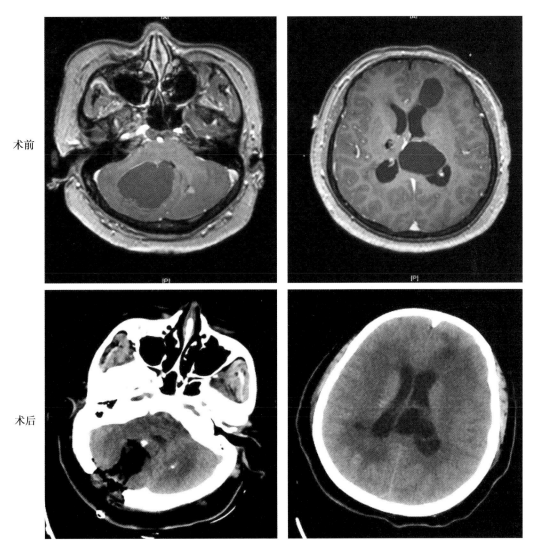

术前

术后

图 48-9　术前 MRI 和术后 CT 对比

术后右侧小脑半球巨大囊肿囊壁切开后，四脑室受压，左侧丘脑巨大囊肿囊壁切开术后，占位效应不明显

术后病理可见小脑组织白质内有囊变，囊变壁胶质增生，见丰富 Rosenthal 纤维（图48-10）。病灶中可见大量薄壁小血管聚集，新鲜、陈旧出血（图 48-11）。符合伴钙化与囊变的脑白质病的病理改变。

3 个月后患者门诊随访，头痛症状未再有发作，可正常参与工作和日常家务。

三、复习文献

伴钙化与囊变的脑白质病（leukoencephalopathy，cerebral calcification，and cysts，LCC），1996 年由 Labrune 等人首次报道。此类疾病的发病机制尚未完全阐明，因此，在诊断及分型上一直存在争议。文献报道患者中检测到 CTC1 基因复合杂合突变。

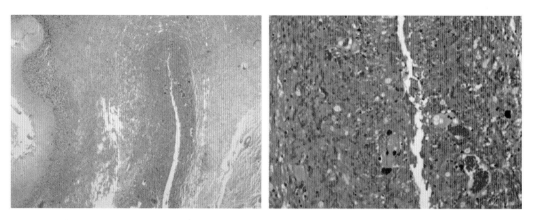

图 48-10　术后病理

镜下见小脑组织白质内有囊变，囊变壁胶质增生，见丰富 Rosenthal 纤维

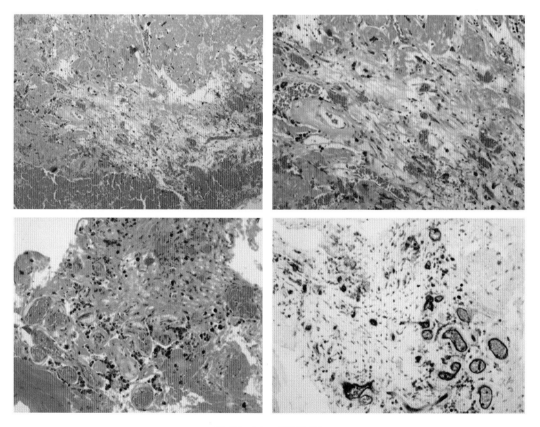

图 48-11　术后病理

病灶中可见大量薄壁小血管聚集，新鲜、陈旧出血

病因：CTC1 蛋白与 OBFC1 和 TEN1 共同构成 CST 复合物，后者能与单链 DNA 结合，可能具有保护端粒酶免受 DNA 降解的作用。此外，CTC1 还是构成 α–辅助因子（AAF）复合物的亚单位，能刺激 DNA 聚合酶 α 引物酶（真核细胞中唯一能够启动 Ｄ Ｎ Ａ 复制的酶）的活性。CTC1 不仅在 DNA 的代谢中具有重要作用，从而保持端粒酶的完整性，而且具有其他重要的生理功能。CTC1 在人体中有广泛的表达，具有多种生理功能，因此 CTC1 基因突变患者极易出现多系统受累的临床表现。

病理：LCC 的病理改变有病变区域脑组织小血管扩张，微血管出现血管瘤样重排，血管和实质产生钙化，明显的胶质细胞增生以及出现 Rosenthal 纤维等。其中微血管病变被认为是 LCC 的原发性病理改变。一般认为，囊肿壁的病理改变最具代表性，活检阳性率最高。

影像学表现：大脑深部核团和白质的钙化、广泛的脑白质变性和多发脑内囊肿是 LCC 的典型影像学"三联征"。

临床表现：LCC 的临床症状比较隐匿，且表现多样，与病变血管和囊肿累及的部位有关。主要症状包括进展性锥体外系症状、小脑症状、锥体系症状、认知功能障碍和癫痫等。

由于 LCC 的临床表现及影像学特征与 Coats plus 综合征相似，因此 Linnankivi 等认为两者属于同一种疾病，将之命名为伴钙化和囊变的脑视网膜微血管病（CRMCC），但是，由于此类疾病的发病机制尚未完全阐明，因此在诊断及分型上仍存在争议。一直存在 CRMCC、Coats plus 综合征和 LCC 混用的现象。

诊断和鉴别诊断：确诊 LCC 需要 CTC1 基因检测，病理也可以帮助诊断本病。

治疗：由于此类疾病临床相对少见，容易误诊为肿瘤或感染性疾病，故多数病例需要病理活检才能明确诊断。临床上常以手术开颅或立体定向活检作为此类疾病的首选治疗方法，不仅可以明确诊断，而且能同时进行外科治疗。

如果囊肿位置比较表浅，可以手术切除，如果囊肿位置较深，可以利用立体定向或内镜技术等进行囊肿切开或分流。手术效果与患者的年龄以及临床症状是否由囊肿压迫引起等因素有关。一般而言，成年患者以及症状主要与囊肿压迫有关者，术后效果较好。伴有多系统症状的儿童患者疗效较差，因为囊肿并不是引起多系统临床症状的主要因素，切除囊肿仅能暂时缓解颅高压症状。

四、专家点评

在本病例的诊疗过程中，内镜手术即活检明确了组织病理诊断，又缓解了患者后颅囊肿的占位效应。对于此类神经内科性疾病，的确需要依靠 MDT 的多学科联合诊疗策略。

（作者：赵桂宪　审稿人：吴劲松）

参考文献

[1] 程岗,张剑宁.伴钙化与囊变的脑白质病研究进展.立体定向和功能性神经外科杂志,2013(2):121-124.

[2] Gulati A,Singh P,Ramanathan S,et al.A case of leuko-encephalopathy,cerebral calcifications and cysts.Ann Indian Acad Neurol,2011,14:310-312.

[3] Briggs TA,Abdel-Salam GM,Balicki M,et al.Cerebroretinal micro- angiopathy with calcifications and cysts (CRMCC).Am J Med Genet A,2008,15(146A):182-190.

病例 49

原发性中枢神经系统血管炎

一、病例介绍

患者，女性，28 岁。

主诉：反复发热、头痛、言语障碍、肢体麻木 13 月余。

既往史：2004 年曾受"阑尾切除术"，余无殊。

个人史、家族史、月经史、婚育史：无殊。

二、诊病经过

1. **第 1 次住院治疗** 患者病前在印度工作期间，上呼吸道感染后于入院前 10 天出现反复发热、畏寒，体温最高达39℃，伴全头部持续性胀痛，放射至颈背部，并有恶心、呕吐。神经系统体格检查：未见明显阳性体征。

辅助检查：腰穿脑脊液常规：细胞计数 94×10^6/L ↑，单核细胞86% ↑，生化：糖3.37mmol/L，氯 124.0mmol/L，蛋白 45.0mg/dl ↑，隐球菌、抗酸杆菌及细菌阴性。行 EEG：临界状态脑电图 / 脑电地形图。行头颅 MRI（图 49-1）：双侧额颞叶及右侧丘脑多发异常信号并大脑半球部分脑膜强化，考虑脑膜脑炎。以"病毒性脑膜炎"，予抗病毒、激素等治疗（具体不详），好转出院，出院后激素渐减量。

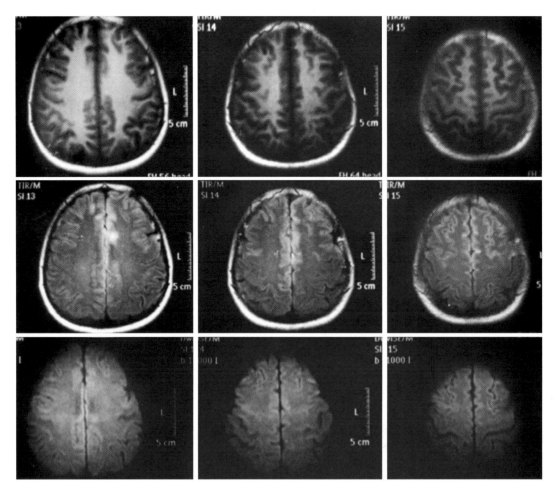

图 49-1 2014-10 第一次住院时行磁共振
双侧额颞叶及右侧丘脑多发异常信号

2. 第 2 次住院治疗 入院前 10 天患者再次出现全头部持续性胀痛，程度较前轻，伴反应迟钝、言语含糊、不自主流涎，并有右侧手指感觉及远端触觉减退，伴反复低热。神经系统体格检查：神清，口齿欠清，反应欠灵活，脑神经（-）。颈软，四肢肌力 5 级，肌张力可，双下肢 Babinski 征（±）。

辅助检查：脑脊液常规：WBC $19 \times 10^6/L$ ↑，生化正常。EEG：异常动态脑电图（左后颞区较多量散发尖波及尖慢复合波）。头颅 MRI 增强（图 49-2）：双侧额叶、中央旁小叶异常信号，结合 MRS 考虑炎性病变。头颅 MRA：右侧大脑前动脉 A1 段远端节段性狭窄，双侧大脑前动脉 A2 共干，考虑发育变异。头颅 MRV 及颈部 MRA：未见明显异常。诊断"脑炎"，予"阿昔洛韦"抗病毒、"地塞米松"抗炎、营养神经等治疗后，症状好转出院，遗留右侧手指感觉及远端触觉轻度减退，激素渐减量。

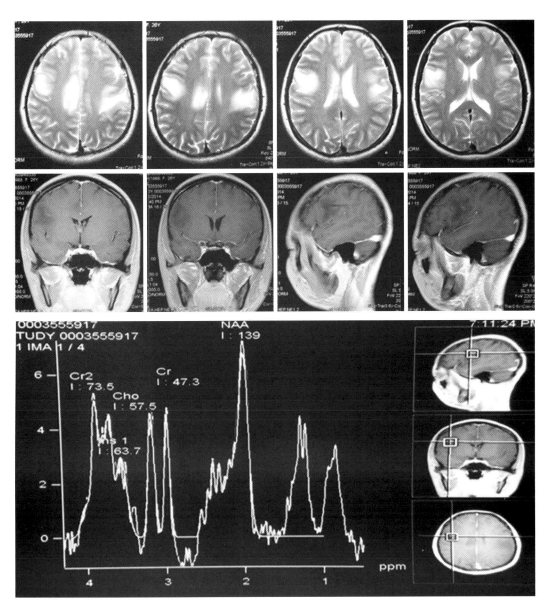

图 49-2　2014-11 第二次住院时行磁共振平扫 + 增强：双侧额叶、中央旁小叶片状、团块样异常信号，可见点状、线样强化。头颅 MRS：NAA/CHO 比值略增高，提示非肿瘤性病变

3. 第 3 次住院治疗　患者入院前 1 周出现反复低热，言语减少、阅读障碍，自述可以听懂别人讲话但不认识字、不能书写，伴右侧手指感觉减退、左侧面部麻木感。神经系统体格检查：神清，语言欠流利，反应欠灵活，近记忆力减退，计算力稍差。脑神经（－）。颈软，四肢肌力 5 级，肌张力可，双下肢 Babinski 征（－）。行腰穿脑脊液常规：WBC 13×10⁶/L↑，生化正常。行 EEG 提示：不正常。行头颅 MRI 增强（图 49-3）：双侧额顶颞叶、左侧枕叶见多发异常信号灶。头颅 MRS（图 49-3）：左侧颞、枕叶 NAA/CHO 比值略增高，肿瘤依据不足。颈椎 MRI：C3/4～C5/6 椎间盘轻度后突；颈椎曲度变直。诊断"中枢神经系统脱髓鞘病变"，予激素冲击后逐渐减量、免疫球蛋白冲击治疗（20g 静脉滴注连

续 5 天）后好转出院。出院后每半个月免疫球蛋白 20g 静脉滴注 1 次，共 6 次。

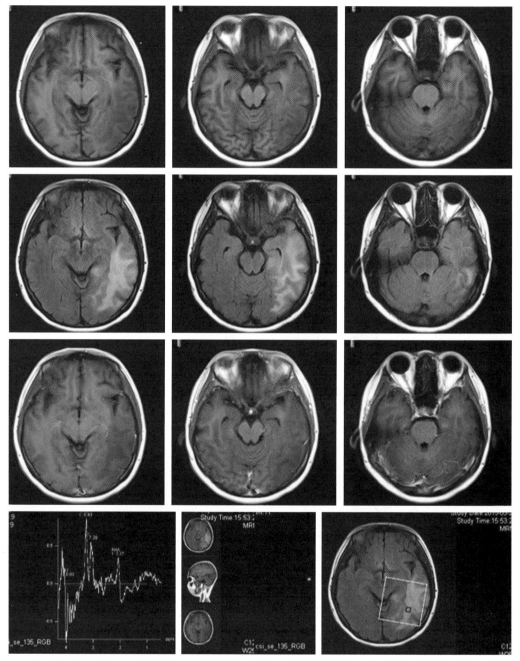

图 49-3　2015-3 第 3 次住院行头颅 MRI 平扫 + 增强：双侧额顶颞叶、左侧枕叶见多发大小不等斑片状长 T_1 长 T_2 信号影，边界欠清，DWI 部分信号轻度增高，增强后病灶未见明显异常强化，邻近脑膜可见轻度线状强化。MRS：T_2WI 示左侧颞枕叶高信号灶，MRS 显示 NAA 峰轻度降低，CHO 轻度升高。NAA/CHO 比值略增高，肿瘤依据不足

4. **第 4 次住院治疗**　患者激素减为"甲泼尼龙片 2mg 口服隔日一次"时出现头晕、恶心、纳差、反应迟钝、记忆力下降，伴间歇性头痛，诉期间反复低热，无复视、视力下

降等。神经系统体格检查：未见明显阳性体征。头颅 MRI 平扫 + 增强（图 49-4）、灌注及 MRS（图 49-5）：左额顶大片异常信号，强化明显，血管炎可能大。因患者反复发作，15 个月的时间反复发作 4 次，与家属沟通后，行导航下穿刺活检术（图 49-6）。术前停用口服激素大于 1 周。

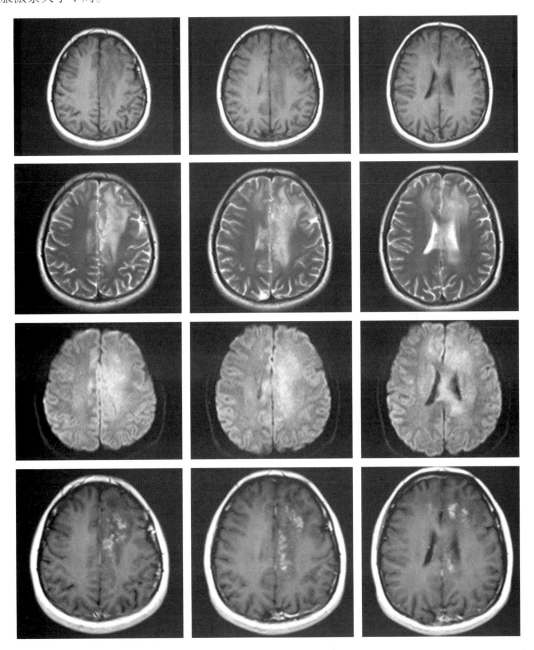

图 49-4　2015-11 第 4 次住院行头颅 MRI 平扫 + 增强

左侧额顶叶、左侧侧脑室旁、右侧额叶、胼胝体体部及膝部可见多发团片状异常信号，T_1WI 呈不均匀等低信号，T_2WI 和 FLAIR 呈高信号，DWI 呈不均匀稍高信号。增强后可见斑片状、点状明显强化。左枕叶尚可见小片 T_2WI 及 FLAIR 稍高信号，增强后未见强化

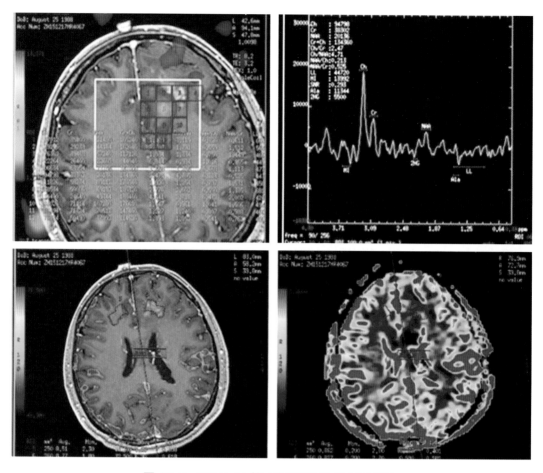

图49-5 2015-11第4次住院行头颅MRI灌注

两侧大脑半球灌注基本对称，颅内异常信号区CBV、CBF、MTT与对侧脑组织基本相仿，未见明显异常。MRS：左侧额顶叶、左侧侧脑室旁、胼胝体及右额叶可见多发团片状异常信号占位，左侧额叶病灶MRS提示NAA波峰明显降低，Cho峰明显升高；Cho/NAA约1.83~4.03

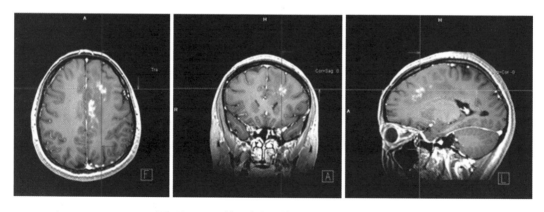

图49-6 导航下穿刺活检术穿刺靶点的选择

选择常规MRI强化最明显、同时MRS提示Cho/NAA比值最高的感兴趣区左额作为导航下穿刺活检术的穿刺靶点，十字架为穿刺针尖方位

三、术前诊断

原发性中枢神经系统血管炎，淋巴瘤待排。

术中冷冻病理和石蜡切片病理均提示（图 49-7）：镜下可见（左额）脑组织内少量淋巴细胞，部分围绕血管排列，以 T 细胞为主。另见脑组织水肿，胶质增生，提示血管炎。

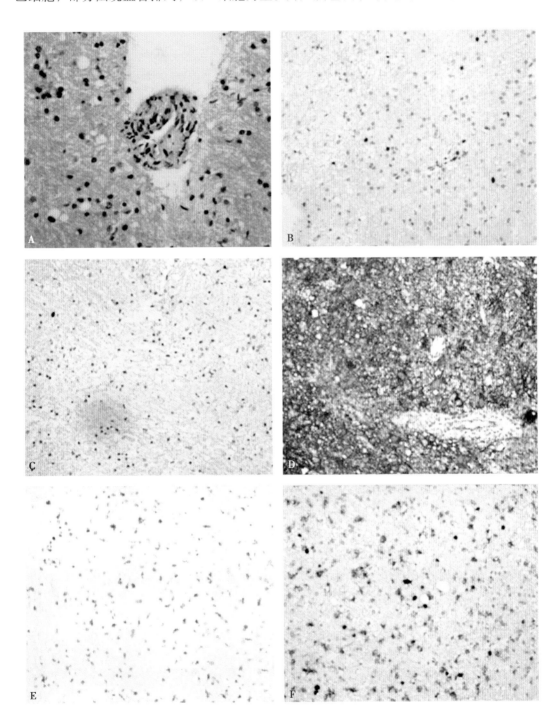

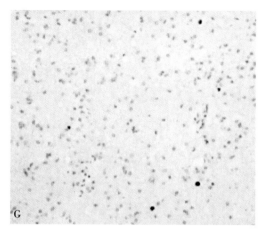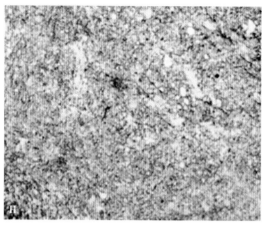

图 49-7　术中冷冻病理和石蜡切片病理

A.HE；B.CD3；C.CD20；D.GFAP-20；E.LCA；F.KP1；G. MIB；H. NF。石蜡切片病理描述：镜下可见（左额）脑组织内少量淋巴细胞，部分围绕血管排列，以 T 细胞为主。另见脑组织水肿，胶质增生。石蜡切片免疫酶标结果：GFAP（＋），Olig2（＋），P53（＋），ATRX（＋），lDH1（－），INA（－），NeuN（－），MIB-1（<1%＋），NF（＋），Kp-1（部＋），LCA（＋），CD3（散＋），CD20（－），MBP（＋）

四、诊断

原发性中枢神经系统血管炎。

五、治疗计划

予 120mg 甲泼尼龙静滴，渐减量，并加用 CTX 治疗，随访中。

六、讨论

原发性中枢神经系统血管炎（primary angiitis of the central nervous system，PACNS）是一种侵犯中枢神经系统的非感染性血管炎，累及软脑膜和小血管，原因不明，有学者认为与自身免疫有关，可能是 T 细胞介导的迟发性过敏反应所致。

PACNS 病理组织学改变多样，可以是淋巴细胞性血管炎、纤维素样坏死性血管炎或肉芽肿性血管炎，其中以肉芽肿性血管炎最常见，双侧软脑膜和血管实质可分别或同时受累，单侧少见。典型的肉芽肿性血管炎可见朗格汉斯细胞或外来巨细胞、淋巴细胞和浆细胞等。组织学改变缺乏特异性，很难与其他继发性的中枢神经系统血管炎相鉴别。

PACNS 的临床表现复杂多样，可以发生于任何年龄，以中年男性最为多见，儿童少见。临床突出表现为头痛和脑病症状，63% 患者有头痛症状。大多数患者呈亚急性或隐匿性起病，伴有缓解和渐进的过程。患者之间的临床表现、病程、预后差异很大。

脑脊液化验：无特异性。

影像学检查：MRI 表现变化多样，通常为累及双侧皮质和深部白质的多发梗死灶，也可有大小不等的出血灶，包括胼胝体和内囊，皮质、皮质下和皮髓质交界区以及深部白质内的高信号病灶表示缺血或者梗死；也可为皮质或皮质下的占位性病灶并伴有水肿，类似于原发性肿瘤，但较少见。MRI 增强扫描显示有的病灶无强化，有的病灶强化后表现多样性，如皮质下不规则条纹状强化，软脑膜强化累及部分脑实质，局灶性皮质带状强化或弥漫性脑实质血管强化。MRI 对本病的早期诊断有价值。CT 有一定的鉴别诊断价值。

颅内血管造影术（DSA）可辅助 PACNS 的诊断。造影可发现局灶性、节段性颅内中小动脉狭窄，典型改变表现为串珠样、代偿性局部血管扩张，前后循环均可累及，这些改变也不具有诊断特异性。

脑活检组织学是诊断本病的"金标准"。脑活检取材的位置主要选择 MRI 发现异常的部位，标本必须含有软脑膜、皮质和皮质下组织，以避免因病灶的跳跃特性而取样错误。因软脑膜比脑实质更易被累及，因此软脑膜活检比脑实质活检有更高的阳性率。活检前应用糖皮质激素治疗或取材不足可能影响结果。

PACNS 的诊断尚无统一的标准，其诊断依赖于临床、影像（如 MRI，血管造影）、组织学特征和实验室检查。目前临床公认的诊断标准是：①临床症状主要为头痛和多灶性神经系统障碍，症状至少持续 6 个月以上或首发症状非常严重；②血管造影发现多发的动脉节段性狭窄；③除外系统性炎性或感染性疾病；④软脑膜或脑实质活检证实为炎性反应，无微生物感染、动脉粥样硬化和肿瘤的证据。

推荐的标准治疗方案是糖皮质激素联合环磷酰胺。根据患者病情危重程度可适当应用激素冲击治疗。

PACNS 多数患者的预后较差，但早期应用糖皮质激素等药物治疗可改善 PACNS 的预后。对于这类患者，一定要定期密切随访，如果病情发生变化，尤其影像出现特殊变化时，需要再次行病理活检，及时做出治疗方案的调整。

总之，PACNS 临床表现复杂，诊断、鉴别诊断和治疗均存在相当的困难，需要进一步的探索。

七、专家点评

特别需要提醒注意的是，我们在临床工作中遇到过一些原发性中枢神经系统淋巴瘤（PCNSL）患者，早期反复活检病理均提示血管炎性改变，随着病程的进展，病情发生了变化，最终病理提示淋巴瘤。因此，这类患者一定要定期密切随访。

（作者：赵桂宪　审稿人：吴劲松）

参考文献

[1] Gan C, Maingard J, Giles L, et al. Primary angiitis of the central nervous system presenting as a mass lesion. J Clin Neurosci, 2015, 22(9):1528-1531.

[2] Powers WJ. Primary angiitis of the central nervous system: diagnostic criteria. Neurol Clin, 2015, 33(2):515-526.

[3] Berlit P, Kraemer M. Cerebral vasculitis in adults: what are the steps in order to establish the diagnosis? Red flags and pitfalls. Clin Exp Immunol, 2014, 175(3):419-424.

[4] Safouris A, Stricker J, Michotte A, et al. Biopsy-proven fulminant primary angiitis of the central nervous system with normal arteriography: a challenging diagnosis of recurrent ischemic strokes. Neurol Sci, 2014, 35(1):135-137.

[5] Lucke M, Hajj-Ali RA. Advances in primary angiitis of the central nervous system. Curr Cardiol Rep, 2014, 16

(10):533.

[6] Suri V, Kakkar A, Sharma MC, et al. Primary angiitis of the central nervous system: a study of histopathological patterns and review of the literature.Folia Neuropathol, 2014,52(2):187-196.

[7] Noh HJ, Choi JW, Kim JP, et al.Role of high-resolution magnetic resonance imaging in the diagnosis of primary angiitis of the central nervous system.J Clin Neurol, 2014,10(3):267-271.

[8] Birnbaum J, Hellmann DB.Primary angiitis of the central nervous system.Arch Neurol, 2009,66(6):704-709.

自身免疫性脑炎

一、病例介绍

患者，男性，25岁，在读大学生。

因自觉1个月前无明显诱因下开始出现右侧颞叶视野缺损，逐渐加重，右侧视野未受明显影响，病程中患者无明显发热，无言语及肢体活动障碍，无意识丧失及四肢抽搐障碍，就诊我院查头颅MR提示左侧枕叶弥漫性病灶、云雾状强化（图50-1），考虑"高级别胶质瘤"可能大。否认肝炎、结核史；否认手术外伤史；否认食物、药物过敏史。发病之前否认特殊疫苗接种史。系统回顾：有不明原因血尿史和眼压升高病史。患者入院后积极完善相关检查，排除手术禁忌后行开颅病灶切除术。

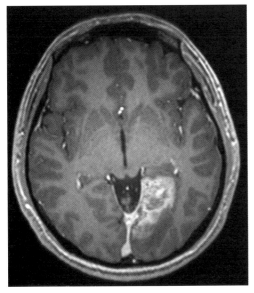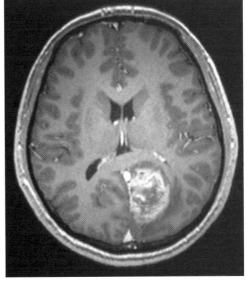

图 50-1　患者 2015-12 头颅 MR 增强提示：左侧枕叶弥漫性病灶，不均匀强化

　　患者术后 MR 提示病灶全部切除（图 50-2）。病理结果提示（图 50-3）：（左枕）蛛网膜下隙 B 淋巴细胞浸润，脑实质内见散在 T 淋巴细胞、组织细胞、散在小灶性坏死。免疫酶标结果提示：CD2（+），CD20（+），Ki-67（7%+），LCA（+），GFAP（+），IDH1（-），PAS（-），Giemsa（-），CD30（-），KP-1（+），MPO（-），TCR 基因重排阴性，T 细胞淋巴瘤依据不足。考虑病毒性或自身免疫性脑病可能。

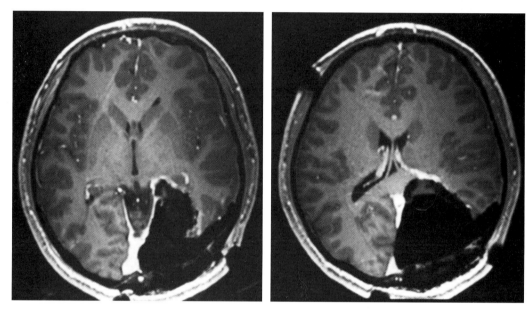

图 50-2　患者术后 MR 提示左侧枕叶病灶影像学完全切除

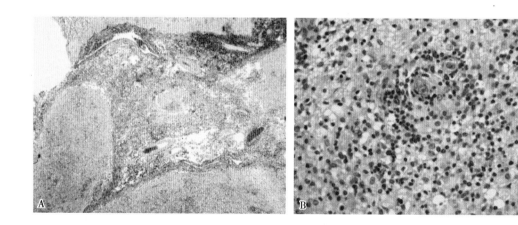

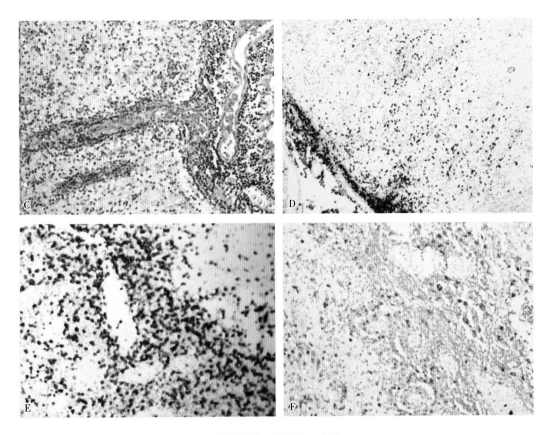

图 50-3　组织病理结果

　　A. 放大 40 倍，蛛网膜下隙和脑组织内弥漫密集分布炎症细胞；B. 放大 400 倍，镜下见血管周围淋巴细胞套，另见淋巴细胞，组织细胞及泡沫细胞混杂分布；C. 放大 400 倍，蛛网膜下隙内见淋巴细胞浸润；D. 放大 100 倍，炎症细胞呈 CD20 少量散在阳性表达；E. 放大 200 倍，炎症细胞呈 CD2 广泛阳性表达；F. 放大 200 倍，炎症细胞呈 KP-1 散在阳性表达

二、讨论目的

1. 患者目前可能诊断?
2. 下一步诊疗方案?

三、诊治建议

　　患者病理提示肿瘤依据不足，考虑感染或免疫性脑炎可能大，且症状轻微，暂不建议特殊治疗，门诊随访。

四、治疗过程

　　由神经内科行进一步治疗。

五、鉴别诊断

结合患者既往病史及相关影像学结果，患者需要与以下疾病相鉴别：

1. **自身免疫性脑炎** 自身免疫性脑炎是一类自身免疫机制所导致的脑炎。通常急性或亚急性起病，多有前驱症状，患者通常表现为认知功能损害、行为异常、近事记忆减退、癫痫发作、意识水平下降、言语障碍、不自主运动、自主神经功能障碍等。该类脑炎易累及海马、杏仁核及岛叶、扣带回皮质等边缘系统。辅助检查中，MRI 中 T_2/FLAIR 通常提示边缘系统有异常信号或 PET 提示边缘系统高代谢，及脑电图异常。该患者除视野缺损之外无明显临床症状，病灶位于左侧颞叶，边缘系统未明确累及，故经典的自身免疫性脑炎诊断依据不足。但是根据病理结果，免疫相关性脑炎综合征仍然不能除外，需要随访，寻找病理证据以外的其他类型证据（如少突胶质细胞糖蛋白抗体 MOG-IgG）做进一步判断。

2. **淋巴瘤样肉芽肿（lymphomatoid granulomatosis，LYG）** 又称中枢神经淋巴细胞增殖症，属于脑白质病变中的一类疾病，临床上以 B 淋巴细胞增殖为主的类型相对多见，称为 LYG，可分为仅累及中枢与全身受累（中枢、肺、肾脏、淋巴结、肝脏等）两种类型。本例患者的病理标本提示 B 淋巴细胞浸润，需要考虑该诊断，LYG 影像上提示多发占位性和或弥漫性病灶，伴有点状和线状强化；软膜、硬膜、脑神经强化、环形强化和水肿病灶，本例患者有类似的特点，但起病年龄偏小。需要进一步细分免疫组化，做 EBER 基因突变以助判断。

3. **肿瘤性病变** 多见为淋巴瘤、胶质瘤、脑膜瘤等。临床起病较为隐匿，与肿瘤性病变相似；但以偏盲起病者症状更为隐匿，发病时间容易被忽视。结合患者影像学检查，病灶呈云雾状强化，边界不清。淋巴瘤高发于 50～60 岁人群，男性略多于女性，临床表现与肿瘤部位有关，CT 多表现为脑室系统旁的单个病灶，平扫呈等或略高密度，MRI 表现为病灶低 T_1、T_2 信号，强化明显，周围多伴脑组织水肿，钙化、坏死、囊变罕见。而胶质瘤好发于中老年，癫痫可为首发症状，起病比较隐匿。影像学上低级别胶质瘤病灶呈均质、高级别胶质瘤呈混合信号，T_1W 低信号，T_2W 高信号，低级别一般无增强或不均匀强化，高级别胶质瘤多呈环形强化，伴坏死或囊变；脑膜瘤生长缓慢，病程较长。瘤体很大，症状可很轻微，少数肿瘤生长迅速，病程短，多先有癫痫发作，后出现局部压迫症状；CT 表现为肿瘤呈圆形或分叶状或扁平状，边界清晰，多数呈等或高密度病灶，密度均匀，瘤内钙化多均匀，局部颅骨可增生性破坏；MRI 表现为病灶低、等 T_1 信号，等、高 T_2 信号，增强后病灶均匀强化，可有脑膜尾征，肿瘤与邻近脑组织之间有一低信号蛛网膜界面；结合病理报告没有见到肿瘤特征性的核分裂、异性核表现，目前不考虑肿瘤性疾病。

4. **系统性疾病伴发脑血管病** 起病往往非常快，进展以分钟到小时计，病灶符合血管分布的特点，持续进展的机会往往不大，该例患者临床表现一个月进展，与此类疾病不符合，病灶并不符合脑血管的分布特点。该患者没有脑血管病常见的危险因素，如高血压、糖尿病等。病理提示炎性病变，未发现血管炎证据，故血管炎性病变病理依据不足。

六、治疗原则与基于分子生物学标记物的个体化诊疗策略

原则以随访为主。必要时可行糖皮质激素治疗。

七、结局和预后评估

患者 MDT 讨论后转神经内科进一步诊治。因患者病灶完整切除，且症状轻微仅门诊随访并未给予激素治疗，术后 3 个月患者复查头颅 MRI，呈阴性结果（图 50-4），患者继续密切随访。

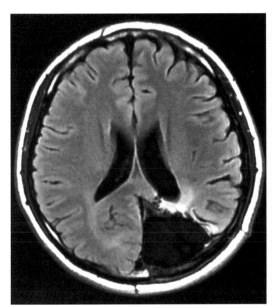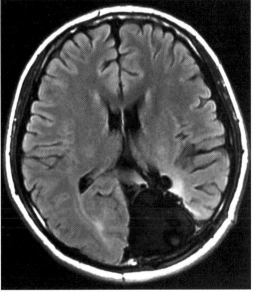

图 50-4 患者术后 3 个月 MR T_2W FLAIR 未见明显病灶

在随后的随访过程发现新发病灶（图 50-5），遂于 2016 年 12 月再次入神经内科病房，体检右侧视野缺损与之前相仿。完善实验室检查发现甲状腺过氧化物酶抗体：>1300.0 ↑，甲状腺球蛋白抗体：76.1 ↑，尿常规潜血：1+，补体 C3：1.01 g/L，补体 C4：0.23 g/L，类风湿因子：<11.00 IU/ml，C 反应蛋白：9.31 mg/L ↑，抗核抗体分型：阳性（+），颗粒型：1：320，腰穿查脑脊液生化：脑脊液糖 2.5mmol/L，脑脊液氯：119mmol/L ↓，脑脊液蛋白：641mg/L ↑，脑脊液常规：无色，潘氏试验：±，红细胞：3×10^6/L，白细胞：2×10^6/L，无明确感染证据，临床诊断中枢神经系统血管炎可能，与患者家属沟通后，给予甲泼尼龙静脉治疗（症状轻微，故剂量仅为 80mg）三天，逐渐减量并观察患者症状变化。激素治疗过程中患者镜下血尿（既往有）逐渐明显和眼压（既往有）持续升高，随访后逐步停用口服泼尼松。目前门诊随访中，症状无明显恶化表现，随访头颅 MRI 病灶较用药之前改善（图 50-6）。2017 年 7 月与 2017 年 9 月两次分别因饮酒和熬夜后出现头痛，但影像上病灶无明显进展，目前对症治疗门诊随访。

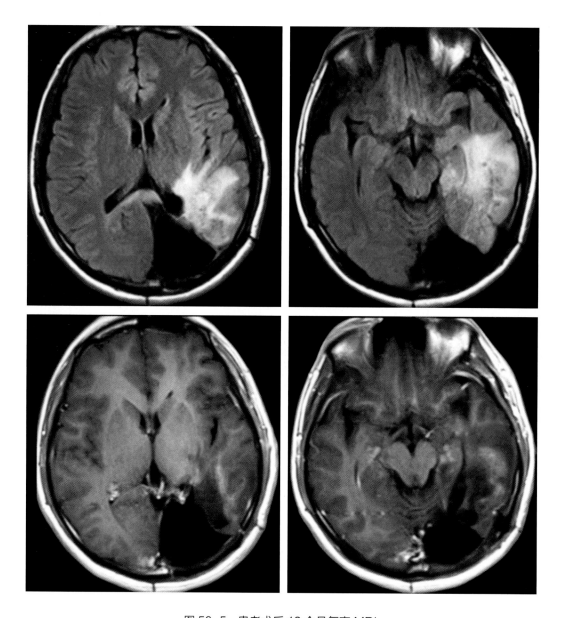

图 50-5　患者术后 12 个月复查 MRI

原手术野前方新发弥漫性病灶，累及左侧颞叶，病灶边界不清，T_2W FLAIR 且呈弥漫高信号，T_1W 增强呈非均匀强化

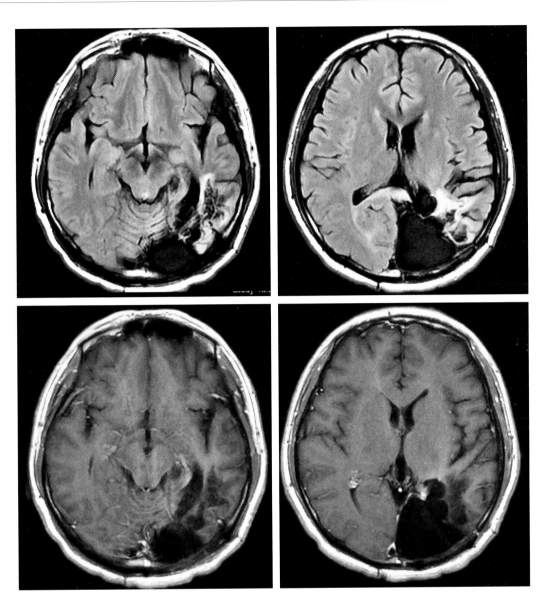

图 50-6　患者随访 MRI

经过 2 个多月的治疗，新发病灶较之前有改善，且强化消失

八、专家点评

颅内病变定性一直是困扰临床医生的一个大问题，免疫炎性、感染性、肿瘤性病变转归和治疗是不同的。该患者术前诊断不明，手术起到了病理活检、帮助定性的作用。在该患者的诊治过程中，MDT 起到了很好的承接作用，促进疑难病例及早诊断有效治疗，最终提高工作效率、造福患者。本例患者诊断虽还没有最终明确，需要在临床上进一步明确其他证据与病理证据共同得出最终诊断。

（作者：阿卜杜米吉提·艾拜杜拉　审稿人：陈向军　俞海）

参考文献

［1］关鸿志,王佳伟,等.中国自身免疫性脑炎诊治专家共识.中华神经科杂志,2017,50(2):91-98.

［2］钱亭,俞海,陈向军,等.中枢神经系统 T 细胞增殖症临床分析.中国临床神经科学,2016,24(2):166-172.

［3］Armangue T,Leypoldt F,Dalmau J. Autoimmune encephalitis as differential diagno-sis of infectious encephalitis. Current opinion in neurology,2014,27(3):361-368.

［4］Halperin JJ. Diagnosis and management of acute encephalitis. Handbook of clinical neurology,2017,140:337-347.

［5］Goldbrunner R,Minniti G,Preusser M,et al. EANO guidelines for the diagnosis and treatment of meningiomas. The Lancet Oncology,2016,17(9):e383-391.

［6］Weller M,van den Bent M,Tonn JC,et al. European Association for Neuro-Oncology(EANO) guideline on the diagnosis and treatment of adult astrocytic and oligodendroglial gliomas. The Lancet Oncology,2017,18(6):e315-e329.

［7］Qian L,Tomuleasa C,Florian IA,et al. Advances in the treatment of newly diagnosed primary central nervous system lymphomas. Blood research,2017,52(3):159-166.

华山脑胶质瘤中心 MDT 五周年纪

2011 年 11 月在周良辅院士的倡导和组织下成立了华山脑胶质瘤中心。华山脑胶质瘤中心是由周良辅院士和毛颖院长领衔的一支老中青相结合、多学科人才荟萃的学术创新型团队，致力于临床医学和基础医学间的转化、医学与交叉科学的融合以及循证医学研究。自中心成立以来，该团队在脑胶质瘤的临床诊疗和转化医学研究等领域开展了一系列的工作。其中一项重要的制度性工作就是建立神经肿瘤多学科团队（multidisciplinary team，MDT）的病例讨论会（Tumor Board）和神经肿瘤 MDT 门诊。

单一学科具有局限性，无法为神经肿瘤患者提供全面而精准的诊疗，运用多学科综合治疗成为进一步提高临床治愈率和患者生存质量的迫切需要。肿瘤 MDT 综合治疗的概念自 20 世纪中后期提出后，得到国内外医学界的普遍认可，多个国内外权威指南一致推荐。例如，欧洲肿瘤内科学会高级别神经胶质瘤临床实践指南（ESMO）、美国国立综合癌症网络中枢神经系统癌症临床实践指南（NCCN）、英国国家卫生与临床优化研究所脑及中枢神经系统肿瘤指南（NICE）以及中国中枢神经系统胶质瘤诊断与治疗指南等，均一致推荐采用 MDT 模式治疗疑难神经肿瘤。神经肿瘤 MDT 综合诊疗，降低医疗决策风险，提高医务人员的综合治疗水平，增强医院的竞争力和影响力。

华山脑胶质瘤中心 MDT 的宗旨是："以患者为中心、提供一站式医疗服务，完善诊治方案，促进神经肿瘤医疗规范化和科学化"。MDT 的服务对象主要针对以脑胶质瘤为代表的神经肿瘤患者，切实提高疑难病例的精确诊断和个体化治疗决策水平。每两周一次的临床病例讨论会，有神经外科脑胶质瘤亚专业组、放射肿瘤学、肿瘤学、神经影像学、神经病理学、分子病理学、血液病学、神经内科学、感染病学、内分泌学、神经心理学、神经康复学、临床护理学、生物样本库、病案库、相关研究生及进修医生共同参与。原则上，门诊患者由提交讨论的医生准备病案资料幻灯并汇报病情，住院患者由管床医生汇报。然后，各科专家分别发言。最后由召集人统筹意见，确定诊疗方案。有一名专职秘书负责预约、召集、协调、签到以及存档工作。另有一名记录员负责录音，并按照统一模板整理纪要。每一例讨论决议均告知患者或家属，指导后续诊疗，定时随访跟踪。每次分析讨论3～5个临床典型病例或疑难病例，着重解决临床诊疗过程中遇到的实际困难，兼顾医学教育和转化医学研究。

华山脑胶质瘤中心 MDT 自 2013 年 7 月 5 日创立以来，每两周一期，迄今已举办了106 期病例讨论会。其间还多次通过网络会议的形式邀请外单位神经肿瘤中心及国外专家参与。每次 MDT 的参与人数保持在 30 人以上。MDT 举办至今共讨论疑难病例近五百例，涉及各类中枢神经系统的良恶性肿瘤以及部分非肿瘤性病变。每次 MDT 具有相关专业知识、技能和经验的专家聚集在一起，都会对各个病例形成专家意见，针对性指导临床治疗。该病例的主诊医生（或为该病例资料的提交及汇报人）负责后续治疗及随访，并在相应时间节点（一般为 3 个月）纳入"脑胶质瘤病案随访系统"。必要时团队还可以再次讨论，评估治疗决策，必要时调整方案。神经肿瘤 MDT 门诊每周一次，2017 年度诊治疑难病例 268 例，较 2016 年度增加 29.5%，为华山医院所有 MDT 门诊之最。MDT 门诊与病例讨论会进一步扩大了华山脑胶质瘤中心的国内外影响，逐步成为神经肿瘤领域的精品 MDT。

"大数据"时代的转化医学研究模式是"让数据说话"（Show me the data）。引导未来个体化肿瘤医学（personalized cancer medicine）进步的是基于临床实证的高质量原始数据，不单纯是经验医学，也不单纯是传统理论体系在医疗实践过程中施加的影响。我们 MDT基于循证医学原则（evidence-based）实施个体化医疗决策，将使得医学更科学、更规范、更有效。

2014 年华山脑胶质瘤中心 MDT 还建立了专门的病例讨论会学术邮件群和微信群，各种新思路和文献讯息可以随时分享与在线讨论。定期整理发布"MDT 快讯"，每期病例讨论会选择典型病例，整理汇集，供同行分享。2017 年，中心毛颖教授牵头，召集全国神经肿瘤各领域专家，共同制定了第一版《胶质瘤多学科诊治（MDT）中国专家共识》，发表于中华神经外科杂志 2018 年 2 月第 34 卷第 2 期。2018 年 3 月 17 日，中国医师协会脑胶质瘤专业委员会授予华山脑胶质瘤中心 MDT 以"脑胶质瘤诊疗卓越MDT 团队"的殊荣。作为五周年工作小结，团队汇总历年 50 例疑难病案，编纂成册为《神经系统肿瘤病例析评——华山医院多学科诊疗团队临床病例精粹》，以此纪念 MDT 五周年。

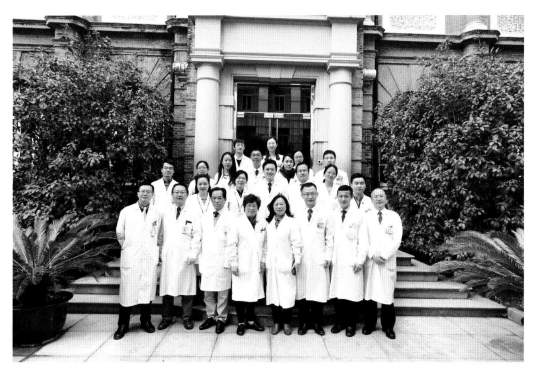

华山脑胶质瘤中心 MDT 团队合影

吴劲松
华山脑胶质瘤中心 MDT
2018 年 5 月 18 日